Lo mejor de La Cura Bíblica

LO MEJOR DE
LA CURA BÍBLICA

8 LIBROS EN UN SOLO VOLUMEN

DR. DON COLBERT

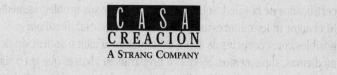

CASA
CREACIÓN
A STRANG COMPANY

La cura bíblica para la acidez y la indigestión / La cura bíblica para la artritis / La cura bíblica para el cáncer / La cura bíblica para las enfermedades del corazón / La cura bíblica para la diabetes / La cura bíblica para perder peso y ganar músculo / La cura bíblica para la presión alta / La cura bíblica para los dolores de cabeza
por Dr. Don Colbert
Publicado por Casa Creación
Una compañía de Strang Communications
600 Rinehart Road
Lake Mary, Florida 32746
www.casacreacion.com

A menos que se indique lo contrario, todos los textos bíblicos han sido tomados de la versión Reina-Valera, de la *Santa Biblia*, revisión 1960. Usado con permiso.

La intención de este libro no es proveer ayuda médica o tomar el lugar de consejos médicos o tratamiento de su médico personal. Se aconseja a los lectores que consulten con sus doctores u otros profesionales certificados de la salud, sobre el tratamiento de sus problemas médicos. Ni el autor ni los editores asumen ninguna responsabilidad por posibles consecuencias de algún tratamiento, acción o aplicación de medicinas, suplementos, hierbas o preparación alguna, que lea o siga la información en este libro. Si los lectores están tomando medicinas recetadas, deben consultar con sus médicos y no dejar de tomarlas para comenzar el uso de suplementos sin la debida supervisión de un doctor.

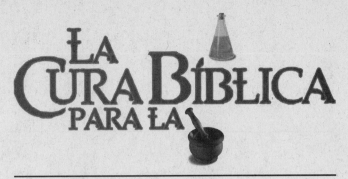

LA CURA BÍBLICA PARA LA

ACIDEZ Y LA INDIGESTIÓN

VERDADES ANTIGUAS,

REMEDIOS NATURALES Y LOS

 ÚLTIMOS HALLAZGOS

PARA SU SALUD

DON COLBERT, DR. EN MED.

LIBRO 1

Hay remedio para la acidez y la indigestión

Aunque son molestosos y embarazosos, los problemas digestivos no son mortales y son sencillos y fáciles de curar. Sí, pueden indicar problemas médicos más graves. Pero aun para los problemas más serios usualmente hay tratamientos que al alcance de todos. Con frecuencia, los problemas digestivos y sus síntoma están relacionados con el estilo de vida y la nutrición. Lo buen es que usted puede dar pasos positivos para eliminar esta molestia de su vida.

En este folleto descubrirá los métodos dados por Dios, tanto en el plano físico como en el espiritual, que para superar los problemas del sistema digestivo. Dios quiere que viva en divina salud para que pueda servirle y glorificarle. Tenga en cuenta esta promesa: «No seas sabio en tu propia opinión; teme a Jehová y apártate del mal; porque será medicina a tu cuerpo, y refrigerio para tus huesos» (Pr 3.7-8). Este folleto de «La Cura de la Biblia», es su oportunidad para utilizar la sabiduría de Dios en lo natural como en lo sobrenatural, y al hacerlo, ¡obtener *renovada salud y vitalidad*!

Existe una montaña de investigaciones sobre los norteamericanos y sus sistemas digestivos. Las investigaciones sobre este tema se presentan más parcializadas que ningún otro asunto. Por ejemplo, cada año 62 millones de norteamericanos son diagnosticados con un desorden digestivo. La incidencia y predominio de la mayoría de las enfermedades digestivas aumentan con la edad. Si nos paramos aquí, estaríamos pintando un cuadro muy desolador. Pero la verdad que a menudo es pasada por alto por los que están fuera de la profesión de medicina, es que hay respuestas para cada uno de estos 62 millones de casos.

Mire algunos de los otros hechos que hay disponibles sobre los problemas digestivos:

- Cerca de 25 millones de adultos sufren de acidez diariamente.

- Se reportan más casos de mujeres con síndrome de intestino irritable (SII) que de hombres.

- Se reporta que más de 60 millones de norteamericanos sufren de reflujo gastroesofágico y acidez, por lo menos una vez al mes.

- Estudios recientes parecen indicar que el reflujo gastroesofágico en infantes y niños es más común de lo que se creía, y puede producir vómito recurrente, tos, y otros problemas respiratorios.

Aunque todos estos informes son exactos, como se presentan arriba, solo muestran un lado de la historia. El otro lado es la historia de esperanza, ayuda y sanidad. Veinticinco millones de norteamericanos pueden encontrar alivio para la acidez. Sesenta millones de norteamericanos pueden encontrar ayuda para el reflujo gastroesofágico. Los niños pueden encontrar salud y sanidad. La Cura de la Biblia es un lugar excelente para comenzar a encontrar esperanza.

«La Cura de la Biblia» está diseñado para ayudarle a mantener su cuerpo en forma y saludable, a través de la prevención y la eliminación de los problemas digestivos. En este folleto,

descubrirá el plan divino de Dios para la salud del

cuerpo, del alma y del espíritu,
mediante la medicina moderna,
la buena nutrición y el poder medicinal
de las Escrituras y de la oración.

Este folleto fue diseñado pensando en usted. Los pasajes claves que encontrará a lo largo de todo el libro le ayudarán a enfocarse en el poder de Dios a través de su Palabra. Estos inspirados textos guiarán sus oraciones y dirigirán sus pensamientos hacia el plan divino de Dios para su salud. En este folleto, descubrirá cómo eliminar la acidez, la indigestión, la flatulencia y los gases, leyendo los capítulos sobre:

Estoy orando para que Dios le dé el entendimiento y la sabiduría que necesita para poner en práctica tanto los métodos físicos como los métodos espirituales, y así superar los problemas digestivos. Mientras lee este libro, será grandemente alentado y ayudado por la cura de la Biblia, para los problemas digestivos.

—DON COLBERT, M.D.

UNA ORACIÓN DE CURA BÍBLICA
PARA USTED

Padre Celestial, sé que eres mi Creador. He visto las maravillas y la excelencia de tu poder en este mundo y de manera especial en mi cuerpo. Verdaderamente eres un Dios maravilloso y no hay nadie como tú en toda la creación. Eres mi Hacedor y has creado en forma asombrosa mi sistema digestivo. Por la obra de Tus manos, mi cuerpo recibirá todos los nutrientes que necesita para estar saludable.

Señor, entrego mi vida y mi salud a ti y a la cura que encuentro en la Biblia. Por el poder del Espíritu Santo, te pido que me concedas sabiduría para aplicar las verdades que aprenda en este libro. Tú conoces cada una de mis necesidades, cada una de mis situaciones, cada una de las células de mi ser y estoy totalmente convencido de que puedo confiar en ti con toda mi vida.

Perdóname cuando no hago lo suficiente para cuidar mi cuerpo, que es el templo de tu Espíritu Santo (Véase 1 Corintios 6.19). Ayúdame, Señor, a vivir en salud divina y a servirte con todo mi espíritu, alma y cuerpo, de ahora en adelante. Satanás no tiene ninguna autoridad en mi vida, Tú eres mi Rey. Satanás no tiene ningún poder sobre este cuerpo, Tú eres todopoderoso. Glorificaré tu nombre por tu maravillosa gracia y tu milagroso poder de renovación y restauración. Amén

capítulo 1

Cómo combatir los problemas del sistema digestivo

La Biblia dice: «Porque tú formaste mis entrañas; tú me hiciste en el vientre de mi madre. Te alabaré; porque formidables, maravillosas son tus obras; estoy maravillado, y mi alma lo sabe muy bien» (Sal 139.13-14). Una de las más extraordinarias creaciones de Dios, es su sistema digestivo. ¡Qué maravilloso es saber que Dios creó tanto el combustible como el sistema para que nuestros cuerpos físicos tengan energía! El combustible que él creó se revela al comienzo de la Biblia.

Dios dijo en Génesis: «He aquí, os he dado toda planta que da semilla, que está sobre toda la tierra, y todo árbol en que hay fruto y que da semilla; os serán para comer. Y a toda bestia de la tierra, y a todas las aves de los cielos, y a todo lo que se arrastra sobre la tierra, en que hay vida, toda planta verde les será para comer» (Gn 1.29-30). ¡Usted está a punto de descubrir cómo algunas de las plantas, hierbas, semillas y hojas que Dios creó, le ayudarán a curar realmente su sistema digestivo!

El sistema digestivo es uno de los sistemas más usados —y abusados— de nuestro cuerpo. Puesto que el sistema digestivo es el responsable de convertir el alimento que ingerimos en los nutrientes que necesitamos para vivir, es muy natural que sea la fuente de toda una serie de enfermedades.

> *¿No sabéis que sois templo de Dios, y que el Espíritu de Dios mora en vosotros? Si alguno destruyere el templo de Dios, Dios le destruirá a él; porque el templo de Dios, el cual sois vosotros, santo es*
> 1 Corintios 3.16-17

Con demasiada frecuencia damos a nuestro sistema digestivo materiales pobres para trabajar. Como consecuencia, las enfermedades del sistema digestivo —más que cualquier otro desorden físico— envían la mayor cantidad de personas a los hospitales en los Estados Unidos. Estos desórdenes incluyen la hernia hiatal, acidez, úlcera péptica, intolerancia a la lactosa, estreñimiento, síndrome de intestino irritable, diverticulosis y muchos más.

Un dicho popular dice que somos lo que comemos. Una afirmación más cierta es que somo lo que realmente digerimos y asimilamos. Una persona puede llevar una dieta muy bien balanceada y estar tomando una variedad de suplementos nutricionales, pero si no los asimila adecuadamente, entonces mucho de los beneficios se están desperdiciando.

Para entender la digestión y la absorción del sistema gastrointestinal (SGI), se debe entender primeramente cómo funciona el SGI. La digestión comienza realmente con las señales que envía el cuando decide que el cuerpo necesita alimento. Estas señales estimulan al sistema digestivo para que comience a producir las enzimas y los componentes necesarios para la digestión.

Elimine el estrés y las emociones negativas antes de comer

Creo que es absolutamente importante bendecir los alimentos antes de comer, porque la oración nos ayuda a relajar nuestras mentes y cuerpos, preparándolos para recibir el alimento. Si una persona está agitada, enojada, temerosa o tiene cualquier otra emoción negativa mientras come, estas emociones negativas estimulan el sistema nervioso simpático, el que a su vez causa una disminución del ácido clorhídrico. Esto provoca una disminución de la secreción de enzimas pancreáticas, por lo que se hace más difícil la digestión de alimentos.

También creo que las alergias y la sensibilidad que tienen algunas personas hacia ciertos alimentos pueden ser el resultado directo de las emociones negativas mientras comen. Antes de comer, dedique un tiempo para agradecer a Dios por los alimentos y meditar en su bondad y en su provisión. Al orar, pida al Espíritu Santo que use los nutrientes que hay en sus alimentos para fortalecerle. Reclame su promesa: «No temas, porque yo estoy contigo; no desmayes, porque yo soy tu Dios que te esfuerzo; siempre te ayudaré, siempre te sustentaré con la diestra de mi justicia» (Is 41.10).

Quizás necesite tomar algunas respiraciones profundas y relajarse. Libérese de cualquier emoción negativa, luego dé gracias al Señor y bendiga los alimentos.

Este proceso es una de las cosas más importantes que puede hacer para tener una buena digestión. Pablo dice en Filipenses 4.6-7:

Por nada estéis afanosos, sino sean conocidas vuestras peticiones delante de Dios en toda oración y ruego, con acción de gracias. Y la paz de Dios, que sobrepasa todo entendimiento, guardará vuestros corazones y vuestros pensamientos en Cristo Jesús.

Lo que esté causando estas emociones negativas —como frustración, ansiedad o tensión— Dios es capaz, por medio de la oración, de entrar en nuestras vidas, hablarle a estas tormentas y traer perfecta paz. No solo Dios nos da paz, la clase de paz que sobrepasa nuestro entendimiento, sino que su paz actúa como una barrera alrededor de nuestros corazones y mentes y nos protege de futuras ansiedades.

La vida en una sociedad con tanto estrés y que vive tan a prisa, nos obliga muchas veces a hacer cosas que

> *Y dijo Dios: He aquí que os he dado toda planta que da semilla, que está sobre toda la tierra, y todo árbol en que hay fruto y que da semilla; os serán para comer. Y a toda bestia de la tierra, y a todas las aves de los cielos, y a todo lo que se arrastra sobre la tierra, en que hay vida, toda planta verde les será para comer. Y fue así.*
>
> GÉNESIS 1.29-30

están en conflicto directo con un estilo de vida saludable, como el comer a la carrera. Como resultado, nuestros cuerpos y mentes no están debidamente preparados para digerir el alimento. Entonces aparecen síntomas como la acidez, indigestión, gases y flatulencia y nos preguntamos por qué. Tome tiempo para calmarse, relajarse y dejar que la paz de Dios limpie su mente de emociones negativas. Dé gracias a Dios por su comida. Esta es una de las cosas más importantes que puede hacer para comenzar el proceso de una función digestiva saludable.

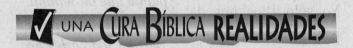
UNA CURA BÍBLICA REALIDADES

Antes de comer

- Relájese y calme su agitado ritmo de vida (Sal 37.7).
- Medite en la Palabra de Dios (Sal 1.1-2).
- Limpie su mente de cosas negativas, pensando en las positivas (Flp 4.8).
- Ore y dé gracias (Flp 4.6-7).

REALIDADES REALIDADES REALIDADES REALIDADES REALIDADES REALIDADES REALIDADES

Mastique los alimentos

El siguiente importante paso para la digestión tiene que ver con la masticación de los alimentos.

Aunque el masticar es una acción refleja automática provocada por la sensación de los alimentos contra los dientes y dentro de la boca, es muy importante que aprendamos cómo masticar bien nuestros alimentos. Cada bocado debe ser masticado aproximadamente de veinte a treinta veces. A medida que masticamos, el alimento se mezcla con la saliva. La saliva contiene una enzima llamada amilasa. Haga cuenta que las enzimas son como un par de tijeras químicas que toman las grandes moléculas de almidones de nuestros alimentos y las cortan en pedazos más pequeños llamados azúcares simples.

Los almidones están llenos de la energía que nuestros cuerpos necesitan. Pero para obtener esa energía, los almidones deben ser descompuestos y su energía liberada. Es esta descomposición de los almidones en simples azúcares, lo que permite que nuestros cuerpos absorban su energía.

Por ejemplo, usted puede haber notado que si mastica un pedazo de pan o de galleta salada por un buen tiempo, comienza a sentir un sabor dulce. Esto se debe a que las enzimas en su boca están descomponiendo el almidón en azúcares simples.

¿Entonces qué sucede con los alimentos que pasan por nuestro sistema sin ser digeridos apropiadamente? Los materiales alimenticios no digeridos obstruyen nuestros intestinos y pueden tener efectos tóxicos sobre nuestros cuerpos, preparando así el escenario para las infecciones, el cansancio y las enfermedades degenerativas.

Entienda cómo su cuerpo digiere la comida

Es importante que usted entienda cómo su cuerpo digiere los alimentos. Sin este entendimiento, no sabrá por qué es necesario dar ciertos pasos para eliminar la acidez, la indigestión, la flatulencia y los gases. Permítame ir con usted a través del proceso básico de su sistema digestivo.

El sistema digestivo es un conjunto de órganos que actúan como un equipo de demolición que tritura y descompone las substancias químicas de los alimentos para convertirlos en minúsculos nutrientes que puedan ser absorbidos para generar energía para el cuerpo. Logra esto por medio de los jugos gástricos. A medida que el alimento pasa por el cuerpo, se descompone en pequeñas unidades que pueden ser absorbidas por la sangre y el sistema linfático. Algunas unidades son usadas para producir energía, otras para construir tejidos y células, y otras más son almacenadas para el futuro o para uso de emergencia.

Además, su sistema digestivo está continuamente construyendo y reemplazando sus células, que se desprenden y mueren frecuentemente.

Los grandes y ahuecados órganos del sistema digestivo tienen músculos que hacen que sus paredes se muevan. El movimiento de las paredes del órgano hace dos cosas: impulsar el alimento y los líquidos a través de esos órganos, y mezclar el contenido dentro de cada órgano. El movimiento propio del esófago, estómago e intestino se llama *peristalsis*. El movimiento peristáltico se parece a una ola del mar moviéndose por el músculo. El músculo del órgano produce un estrechamiento y luego esa porción estrecha es impulsada hacia abajo, a lo largo del órgano. Estas ondas o estrechamientos empujan el alimento o el fluido frente a ellos, a través de cada órgano hueco.

Esta compleja operación que llamamos *digestión* comienza en la boca. La boca y los dientes trituran los alimentos en pequeñas partículas. La lengua manipula los alimentos entre los dientes para que puedan ser masticados. El alimento es masticado, convertido en pulpa y mezclado con la saliva para convertirlo en una masa suave llamada *bolo* que puede fácilmente bajar por el esófago. La saliva, que está constituida en más del 99 por ciento por agua y contiene la enzima amilasa (ya antes mencionada en este capítulo), lubrica la masticación y la deglución, y comienza así el proceso de la digestión.

Después de que ha masticado bien su alimento, el bolo alimenticio es tragado a través del esófago, entrando de esa manera en la región de los intestinos, formada por el estómago, el intestino delgado, el intestino grueso, el recto y el ano. La verdadera digestión comienza en el estómago. El estómago saludable tiene un pH (índice de acidez) entre 1.5 y 3. Esto se debe al ácido clorhídrico que secreta.

¿Sabía usted que el ácido clorhídrico de su estómago es lo suficientemente fuerte como para quemar y hacer un hueco en la alfombra y derretir el hierro de un clavo? Este poderoso ácido es parte del increíble diseño de Dios creado para ablandar el alimento y matar cualquier germen que puede haber en él. La razón por la que el ácido clorhídrico no nos hace un hueco en el estómago, es porque Dios lo recubrió con moco. No solo eso, sino que la mucosa de su estómago ¡es reemplazada cada tres días para asegurar su fortaleza y utilidad!

El estómago es como un saco gigante que conecta el esófago y el duodeno (la primera parte del intestino delgado). En la unión del esófago y el estómago hay una válvula en forma de anillo llamada *esfínter esofágico* que cierra el pasaje entre los dos órganos.

Sin embargo, cuando el alimento llega al anillo cerrado, los músculos circundantes se relajan y permiten que el alimento pase. Si este anillo no está cerrado debidamente después que el alimento pasa al estómago, el ácido clorhídrico que contiene este puede pasar al esófago y producir una sensación quemante (acidez).

> *Estatuto perpetuo será por vuestras edades, dondequiera que habitéis, que ninguna grosura ni ninguna sangre comeréis.*
> LEVÍTICO 3.17

El estómago consta de capas de músculos y nervios que continúan la descomposición del alimento comenzada en la boca. También es un compartimiento de almacenaje que nos permite comer solo dos o tres veces al día. Si no fuera así, tendríamos que comer cada veinte minutos más o

11

menos. El estómago promedio de un adulto crece para contener de dos a tres pintas (cada pinta aprox. 1/2 litro) de alimento, y produce más o menos la misma cantidad de jugos gástricos cada veinticuatro horas.

El estómago tiene varias funciones:

- Es un depósito de almacenaje que aguanta la comida en la parte superior y la va soltando poco a poco hacia la parte inferior para que ser procesada.
- Es una licuadora. Sus fuertes músculos se contraen y aplastan el alimento hasta convertirlo en una masa espesa y pegajosa llamada *quimo*.
- Es un sistema para esterilizar. Las células en el estómago producen ácido clorhídrico, encargado de matar los gérmenes en el alimento.
- Es un tubo digestivo. El estómago produce un fluido digestivo —que contiene la enzima llamada pepsina— que descompone las substancias químicas del alimento para que puedan ser distribuidas como combustible para el cuerpo.

La vista, el olor o sabor de los alimentos, estimula el proceso de digestión, de manera que el estómago ya está preparado cuando llega el alimento. Cada vez que usted prueba una pizca de su comida favorita, o ve un comercial que le hace agua la boca, el cuerpo comienza un proceso digestivo. Este procesamiento del alimento en el estómago toma usualmente de una a cuatro horas, pero los diferentes tipos de alimentos necesitan diferente tiempo para digerir: los almidones se quedan en el estómago de una a dos horas; las proteínas, de tres a cinco y las grasas más de cinco. El resultado final de este proceso es un alimento semi líquido llamado quimo.

Luego, el alimento pasa al intestino delgado. Si el intestino delgado no estuviera replegado, no cabría en el espacio abdominal que ocupa. Mide entre dieciocho y veintitrés pies en el adulto promedio, por lo que es aproximadamente cuatro veces más largo que la altura de una persona. Es más o menos del grueso del tubo del papel toalla, y se divide en tres secciones:

- El *duodeno*, el área de recibimiento de los químicos y el alimento parcialmente digerido por el estómago.
- El *yeyuno*, donde la mayoría de los nutrientes son absorbidos a la sangre.

- El *íleon*, donde se absorben los nutrientes restantes antes de pasar al intestino grueso.

El intestino procesa alrededor de 2.5 galones de alimentos, líquidos y desechos orgánicos cada día. Para que suficientes nutrientes sean absorbidos por el cuerpo, deben entrar en contacto con un gran número de células intestinales. Cada una de estas células contiene miles de proyecciones similares a dedos pequeños llamadas *vello*. El vello recubre la pared del intestino delgado. En una pulgada cuadrada de intestino delgado, hay alrededor de 20.000 vellos. El vello se mueve constantemente para revolver el alimento licuado y sacar los nutrientes. Estas partículas más pequeñas que han sido descompuestas pueden pasar por el vello, donde son tomadas por capilares muy pequeños desde donde son llevadas al hígado.

Los músculos que

> *Si oyereis atentamente la voz de Jehová tu Dios, e hicieres lo recto delante de sus ojos, y dieres oído a sus mandamientos, y guardares todos sus estatutos, ninguna enfermedad de las que envié a los egipcios te enviaré a ti; porque yo soy Jehová tu sanador.*
>
> ÉXODO 15.26

rodean al intestino delgado se contraen de siete a doce veces por minuto para mover el alimento de atrás hacia adelante, revolverlo, amasarlo y mezclarlo con los jugos gástricos. El intestino delgado también produce ondas para llevar el alimento hacia adelante, pero estos movimientos son usualmente muy débiles e infrecuentes para permitir que el alimento permanezca en un lugar hasta que los nutrientes puedan ser absorbidos. Si una substancia tóxica entra en el intestino delgado, estos movimientos pueden ser fuertes y rápidos con el fin de expeler los venenos rápidamente.

Finalmente, todos los nutrientes digeridos son absorbidos a través de las paredes intestinales. Los minerales son absorbidos principalmente en el duodeno; los carbohidratos, las proteínas y las vitaminas solubles en agua, son absorbidas principalmente en el yeyuno; las grasas y las vitaminas solubles en grasa, son absorbidas en el íleon. Los productos de desecho de este proceso son llevados al colon, donde permanecen por lo general de uno a dos días, hasta que las heces son expelidas por un movimiento intestinal.

El intestino grueso o colon, se encuentra en la cavidad abdominal, como si fuera una versión cuadrada de un signo de interrogación. Las últimas pulgadas del colon forman el recto, que es el lugar de almacenaje del desecho sólido. Este desecho sale del cuerpo a través de una abertura externa llamada ano. No todo lo que comemos puede ser digerido, de manera que ese desecho puede ser expulsado fuera del cuerpo de una manera eficiente.

La substancias que no han sido absorbidas mientras estan en el intestino delgado, pasan al intestino grueso en forma de líquido y fibra. El intestino grueso es a menudo llamado «el basurero» del cuerpo, porque los materiales que llegan allí son de muy poca utilidad para el cuerpo y son enviados allí para ser desechados. La primera mitad del colon absorbe los fluidos y los recicla hacia el torrente sanguíneo. La segunda mitad condensa los desperdicios en heces y secreta moco, que se liga a los desechos y los lubrica para proteger al colon y facilitar su paso. De los dos a dos galones y medio de alimentos y líquidos tomados por el adulto promedio, solamente alrededor de doce onzas de desperdicios entra en el intestino grueso. Las heces están compuestas de alrededor de tres cuartas partes de agua. El restante son proteínas, grasas, alimento difícil de digerir, jugos digestivos secos, células desprendidas de los intestinos y bacterias muertas.

Usted debe tener un movimiento intestinal por lo menos cada catorce horas. Un horario típico para la digestión sería como sigue:

- 0 horas————comienza a comer
- 1\2 hora————el estómago está lleno
- 2 horas————el quimo entra en el duodeno
- 6 horas————el estómago está casi vacío
- 12 horas————los nutrientes son absorbidos en el intestino delgado
- 18 horas————los desperdicios se forman en el intestino grueso
- 24 horas————las heces está listas para salir del cuerpo

REALIDADES REALIDADES REALIDADES REALIDADES REALIDADES REALIDADES REALIDADES

Idealmente, si usted come tres grandes comidas al día, debe tener tres movimientos de intestino por día, pues Dios ha diseñado nuestros cuerpos para procesar el alimento a un ritmo consistente. Desgraciadamente, nuestras dietas tienden a impedir que los movimientos intestinales sean regulares. Por ejemplo, las dietas altas en grasa tomarán mucho más tiempo del necesario para moverse a través de nuestro sistema. De treinta a treinticinco gramos de fibra al día son esenciales para mantener un colon saludable. La fibra ayuda a mover el alimento a través del colon más rápidamente. Las personas con estilos de vida sedentarios necesitan aumentar tanto su ingestión de fibra como el ejercicio físico, para ayudar a que el proceso digestivo funcione más eficientemente. Hablaremos más sobre pautas dietéticas y problemas digestivos (como el estreñimiento) del colon y de los intestinos, en el capítulo cinco.

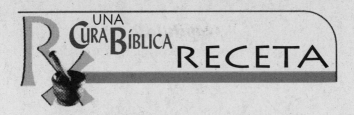

Pasos iniciales para combatir los problemas digestivos

Marque los pasos que comenzará a dar ahora mismo:

❑ Orar, relajarme y reducir la tensión

❑ Masticar los alimentos lentamente

❑ Concentrarme en en Dios y limpiar mi mente de emociones negativas

❑ Revisar cómo funciona mi sistema digestivo

capítulo 2

Cómo combatir las causas comunes de la acidez y la indigestión.

Sabemos por las Escrituras que Timoteo tenía problemas con su sistema digestivo, y que Pablo le dio algunos consejos prácticos (Lea 1 Tim.5.23). Bien, así como Dios se preocupó por el estómago de Timoteo, también se preocupa por cada detalle de nuestras vidas, aun de la manera cómo digerimos el alimento. Como dice el salmista: «No fue encubierto de ti mi cuerpo, bien que en oculto fui formado, y entretejido en lo más profundo de la tierra. Mi embrión vieron tus ojos, y en tu libro estaban escritas todas aquellas cosas que fueron luego formadas, sin faltar una de ellas» (Sal.139.15-16).

El Dios que le creó también le curará y le mostrará cómo vivir en divina salud. Exploremos algunas de las maneras que Dios ha provisto para curar su acidez y su indigestión.

Ahora que usted entiende las funciones básicas del sistema gastrointestinal, podemos hablar de las causas y de las soluciones para los problemas de acidez, indigestión, flatulencia y gases. Hay muchas diferentes causas para la acidez y la indigestión, entre ellas la hernia hiatal, reflujo, gastritis, úlcera, enfermedades de la vesícula, excesiva producción de ácido, insuficiencia pancreática y alergia a los alimentos.

El problema de la disminución en la secreción del ácido gástrico

Creo que una de las causas más comunes para la acidez y la indigestión es la hipoclorhidria, o sea la disminución en la secreción de ácido gástrico o, puesto más simple, que no suficiente ácido clorhídrico. Aproximadamente el 50 por ciento de las personas mayores de cincuenta años tienen una acidez estomacal baja.

La tensión en el estilo de vida de la mayoría de las personas tiene mucho que ver con esto. ¿Está su cuerpo diciéndole que tiene demasiado estrés? Coloque una X al lado de los síntomas que aparecen a continuación que son ciertos para usted:

❑ Dificultad para conciliar el sueño
❑ Levantarse cansado después de dormir
❑ Dolores musculares y físicos
❑ Sentirse deprimido o ansioso
❑ Sentimientos de pánico, incluyendo la aceleración de los latidos cardíacos y quizás sentirse mareado.
❑ Trastornos estomacales
❑ Diarrea

Si marcó cuatro o más de los síntomas anteriores, es posible que esté bajo demasiado estrés. Quizás debe hacer la siguiente prueba de estrés para medir cuán tenso está en este momento. Si registra un número alto y tiene problemas gastrointestinales, con toda probabilidad el exceso de estrés sea uno de los factores que precipitan estos problemas.

¿Cuán tenso está usted?
Su prueba de estrés

En la siguiente tabla podrá ver los cambios representativos en su vida y además, ver cuánto valor de estrés estos cambios le añaden. Selecciones los acontecimientos que haya vivido en los últimos doce meses. Luego haga la suma total de los puntos.

ACONTECIMIENTOS	PUNTOS
1 Muerte del cónyuge	100
2 Divorcio	60
3 Menopausia	60
4 Separación del compañero(a) sentimental	60
5 Cumplimiento de sentencia en prisión o probatoria	60
6 Muerte de algún familiar cercano que no sea el cónyuge	60
7 Heridas graves o enfermedad	45
8 Matrimonio o comienzo de una relación sentimental	45
9 Despido del trabajo	45
10 Reconciliación en el matrimonio o en relación sentimental	40
11 Retiro	40
12 Cambio en la salud de un miembro de la familia	40
13 Trabajo de más de 40 horas a la semana	35
14 Embarazo o buscar el embarazo	35
15 Dificultades sexuales	35
16 Llegada de un nuevo miembro a la familia	35
17 Cambio en posición de trabajo o en el negocio	35
18 Cambio en el estado financiero	35
19 Muerte de un amigo cercano (no un familiar)	30
20 Aumento en el número de discusiones con el cónyuge o compañero(a) sentimental	30
21 Hipoteca o préstamo para algo importante	25
22 Juicio hipotecario o por préstamo	25
23 Dormir menos de 8 horas por noche	25
24 Cambio de responsabilidades en el trabajo	25
25 Problemas con suegros o con hijos	25

TOTAL DE PUNTOS _____

Le he pedido mirar los cambios que se han producido en su vida en los últimos doce meses. Esto puede sorprenderle. Es crucial entender que un cambio importante en su vida puede tener efectos que duran mucho tiempo. Es como dejar caer una piedra en un estanque. Luego de la chapoteo inicial, experimentará ondas de estrés. Y esta ondas pueden continuar en su vida por al menos un año.

De manera, si ha experimentado en los los últimos doce meses un estrés total de 250 puntos o más, aun con una tolerancia normal ante el estrés, usted puede estar demasiada tenso. Las personas con una baja tolerancia al estrés, pueden estar hipertensas aun con niveles tan bajos como 150.[r]

El exceso de estrés le enfermará

Soportar demasiada tensión es como hacer funcionar el motor de su automóvil con el marcador de la temperatura o del aceite en rojo, o como mantener la tostadora prendida por demasiado tiempo, o hacer funcionar un reactor nuclear más allá del poder máximo permisible. Tarde o temprano, algo se romperá, se quemará o se derretirá. Qué se rompe dependerá de donde están los puntos débiles de su cuerpo físico. Y esto es mayormente una característica hereditaria.

Para recapitular, la tensión puede causar muchos problemas en su cuerpo, uno de los cuales puede ser la baja secreción de ácido gástrico, lo que provoca la acidez y la indigestión. El estrés puede convertir rápidamente un cuerpo saludable en uno enfermo. No es coincidencia que la Biblia trate el asunto del estrés más de 250 veces, trayéndolo desde la perspectiva de su cura: la paz.

Jesús dijo: «Mi paz os dejo, mi paz os doy. Yo no os la doy como el mundo la da. No se turbe vuestro corazón ni tengáis miedo». Esta es una gran promesa; una que merece que meditemos y recordemos diariamente.

> *Más a Jehová vuestro Dios serviréis, y él bendecirá tu pan y tus aguas; y yo quitaré toda enfermedad de en medio de ti.*
> ÉXODO 23.25

Su sistema nervioso y el sistema digestivo

Demos una mirada a su sistema nervioso y a cómo este puede afectar a su aparato digestivo. El sistema nervioso se compone de dos ramas: el simpático y el parasimpático.

El sistema nerviosos simpático es a su vez una rama del sistema nervioso autónomo. Cuando es estimulado, el sistema nervioso simpático produce un incremento del ritmo cardíaco y una subida de la presión sanguínea. Entonces las pupilas se dilatan, la sangre se desvía del sistema gastrointestinal y va a los músculos para darles el poder para pelear o para huir. Como resultado, cuando estos nervios son estimulados hay un incremento de la peristalsis (el movimiento muscular rítmico) en el intestino delgado y el colon, causando a menudo el que una persona elimine el contenido de sus intestinos, a fin de que pueda correr más rápidamente.

El otro brazo del sistema nervioso autónomo es el sistema nervioso parasimpático. En la respuesta parasimpática, hay una disminución del ritmo cardíaco, una constricción de las pupilas y una estimulación de ciertas glándulas digestivas. Esta respuesta es ideal para la digestión. Sin embargo, este respuesta solo se da cuando usted está relajado y en calma. Debido a la prisa de la sociedad, la mayoría de las personas trabaja, vive y come en un estado mayormente simpático. Esto es como manejar su carro con el acelerador al máximo todo el tiempo.

Eventualmente, estas personas quedan agotadas debido al continuo drenaje de las hormonas adrenales. En el dominio simpático, el flujo sanguíneo es desviado del sistema digestivo y hay una disminución de la secreción de ácido clorhídrico. Por lo tanto, la digestión se afecta dramáticamente.

Personalidades tipo A

La mayoría de las personas que son de personalidad tipo A —lo que significa que son impacientes, tensas, impulsivas y agresivas— tienen deficiencia en el ácido clorhídrico por lo que son más propensas a la acidez y a la indigestión.

Lo triste es que ellos están tratando su problema con anti-ácidos como Maalox, Mylanta, Tums, Rolaids, Zantac y Tagamet. En realidad, estos agravan el problema —en lugar de aliviarlo— al disminuir aun más el ácido. Estos productos solo le hacen sentir mejor. Debido a la baja secreción de ácido clorhídrico, hay una disminución de la producción de enzimas pancreáticas puesto que el ácido clorhídrico es lo que activa la liberación de las enzimas pancreáticas.

> *Bendice, alma mía, a Jehová, y bendiga todo mi ser su santo nombre. Bendice, alma mía, a Jehová, y no olvides ninguno de sus beneficios. El es quien perdona todas tus iniquidades, el que sana todas tus dolencias.*
>
> SALMO 103.1-3

Una deficiencia de ácido clorhídrico causará, a su vez, una deficiencia de enzimas pancreáticas. Esto producirá una digestión incompleta de las proteínas, las grasas y los carbohidratos. A su vez, esto conducirá a la fermentación de los carbohidratos y las proteínas que no fueron digeridas completamente y a la ranciedad de las grasas digeridas de forma incompleta.

Cualquier cosa que no sea digerida y absorbida debidamente en el sistema gastrointestinal puede convertirse en tóxica, debido a los efectos que las bacterias, las levaduras o los parásitos podrían tener en los alimentos. En otras palabras, si las bacterias, las levaduras o los parásitos llegan al alimento antes de que podamos digerirlo y asimilarlo, estos pueden fermentar los carbohidratos, produciendo excesivos gases. Ellos pudren las proteínas, las cuales segregan materiales muy tóxicos que convierten en rancias las grasas.

Por supuesto, hay cura para los problemas causados por una personalidad dominantemente simpática tipo A. Es la cura de la Biblia y se llama el sábado o día de reposo. Una vez por semana, nuestros cuerpos necesitan una oportunidad para descansar. Esta ley espiritual tiene tremendos beneficios físicos, permitiendo que nuestro cuerpos descansen, se renueven y se restauren. También hay alguno pasos que podemos tomar durante el día para dar a nuestros cuerpos algunos mini-sábados.

Pasos a seguir antes de comer

Para corregir la baja secreción ácida del estómago, creo que primero debe aprender cómo relajarse antes de comer.

Recuerde que las técnicas de relajación no son diferentes que las dietas y el ejercicio. Son simplemente métodos probados para llevar a nuestros cuerpos a la sumisión del espíritu y a la voluntad de Dios. Pablo dijo: «Sino que golpeo mi cuerpo, y lo hago mi esclavo, para que después de haber predicado a otros, yo mismo no sea descalificado para el premio» (1 Co 9.27 NVI). Pablo no quiso decir que físicamente golpeaba su cuerpo. Más bien, se mantuvo en forma por medio del ejercicio y el autocontrol.

Ejercicio de relajación

Aprenda a relajarse con simples ejercicios tales como la relajación progresiva. Acuéstese en un lugar cómodo, con una música tranquilizante de alabanza y adoración como fondo. Comenzando con los dedos de los pies, flexiónelos por un segundo o dos y luego reléjelos. Luego flexione los tobillos por un segundo o dos y reléjelos. Pase por cada grupo muscular flexionándolo y luego relajándolo, hasta que llegue a los músculos de la cara. Esto llevará al cuerpo a un estado muy relajado.

Respiración profunda

Tal vez usted necesite una técnica que pueda ser completada en menos tiempo que la técnica de la relajación progresiva señalada anteriormente. Si este es su caso, practique entonces la respiración profunda simplemente acostándose con un libro sobre el abdomen, tomando una respiración profunda y observando cómo se levanta el libro. Luego exhale. Haga esto de cinco a diez veces, y esto también reducirá el estrés. Practique la respiración abdominal en lugar de la respiración de pecho para relajarse.

Una rápida caminata

También puede dar una vigorosa caminata antes de comer. Esto parece relajar a muchas personas. También puede meditar en la Palabra de Dios o leer las Escrituras en voz alta para relajarse. Isaías 26.3, dice: «Tú guardarás en comple-

> *Porque no nos ha dado Dios espíritu de cobardía, sino de poder, de amor y de dominio propio*
> 2 Timoteo 1.7

ta paz a aquel cuyo pensamiento en ti persevera; porque en ti ha confiado». Al estar en un estado relajado, usted evitará la reacción de «pelea o huida» que tiene el sistema simpático, lo que interfiere grandemente con la digestión.

Beba agua

Recomiendo altamente que beba uno o dos vasos de agua filtrada o destilada, treinta minutos antes de cada comida. Tenemos una capa mucosa que cubre las paredes del estómago. Esta capa mucosa tiene la función de prevenir que el ácido clorhídrico queme el estómago. Si no fuera esta capa mucosa de las paredes del estómago, digeriríamos nuestros propios estómagos.

Para que la cobertura mucosa sea adecuada, necesitamos adecuada hidratación. Es por eso que es absolutamente importante beber de uno a dos vasos de agua, treinta minutos antes de cada comida. Recomiendo un mínimo de dos litros de agua al día.

Si usted tiene síntomas de acidez e indigestión crónicas, le recomiendo ver a un médico nutricionista antes de comenzar el programa de nutrición. Su médico nutricionista debe determinar primero si su estómago produce cantidades inadecuadas de ácido clorhídrico. El puede hacer esto con una prueba nutricional.

Además, su médico debe descartar una úlcera o gastritis, puesto que el ácido clorhídrico podría agravar estas condiciones.

Para corregir la baja secreción de ácido gástrico, debe comenzar tomando seiscientos miligramos de ácido clorhídrico en cada comida principal. Si es una comida pequeña, debe tomar solamente trescientos miligramos de ácido clorhídrico. La dosis debe ser gradualmente incrementada bajo la dirección de su médico nutricionista.

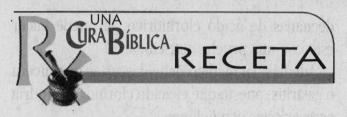

Para prevenir la acidez

¿Cómo se relajará antes de una comida?

_____

_____

¿Cuántos vasos de agua beberá diariamente?

_____

¿Qué pasos planifica dar para reducir su tensión?

_____

_____

Escriba una oración dando gracias a Dios por su alimento y agua viva. También pídale que le guíe para encontrar nuevas maneras para descansar y relajarse.

_____

_____

_____

_____

capítulo 3

Cómo combatir los problemas de indigestión

¿Con cuánta frecuencia el placer de una buena comida ha sido arruinado por una terrible acidez? Tengo buenas noticias: ¡No tiene por qué soportar más estos problemas! Es posible, con la ayuda de Dios y la autodisciplina, combatir los problemas de indigestión y sentirse bien.

Exploremos un poco más profundamente algunos simples métodos con los que se puede aliviar la acidez, a través de la dieta, la relajación, el ejercicio y la pérdida de peso.

Todo comienza con su actitud mental y su visión espiritual. Comience por reemplazar el negativismo con acción de gracias. Decídase a actuar en lugar de quedarse sentado y sufrir. Busque un amigo que le ayude a dar los pasos mencionados en este capítulo. Y ore pidiendo fortaleza para seguir adelante. Recuerde que Dios no es simplemente un sanador; él es su Sanador. La Biblia dice: «Si oyeres atentamente la voz de Jehová tu Dios, e hicieres lo recto delante de sus ojos, y dieres oído a sus mandamientos, y guardares todos sus estatutos, ninguna enfermedad de las que envié a los egipcios te enviaré a ti; porque yo soy Jehová tu sanador» (Éx 15.26).

Hernia hiatal

Una de las principales causas de la acidez y la indigestión es la hernia hiatal. Aunque para esto su médico puede recomendar la cirugía, hay algunos cosas que puede hacer para aliviar los síntomas y posiblemente evitarla.

Una hernia hiatal es simplemente una pequeña porción del estómago atravesando el diafragma. Esto sucede generalmente a consecuencia del embarazo, la obesidad y el aumento en la presión abdominal. Aproximadamente el 50 por ciento de las personas mayores de cincuenta años tienen hernias hiatales. Sin embargo, solamente el 5 por ciento de estas hernias hiatales producen reflujo esofágico.

Creo que el mejor tratamiento, tanto para las hernias hiatales como para el reflujo esofágico, es perder peso, especialmente en el área abdominal.

Claves para perder peso

1. Beba dos litros de agua filtrada o embotellada al día. Lo mejor es beber dos vasos de 8 onzas 30 minutos antes de cada comida, o entre uno y dos vasos de 8 onzas dos horas y media después de cada comida.

2. Treinta minutos de una caminata vigorosa, cuatro veces a la semana.

3. Puede comer fruta; sin embargo, evite los jugos de frutas.

4. Cosas que debe evitar:
   - azúcar
   - alcohol
   - cualquier comida frita
   - almidones (pan, galletas, bagels, papas, fideos, maíz, habichuelas negras, pintas, rojas). También limite su ingestión de bananas.

5. Alimentos que debe comer:
   - Frutas frescas
   - Vegetales al vapor o crudos
   - Carnes magras
   - Ensaladas, preferiblemente con aceite de oliva extra virgen y vinagre
   - Nueces (almendras y maní orgánico) y semillas

6. Tome suplementos de fibra que no contengan NutraSweet o azúcar.
7. Tome dos cucharadas de leche de magnesia, si está estreñido.
8. Siga la dieta sugerida a lo largo de este libro.
9. Como bocadillos, puede comer barras de yogurt, miel y almendras, que se pueden adquirir en las tiendas de productos naturales.
10. No coma pasadas las 7 p.m.

REALIDADES REALIDADES REALIDADES REALIDADES REALIDADES REALIDADES REALIDADES

Cómo tratar el reflujo esofágico

El reflujo esofágico es causado por el ácido del estómago que pasa al esófago, lo que ocurre cuando la válvula (el esfínter esofágico) no se cierra debidamente. La razón por la que esta válvula no se cierra debidamente, tiene que ver con la dieta.

¿Qué estimula el reflujo esofágico?

Haga esta simple prueba para ver si está o no evitando estos alimentos y líquidos que a menudo provocan el reflujo esofágico. La siguiente lista incluye lo que debe evitar. Marque los que va a evitar comenzando hoy.

❑ Chocolate
❑ Café
❑ Alcohol
❑ Alimentos altos en grasa
❑ Beber demasiados líquidos con una comida (Es muy importante no beber más de cuatro onzas de líquido con cada comida, puesto que el excesivo líquido aumentará la tendencia a tener reflujo, si la válvula no está funcionando apropiadamente.

Evite los líquidos helados
con sus comidas

La indigestión es un desorden extremadamente común en los Estados Unidos. Una de las principales razones por la que los norteamericanos sufren de indigestión frecuente es porque consumen bebidas frías con las comidas. Primero, le recomiendo que beba aproximadamente de uno a dos vasos de 8 onzas treinta minutos antes de comer. Preferiblemente debe ser agua a temperatura ambiente. Durante las comidas limite la ingestión de líquidos a unas cuatro onzas. Estas bebidas también deben estar a temperatura ambiente.

> *Del fruto de la boca del hombre se llenará su vientre; se saciará del producto de sus labios. La muerte y la vida están en poder de la lengua, y el que la ama comerá de sus frutos.*
> PROVERBIOS 18.20-21

El beber líquidos helados con la comida hace que la digestión sea más lenta. Es como tratar de prender fuego mientras se le echa agua cuando comienza a ponerse caliente. Así ocurre con nuestra digestión. Al beber continuamente líquidos fríos con nuestras comidas, diluímos demasiado nuestros líquidos digestivos y hacemos significativamente más lento el proceso de la digestión.

Tome una tableta masticable de calcio

El calcio, en forma de una tableta masticable tal como Tums, puede cerrar la válvula. Mastique una tableta de calcio, como Tums, inmediatamente después de cada comida, y mastique otra tableta al momento de acostarse.

Otros pasos que puede dar.

Eleve la cabecera de su cama. Si la acidez o el reflujo esofágico todavía no se alivian, le recomiendo que coloque un bloque de concreto de cuatro pulgadas debajo de las patas de la cabecera de su cama. Esto permitirá que la gravedad prevenga flujo del ácido clorhídrico hacia el esófago. Tome DGL. Le recomiendo tomar DGL que es una forma especial de regaliz u orozuz. Tome dos tabletas masticables treinta minutos antes de cada comida y al momento de acostarse.

Beba jugo de aloe vera. Le recomiendo beber de medio litro a un litro durante el día. Sin embargo, evite beber demasiado pues puede producirle diarrea.

Una de las verdaderas claves para eliminar los problemas digestivos o para combatir los problemas de indigestión, es velar cuidadosamente lo que se come y perdiendo peso. Sabemos que perder peso es algo más que un asunto físico. Es sumamente importante que busque la ayuda de Dios para superar su tendencia a comer demasiado.

Recuerde las promesas de las Escrituras: «Todo lo puedo en Cristo que me fortalece» (Flp 4.13).

LA CURA BÍBLICA Y USTED

Dé estos pasos espirituales ahora mismo:

- Pida que Dios rompa cualquier adicción a la comida o cualquier desorden de la alimentación que lo aflija
- Busque la guía del Espíritu Santo para encontrar a alguien que le ayude a ser responsable por sus hábitos alimenticios.
- Pida al Espíritu de Dios que le revele los alimentos que debe evitar, y los alimentos apropiados para su sistema digestivo.
- Acepte el deseo y la provisión de Dios para suplir todas sus necesidades, incluyendo sus necesidades físicas de alimento.

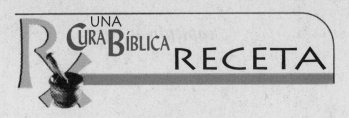

Bajar de peso

Perder peso es esencial para reducir los problemas digestivos. Complete las siguientes oraciones:

Una razón por la que me es difícil perder peso, es

_____

El primer paso que daré para perder peso es

_____

Un amigo que me alentará mientras bajo de peso es

_____

Mientras pierdo peso, oraré y meditaré en

_____

El ejercicio que haré regularmente es

_____

El alimento por el que necesito la fortaleza de Dios para evitar es

_____

capítulo 4

Cómo combatir la insuficiencia pancreática, las úlceras y la gastritis

Necesitamos tener el conocimiento de Dios para entender cómo funcionan los maravillosos órganos de nuestro complejo cuerpo en favor de nuestra salud. Estamos hechos de una forma maravillosa y Dios ha dado instrucciones específicas para cuidar cada órgano del cuerpo. Nuestro Hacedor desea que tengamos buena salud. El apóstol Juan dio el ejemplo, cuando escribió: «Amado, yo deseo que tú seas prosperado en todas las cosas, y que tengas salud, así como prospera tu alma» (3 Jn 2). A medida que usted aprende más sobre su cuerpo y decide cuidarlo, reclame la sanidad de Dios, y ore con otros por sanidad divina, poniéndose de acuerdo con ellos en oración.

Aférrese de esta maravillosa promesa de Dios: «Otra vez os digo, que si dos de vosotros se pusieren de acuerdo en la tierra acerca de cualquiera cosa que pidieren, les será hecho por mi Padre que está en los cielos» (Mt 18.19).

El Páncreas

Un órgano muy importante que necesitamos saber cómo cuidar es el páncreas. El páncreas es un órgano digestivo en el abdomen, localizado justo debajo del estómago. Su función principal es producir enzimas que descomponen los alimentos para su digestión y absorción. Cada día, el páncreas secreta alrededor de litro y medio de jugo pancreático al intestino delgado. Las enzimas secretadas incluyen lipasa, que digiere la grasa; proteasa, que digiere las proteínas, y amilasa que digiere las moléculas de almidón. Las principales características de insuficiencia pancreática son la

> *¿No entendéis que todo lo que entra en la boca va al vientre, y es echado en la letrina? Pero lo que sale de la boca, del corazón sale; y esto contamina al hombre.*
> MATEO 15.17-18

digestión irregular, mala absorción, deficiencia de nutrientes y malestar abdominal.

Usted puede dar pasos positivos para ayudar a su páncreas a digerir el alimento, y ayudar a todo su aparato digestivo a procesar lo que come, de manera que se sienta mejor y elimine muchos de estos incómodos síntomas.

Puede superar la insuficiencia pancreática y otros problemas digestivos, tomando unos sencillos pasos de la cura de la Biblia. No se desanime. Los molestos síntomas que tiene deben ser chequeados por un médico, pero pueden ser superados con un cambio en su estilo de vida y cambios nutricionales. Exploremos algunas pasos básicos que puede dar.

Insuficiencia pancreática

Una de las causas más comunes que he encontrado para la flatulencia abdominal y gases, es la insuficiencia pancreática.

Examine sus heces fecales. Una manera muy simple de saber si tiene insuficiencia pancreática, es mirar sus heces fecales. Miramos nuestros alimentos cuando entran en nuestra boca, pero nunca los miramos cuando salen. Si pasan alimentos no digeridos en las heces fecales, hay una fuerte probabilidad de tener insuficiencia pancreática. Esto es bastante común en las personas de edad.

· *Use enzimas pancreáticas*. El tratamiento para la insuficiencia pancreática, es simplemente usar enzimas pancreáticas. Recomiendo pancreatina pues contiene amilasa, lipasa y proteasa. También prefiero el extracto pancreático de alta potencia antes que productos de baja potencia. Si es vegetariano, puede tomar bromelaina y papaína, que se obtienen de la piña y de la papaya.

Úlceras y gastritis

Las úlceras y la gastritis son causas comunes de indigestión. Cuando aparecen estos síntomas, los jugos gástricos son altamente ácidos. De manera que si tiene una delgada capa de mucosa cubriendo la membrana del estómago, es propenso a tener una úlcera, especialmente si está tomando alguna medicina antiinflamatoria, aspirina o alcohol.

Beba mucha agua. Una adecuada hidratación —tres litros al día, preferiblemente dos vasos de ocho onzas treinta minutos antes de cada comida— es lo más importante para prevenir las úlceras. La mucosa está formada mayormente por agua. Puesto que la capa mucosa es la que protege al estómago de las úlceras, es justo razonar que una hidratación pobre cobrará su precio en la producción de moco del estómago.

Evite todo lo irritante. Es igualmente importante evitar el alcohol, la aspirina, y las drogas anti inflamatorias no esteroides tales como Advil, Motrin y Aleve. Estas drogas también adelgazan la cobertura mucosa del estómago, dando lugar a las úlceras y a la gastritis.

Úlcera péptica

El *H.pílory* es una bacteria comúnmente asociada con la úlcera péptica. Los factores que predisponen a alguien a desarrollar *H.pílory*, son una baja producción de ácido clorhídrico, una capa inadecuada de mucosa protegiendo el estómago y un bajo nivel antioxidante de la membrana del estómago. Fumar es también perjudicial, porque sobre estimula la secreción ácida.

Cosas que hay que evitar o disminuir

Si tiene una úlcera, es indispensable que cambie su estilo de vida. Evite el alcohol, la aspirina y otros antiinflamatorios. Deje de fumar y disminuya las bebidas que contienen cafeína.

Beba mucha agua. Debe aumentar su ingestión de agua a por lo menos dos o tres litros al día.

Beba jugos naturales. El jugo de col es excelente para curar las úlceras, pero debe tomar por lo menos un litro al día.

Tome tabletas DGL que es una forma especial de orozuz o regaliz, y es sumamente importante para ayudar a curar y proteger su estómago de las formaciones de úlceras. Debe tomar dos tabletas de DGL de 380 miligramos, aproximadamente treinta minutos antes de cada comida y al momento de acostarse.

Beba jugo de áloe vera. El jugo de áloe vera es también útil para prevenir y tratar las úlceras. Necesita beber aproximadamente de medio litro a un litro de jugo de áloe durante el día. Evite cantidades excesivas porque puede ocasionarle diarrea.

Tome glutamina. El aminoácido glutamina, en una dosis de 500 a 1000 miligramos, tomado treinta minutos antes de cada comida, es también útil para prevenir o tratar las úlceras.

Tome gama orizanol. La gama orizanol viene del arroz integral y contiene poderosos antioxidantes que pueden curar las úlceras. Entre ellas, las úlceras del estómago y del duodeno, lo que es la primera parte del intestino delgado.

La gama orizanol se encuentra también en el salvado de arroz, en el aceite de salvado de arroz o en forma de cápsulas. Debe tomar 100 miligramos tres veces al día, más o menos diez minutos antes de las comidas.

Tome una forma especial de bismuto. Si tiene H.pílory, que es la bacteria que por lo general causa las úlceras, necesita tomar una forma especial de bismuto llamada subcitrato de bismuto. Esta susbstancia puede ser prescrita por su médico nutricionista, y debe ser tomada en una dosis de 240 miligramos, dos veces al día antes de las comidas. Hay una simple prueba de sangre que su médico puede hacer para determinar si tiene esta bacteria. También hay diferentes tratamientos con antibióticos que pueden ser prescritos por su médico.[1]

Cómo superar la intolerancia a ciertos alimentos

La intolerancia a los alimentos, llamada alergia a los alimentos, produce comúnmente síntomas gastrointestinales que incluyen indigestión, gases, flatulencia, diarrea, colon espástico y mala absorción, solo por mencionar algunas. Otras condiciones comúnmente asociadas con la alergia a los alimentos son: eczema, asma, frecuentes infecciones de oídos, sinusitis y cansancio.

El consumo excesivo de ciertos alimentos puede incrementar nuestra sensibilidad a ellos e incrementar, por lo tanto, la posibilidad de reacciones alérgicas. Aunque es posible ser sensible o alérgico a casi cualquier alimento, los más frecuentes son: leche, huevos, trigo, maíz y chocolate.

Con mucha frecuencia, las personas tienen solo diez alimentos que comen con regularidad, por lo que necesitan aumentar la variedad de los alimentos que ingieren.

La variedad es el sazón de la vida, y esto aplica también a los alimentos. Es importante comer diferentes clases de alimentos para no desarrollar alergia a ninguno de ellos.

Comúnmente, los pacientes con alergia a alimentos tienen una baja secreción de ácido clorhídrico en sus estómagos. También secretan insuficientes cantidades de enzimas pancreáticas, especialmente las proteasas. Las proteasas son las enzimas pancreáticas que descomponen las proteínas. Los alimentos deben ser bien masticados para luego ser descompuestos por el ácido clorhídrico. Si las proteínas no son completamente digeridas, entonces las que queden deben ser descompuestas por las proteasas secretadas por el páncreas. Si las proteínas no son descompuestas adecuadamente en aminoácidos y en cortas cadenas de péptidos, la molécula grande de proteína puede producir una reacción alérgica.

Esto ocurre cuando la proteína grande pasa —usualmente a través del vello intestinal— a la corriente sanguínea para ser absorbida. Esto puede conducir a cuatro diferentes tipos de reacciones alérgicas.

☑ UNA CURA BÍBLICA REALIDADES

1. Pueden brotar ronchas en todo el cuerpo (urticaria)

2. Las vías respiratorias pueden cerrarse

3. La persona respira con dificultad

4. Puede presentarse una reacción hipersensible retrasada, horas o días después de consumir el alimento. Los síntomas pueden incluir mala absorción, diarrea, gases, flatulencia, eczema, cansancio.

REALIDADES REALIDADES REALIDADES REALIDADES REALIDADES REALIDADES REALIDADES

No hay una cura simple para la alergia a los alimentos. Creo que el tratamiento básico para esto involucra un buen programa nutricional dirigido por un médico nutricionista, que incluya cantidades adecuadas de ácido clorhídrico, pepsina y enzimas pancreáticas. Usted puede seguir una dieta baja en antigénicos en la que deje de comer los alimentos que normalmente consume y comience a ingerir los alimentos que raramente producen alergias.

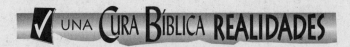

Alimentos que raramente producen alergias

- Arroz
- Pollo
- Pavo
- Papas
- Bananas
- Manzanas

La rotación de los alimentos es extremadamente importante para prevenir las alergias. Cada alimento de la dieta debe consumirse solamente un día por cada cuatro. Por ejemplo, está bien comer pollo en el almuerzo y la cena del martes. Pero debe rotar los alimentos, y no comer pollo nuevamente por lo menos hasta el sábado. Esto disminuye el riesgo de alergia a cada uno de estos alimentos. También de esta manera le será más fácil aislar los alimentos que le causan reacciones alérgicas.

LA CURA BÍBLICA Y USTED

La prueba del pulso

Haga la prueba del pulso. Tómese el pulso un minuto antes de comer. Luego coloque un pedazo del alimento, al que podría ser alérgico, en su lengua. Después de treinta segundos, vuelva a tomarse el pulso. Si el pulso sube en más de seis pulsaciones en un minuto, usted puede ser sensible o alérgico a ese alimento. Mientras más sube el pulso, más grave es la alergia o sensibilidad.

Combine sus alimentos

Una apropiada combinación de alimentos también puede ayudarle con sus problemas digestivos, incluyendo la acidez, la indigestión, los gases y la flatulencia. Si tiene un funcionamiento normal del sistema gastrointestinal, no necesita seguir este programa. Al combinar los alimentos, las frutas deben ser siempre comidas solas, porque son mucho más digeribles que otros alimentos.

Los alimentos proteínicos tales como la carne y los productos lácteos, no se deben comer junto con almidones tales como pan, fideos, papas, habichuelas y arroz. Los vegetales tales como el brócoli, espárragos y lechuga, deben combinarse ya sea con almidones como pan, fideos, papas, o con alimentos proteínicos tales como carne y productos lácteos.

> *Por tanto os digo: No os afanéis por vuestra vida, qué habéis de comer o qué habéis de beber; ni por vuestro cuerpo qué habéis de vestir. ¿No es la vida más que el alimento, y el cuerpo más que el vestido?*
> MATEO 6.25-26

La lógica para esta combinación de alimentos es que para su óptima digestión los almidones necesitan un medio alcalino, mientras que las proteínas necesitan un medio ácido. Cuando estos dos tipos de alimentos se comen juntos, interfieren el uno con el otro, provocando que la digestión quede incompleta o que el proceso digestivo tome más tiempo del necesario. Como consecuencia, muchos almidones y proteínas quedan sin digerir, resultando en proteínas pudriéndose en el intestino delgado, mientras que los carbohidratos se fermentan y producen flatulencia y gases.

Personalmente, he desarrollado serias sensibilidades a los alimentos. Mis sensibilidades se resolvieron finalmente después de desensibilizarme por medio del método N.A.E.T. (siglas en inglés para Técnicas para la Eliminación de Alergias del Dr. Nambudripads). Para encontrar un médico en su área que esté certificado en estas técnicas, vaya al sitio en internet: www.naet.com. Sin embargo, aun es de vital importancia tener una cantidad normal de ácido clorhídrico, pepsina y enzimas pancreáticas, aun después de haberse desensibilizado.

> *Por nada estéis afanosos, sino sean conocidas vuestras peticiones delante de Dios en toda oración y ruego, con acción de gracias. Y la paz de Dios, que sobrepasa todo entendimiento, guardará vuestros corazones y vuestros pensamientos en Cristo Jesús.*
> FILIPENSES 4.6-7

Sé que dar los pasos señalados en este capítulo podría no ser fácil. Ciertos alimentos a los que podríamos ser alérgicos serán muy tentadores. Pero Dios puede ayudarle a evitar comer aquello que irrite su sistema digestivo. También es capaz de sanar cualquier problema de insuficiencia pancreática, úlceras o gastritis. Quiero animarle a orar por su sanidad, y a que invite a los líderes espirituales de su iglesia a orar por usted. Con toda confianza, crea en esta promesa:

¿Está alguno enfermo entre vosotros? Llame a los ancianos de la iglesia y oren por él, ungiéndole con aceite en el nombre del Señor. Y la oración de fe salvará al enfermo, y el Señor lo levantará; y si hubiere cometido pecados, le serán perdonados. Confesaos vuestras ofensas unos a otros, y orad unos por otros, para que seáis sanados. La oración eficaz del justo puede mucho.

SANTIAGO 5.14-16

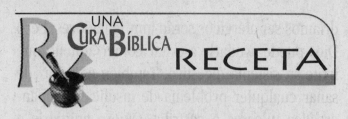

Cómo superar la insuficiencia pancreática, las úlceras y la gastritis

Si tiene insuficiencia pancreática, marque los pasos que dará:

☐ Observar las heces fecales y consultar al médico

☐ Usar enzimas pancreáticas

Si tiene alergia a los alimentos, describa cómo usted:

Combinará los alimentos

_____

Usará suplementos

_____

Beberá suficientes líquidos

_____

Evitará los alimentos a los que es alérgico

_____

Pedirá a otros que oren por usted

_____

capítulo 5

Cómo combatir los problemas digestivos en el colon y en los intestinos.

Dios ha creado substancias importantes, alimentos especiales con fibra, que pueden ayudar a nuestros intestinos y colon a mantenerse saludables. Podría estar diciendo a otros lo mal que se siente. Sepa que sus quejas no le ayudarán a curarse ni física ni espiritualmente. Sin embargo, ahora mismo puede comenzar a pronunciar vida y a confesar a Dios como su Sanador. Proverbios declara: «Aguas profundas son las palabras de la boca del hombre; y arroyo que rebosa la fuente de la sabiduría» (Pr 18.4).

Muchos problemas digestivos se originan en las bacterias que viven en el colon. Las bacterias sirven para unos propósitos muy útiles, excepto cuando se presentan en demasiada cantidad. El número de bacterias en el intestino grueso o colon es aproximadamente cien trillones. Podríamos tener tanto como de tres a cinco libras de masa bacterial viviendo en nuestro colon. En nuestro colon, la función de las bacterias es sintetizar las diferentes vitaminas, descomponer las toxinas e impedir el crecimiento excesivo de bacterias peligrosas como la siguela y la salmonela. La mayor parte de nuestro sistema inmunológico está localizado en la membrana que cubre nuestro intestino delgado.

El problema con las bacterias se presenta cuando hay un crecimiento excesivo de estas y de levadura en el intestino delgado. Este es un problema común y resulta, usualmente, en el abuso en el uso de antibióticos y en la insuficiente cantidad de secreción de ácido clorhídrico. Cuando hay crecimiento excesivo de bacterias y de levadura en el intestino delgado, se producen muchos gases y flatulencia. Frecuentemente, esto resulta de la fermentación de las azúcares en almidones (papas, pan, maíz, fideos) y en azúcares simples (pasteles, tortas, dulces, galletas).

Las bacterias en el intestino delgado, pueden además podrir las proteínas y producir fuertes substancias químicas que dañan la membrana del intestino delgado. Esto puede resultar en una condición llamada intestino que gotea. Un intestino que gotea puede producir más alergias a los alimentos, diarrea, flatulencia, gases y dolor abdominal.

Si usted tiene un crecimiento excesivo de levadura en el intestino delgado, hay un gran riesgo de que tenga parásitos allí, puesto que esta condición crea el ambiente propicio para estos.

Para determinar si tiene crecimiento excesivo de bacterias en el intestino delgado, debe hacerse un análisis de laboratorio de las heces fecales, junto con una prueba de respiración. Esta última revelará si hay altas cantidades de hidrógeno en la respiración, lo cual significaría sobrecrecimiento bacterial. Estas pruebas las realiza un médico nutricionista. Para encontrar un médico nutricionista en su área que pueda realizar estas pruebas, llame, en los Estados Unidos, al Great Smokey's Lab al 1(800)522 4762.

Aunque la idea de bacterias y parásitos invadiendo nuestro aparato digestivo suena muy alarmante, recuerde que el tratamiento y cura de estos desórdenes es muy simple y fácil. Si no fuera por el increíble diseño de Dios para nuestros cuerpos, esto no sería así. Sin embargo, puesto que estos problemas son relativamente comunes, es alentador saber que pueden ser fácilmente curados con métodos naturales.

Crecimiento excesivo de bacterias.

El crecimiento excesivo de bacterias en el intestino delgado, terminará destruyendo las enzimas que revisten la superficie de las células intestinales, provocando una digestión y una absorción inadecuada de los carbohidratos y las azúcares. Esto a su vez, llevará a más fermentación, más flatulencia, más gases y posiblemente diarrea.

Los pacientes con crecimiento excesivo de bacterias y levadura en el intestino delgado, usualmente tienen demasiada producción mucosa por las células que recubren los intestinos. A diferencia del estómago donde la mucosa es útil, esta gruesa capa de mucosidad impide el contacto entre las enzimas de las células

Sé vivir humildemente, y sé tener abundancia; en todo y por todo estoy enseñado, así para estar saciado como para tener hambre, así para tener abundancia como para padecer necesidad. Todo lo puedo en Cristo que me fortalece.
FILIPENSES 4.12-13

intestinales y los disacáridos, que son azúcares dobles como la lactosa (o azúcar de la leche), la sucrosa (o azúcar de caña), la maltosa y la iso-maltosa (que es el almíbar de maíz que se usa en muchos dulces).

Los azúcares simples tales como la glucosa, la fructosa y la galactosa, no necesitan ser enzimáticamente divididos para ser llevados de los intestinos a la corriente sanguínea. Sin embargo, los azúcares dobles tienen que ser divididos en enzimas en la membrana intestinal, para poder ser absorbidos. Pero como la membrana mucosa intestinal es tan gruesa, la reacción enzimática con el azúcar doble no tiene lugar. De esta manera, los azúcares se quedan y se fermentan en el intestino delgado, produciendo más gases, flatulencia y diarrea.

Pasos a dar

Añada enzimas. Si tiene excesivo crecimiento bacterial, primero debe tener adecuadas cantidades de ácido clorhídrico, pepsina y enzimas pancreáticas. Siga una dieta muy baja en carbohidratos y que no contenga azúcar, productos lácteos ni comidas altas en almidones.

Reduzca ciertos almidones y azúcares. El

azúcar refinada debilita el páncreas, que produce insulina, y aumenta el riesgo de cálculos biliares. Los pacientes con excesivo crecimiento bacterial en el intestino delgado, no son capaces de tolerar ciertos almidones puesto que esto lleva a un aumento en la fermentación. Estos almidones incluyen casi todos los cereales de grano como el trigo, la avena, el maíz, el centeno, el arroz, el mijo (cuando se hace pan), las galletas, el cereal, la pasta, la harina, la pizza y las galletas.

Los carbohidratos de estos granos son fermentados por las bacterias y la levadura en el intestino delgado. Los únicos carbohidratos que son permitidos son los que se encuentran en las frutas, en el yogurt descremado, en la miel, y en los vegetales tales como ensaladas, apio, pepinos, espárragos, cebollas y zanahorias. También se puede comer la mayoría de las nueces, excepto el maní. Sin embargo, si no se puede tolerar las nueces, y ellas le causan diarrea, deben ser suspendidas. Evite todos los alimentos hechos con azúcar blanca refinada.

Evite las papas. Evite comer tanto batatas, como patatas corrientes, así como la mayoría de todas las habichuelas, incluyendo la soya.

Evite la mayoría de los jugos. Evite también las frutas enlatadas con almíbar. Beba agua o agua con limón. Beba cidra de manzana orgánica, en pequeñas cantidades.

Evite ciertos alimentos. La mayoría de los alimentos que por lo general causan gases y flatulencia, son los productos lácteos y los productos hechos con azúcar blanca. Evite el alcohol y especialmente la cerveza.

Creo que esta dieta es la base principal de tratamiento para el excesivo crecimiento de bacterias y levadura. Además, usted necesita adecuadas cantidades de ácido clorhídrico, pepsina y enzimas pancreáticas.

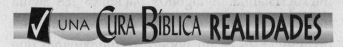

UNA CURA BÍBLICA REALIDADES

Cómo combatir el estreñimiento

La flatulencia y los gases se deben, por lo general, al estreñimiento. Probablemente, este es el desorden gastrointestinal más común y es usualmente el resultado de una insuficiente ingestión de agua. Hay que tomar, por lo menos, de dos a tres litros de agua al día. Otra causa es también la insuficiente ingestión de fibra, que debe ser de 25 a 35 gramos al día.

REALIDADES REALIDADES REALIDADES REALIDADES REALIDADES REALIDADES REALIDADES

La importancia de la fibra.

La fibra nos protege de muchas enfermedades y es absolutamente importante para nuestro proceso digestivo. La fibra es importante también para tratar a personas con crecimiento excesivo de bacterias y levadura en el intestino delgado. La fibra insoluble no alimenta a las bacterias y no se fermenta rápidamente en el intestino delgado. Ayuda a anular e inactivar muchas toxinas en los intestinos.

Creo que la mejor fibra insoluble es la celulosa microcristalina. A algunos pacientes les sienta muy bien el salvado de trigo que contiene gama orizanol. Este es un poderoso antioxidante que ayuda a curar tanto las úlceras del estómago como las intestinales.

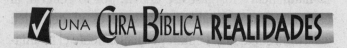

Cómo comer más fibra

Para obtener una adecuada cantidad de fibra en su dieta, siga la guía de la Pirámide Alimenticia del Departamento de Agricultura de los Estados Unidos, que recomienda lo siguiente:[1]

• Coma de 2 a 4 porciones de fruta.

- Coma de 3 a 5 porciones de vegetales.
- Coma de 6 a 11 porciones de cereal y granos cada día (asegúrese de que sean granos enteros).
- Comience su día comiendo un cereal de granos enteros que contenga por lo menos 5 gramos de fibra por porción.
- Procure comer tantos vegetales crudos como sea posible, ya que al cocinarlos se reduce su contenido de fibra.
- Procure no pelar las frutas (manzanas y peras) ni los vegetales, porque mucho de la fibra se encuentra en la cáscara.
- Añada habicuelas a las sopas, guisos y ensaladas
- Coma meriendas de frutas secas y frescas.
- Lea las etiquetas de los alimentos, para saber su contenido de fibra.

REALIDADES REALIDADES REALIDADES REALIDADES REALIDADES REALIDADES REALIDADES

✓ UNA CURA BÍBLICA REALIDADES

¿Qué hace la fibra?

La fibra es parte importante de una dieta saludable porque ayuda a la función normal de los intestinos y a mantener la regularidad. Cuando es parte de una dieta baja en grasas saturadas y colesterol, la fibra ha sido asociada con la reducción en el riesgo de ciertos tipos de cáncer, diabetes, desórdenes digestivos y enfermedades del corazón.

Los alimentos altos en fibra soluble incluyen:

- Avena
- Salvado de avena
- Salvado de arroz
- Cebada
- Habicuelas
- Guisantes
- Frutas cítricas

Los alimentos altos en fibra insoluble incluyen:

- Pan de trigo integral
- Cereales integrales
- Centeno
- Cebada
- Zanahorias
- Salvado de trigo
- Arroz integral
- Col
- Col de bruselas

REALIDADES REALIDADES REALIDADES REALIDADES REALIDADES REALIDADES REALIDADES

Debe tomar también *lactobacilos acidófilos* y lactobacilos bífidos. Los lactobacilos acidófilos son unos organismos beneficiosos que ayudan al cuerpo a combatir las enfermedades y a restaurar la salud. Recientes investigaciones han descubierto que los acidófilos matan a una clase perjudicial de la bacteria *E. coli* en el tracto intestinal. Los acidófilos también convierte el azúcar de la leche en ácido láctico. Las bacterias que producen la descomposición y los gases no pueden vivir en el ácido láctico. Los acidófilos también tienen la propiedad única de ayudar al cuerpo en la producción de las vitaminas B en el sistema.

Esto es especialmente útil, puesto que hay muchos agentes comunes que destruyen las vitaminas B. Unos cuantos de estos son los antibióticos, las píldoras anticonceptivas, los alimentos con azúcar refinada y el café. Los acidófilos inhiben el crecimiento de las bacterias patógenas e inhiben muchas de las sustancias químicas que estas bacterias perjudiciales producen. También impiden la alteración en la permeabilidad intestinal.

Se necesitan por lo menos tres billones de organismos de bacterias bífidas y lactobacilos, por día. Los acidófilos crecen principalmente en el intestino delgado, mientras que los lactobacilos crecen bien en el intestino grueso.

Use hierbas

Las hierbas también ayudan a matar las bacterias anormales, la levadura y los parásitos del intestino delgado. Las hierbas que comúnmente se usan para esto incluyen el orégano, en una dosis de cinco tabletas, tres veces al día con las comidas, y el ajo, en una dosis de 500 miligramos, una tableta tres veces al día con las comidas. A veces necesito añadir, el medicamento Nistatin de, 500.000 unidades por tableta, una tableta, tres veces al día, junto con el orégano y el ajo para disminuir la levadura en el intestino delgado.

Finalmente los ejercicios aeróbicos, tales como las caminatas vigorosas, el ciclismo y la natación, por veinte a treinta minutos, tres o cuatro veces a la semana, son muy importante para prevenir el estreñimiento.

Hay muchas formas de fibra que usted puede tomar como pisilium, salvado de avena, salvado de arroz, semillas de lino en polvo, pectina y guar gum. También aconsejo a mis pacientes tomar una bebida que es alta en clorofila y que incluye hierba de trigo, hierba de cebada, alfalfa, y diferentes algas como el alga verde-azul, la spirulina y la clorela. Estos alimentos altos en clorofila ayudan a limpiar el colon y a prevenir el estreñimiento.

EL BATIDO DIARIO DEL DR. COLBERT

Tome una cuchara de la Bebida Desintoxicante de Verduras para la Salud Divina, que contiene una mezcla de cada uno de los siguientes alimentos clorofílicos. Mézclelos bien con jugo de naranja, o póngalos en una licuadora hasta que queden suaves y cremosos. Tome esta mezcla diariamente.

- Alfalfa
- Hierba de cebada
- Clorela
- Hierba de trigo
- Spirulina
- Alga verde-azul

Los Productos Nutricionales para la Salud Divina se pueden pedir a la dirección que aparece al final de este libro. Yo tomo esta bebida tan pronto me levanto en la mañana, acompañado de jugo de naranja fresco. También lo tomo en la tarde tan pronto regreso del trabajo.

Evite el uso de laxantes

Evite el uso de laxantes de hierbas así como los que se compran sin receta en las farmacias, ya que pueden llevarle a una dependencia de estos productos. Un laxante saludable y natural que cualquiera puede tomar es el magnesio; puede ser tomado en forma de citrato de magnesio, gluconato de magnesio y aspartato de magnesio.

El magnesio, en una dosis de 400 miligramos, tres o más veces al día, garantizará más que cualquier otra cosa un movimiento intestinal regular diario. Un producto común de magnesio que le ayudará a sentirse mejor es la leche de magnesia. Tómelo conforme las instrucciones de la etiqueta.

Nunca suprima la urgencia de tener un movimiento intestinal, puesto que esto está comúnmente asociado con el estreñimiento. Además elimine los alimentos procesados tales como: pan blanco, harina blanca, fideos blancos, el arroz blanco y cualquier otro producto procesado. Por lo general, toma el doble o triple cantidad de tiempo para eliminar el alimento procesado del necesario para eliminar los integrales.

Tomar lactobacilos, acidófilos y bífidos, aproximadamente unidades de colonias de tres billones al día, es muy importante para los pacientes con estreñimiento. Al procesar el pan blanco se le quita todo el germen y el salvado, así como aproximadamente el 80 por ciento de los nutrientes y virtualmente toda la fibra. La harina es blanqueada químicamente, lo que destruye aun más vitaminas. Luego, son añadidas las grasas hidrogenadas y el azúcar, junto con vitaminas manufacturadas.

Asegúrese de eliminar productos tales como el pan blanco, que es puro almidón, sin la fibra y el valor nutricional de los panes integrales. Si usted añade agua al pan blanco, se forma una substancia espesa y pegajosa. ¿Alguien se pregunta por qué este alimento necesita el doble de tiempo para ser eliminado del cuerpo? Creo que esta es una de las principales razones por la que tenemos tanta incidencia de cáncer de colon en los Estados Unidos. Es la tercera causa de muerte por cáncer, tanto en hombres como en mujeres.

Años atrás, el doctor Dennis Burkitt comparó las heces fecales de los africanos rurales que tenían una dieta rica en fibra de más de 100 gramos al día, con las de oficiales navales británicos que comían principalmente carnes, harina blanca y azúcar. Los africanos evacuaban sin esfuerzo y en grandes cantidades, en un periodo de entre aproximadamente dieciocho a treinta y seis horas. En comparación, los oficiales navales británicos evacuaban con mucha dificultad, en cantidades pequeñas y compactas, en periodos de entre setenta y dos a cien horas.

Además, los oficiales navales desarrollaron hemorroides, fisuras anales, venas varicosas, diverticulosis, tromboflebitis, enfermedades de la vesícula, apendicitis, hernia hiatal, intestinos irritables, obesidad, colesterol alto, enfermedades coronarias, presión alta, diabetes, hipoglicemia, pólipos en el colon y cáncer del colon y del recto. Los africanos rurales solo experimentaron estas condiciones y enfermedades cuando asumieron la dieta británica consistente principalmente de carnes, harina blanca y azúcar. La moraleja de esta historia es simplemente esta: la fibra es importante y esencial para una digestión saludable de los alimentos.[3]

Tome tiempo ahora mismo para orar por sus problemas intestinales. Sus oraciones pueden abrirle, espiritual y físicamente, al poder sanador de Dios. El le envía su Palabra en este momento para curarle. Reclame esta promesa sanadora de la Biblia: «Envió su palabra y los sanó, y los libró de su ruina» (Sal 107.20). Comience orando así:

Una oración de Cura Bíblica
para usted

Dios todopoderoso, gracias por mi aparato digestivo. Pronuncia tu palabra de sanidad para mis intestinos y colon. Ayúdame a mantener mi dieta y que pueda comer la fibra y los otros alimentos que necesito para mi sanidad física. Gracias, Señor, por sanarme. Amén.

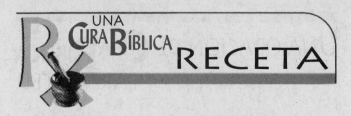

Una Cura Bíblica RECETA

Cómo superar los problemas digestivos del colon y de los intestinos.

Describa qué alimentos comerá para tener una ingestión de fibra adecuada:

_____

_____

Resuma la razón por la que necesita fibra en su dieta diaria:

_____

_____

Si el estreñimiento es el problema, ¿qué debe hacer?

_____

_____

Escriba una oración para su sanidad:

_____

_____

_____

_____

capítulo 6

Cómo combatir los problemas digestivos con desintoxicación.

as toxinas atacan tanto a nuestro cuerpo como a nuestro espíritu. Para desintoxicarnos espiritualmente, tenemos que arrepentirnos y pedirle perdón a Dios por nuestros pecados. En el orden natural, también hay toxinas que atacan nuestros cuerpos y tenemos que combatirlas. Es tan importante estar libre de toxinas espirituales como desintoxicarse físicamente. En efecto, las toxinas espirituales — pecado, actitudes y emociones negativas, adicciones y conducta destructiva— mantienen a nuestro aparato digestivo en conflicto.

Para trabajar con las toxinas espirituales, tenemos que desintoxicarnos a través de:

- La confesión de pecados
- El arrepentimiento y el alejamiento del pecado
- El pedir el perdón de Dios
- El recibir su gracia perdonadora mediante Jesucristo
- El compromiso de no volver a pecar

Después de la desintoxicación espiritual, la desintoxicación física puede tener también maravillosos beneficios para el cuerpo.

La desintoxicación clínica es muy importante para controlar la acidez, la indigestión, la flatulencia y los gases. No estoy hablando de desintoxicación de alcohol o drogas, estoy hablando de quitar las toxinas que han sido producidas en el cuerpo, en los intestinos y en el medio ambiente.

Por ejemplo, las toxinas producidas dentro del cuerpo incluyen los productos de desperdicio del metabolismo celular. El metabolismo celular utiliza nutrientes, en presencia del oxígeno, para formar energía. Una analogía de este proceso es lo que ocurre con la leña en una chimenea. Cuando la leña se está quemando en presencia del oxígeno, produce humo. En el metabolismo celular, los nutrientes utilizados en presencia del oxígeno no producen humo, pero producen desechos celulares y radicales libres. Estos productos de desperdicio del metabolismo celular, necesitan ser expulsados del cuerpo regularmente. El metabolismo puede ser dañado debido a deficiencias nutricionales, tales como las deficiencias de vitaminas y minerales y el excesivo estrés. Las toxinas también se producen dentro de los intestinos. Las alergias, la sensibilidad y la intolerancia a los alimentos pueden resultar en una digestión y una absorción inadecuadas. Como resultado de esto, los alimentos no absorbidos ni digeridos se convierten en un material tóxico que lleva a la putrefacción, fermentación y rancidez.

En adición a esto, el excesivo crecimiento bacterial y de levadura, o las infecciones de parásitos en el intestino delgado, pueden convertir los alimentos en metabolitos tóxicos, que luego son absorbidos en el torrente sanguíneo y pueden producir cansancio, mareo, estupor, dolores musculares y la falta de claridad para pensar.

Nos rodean toxinas por todo lado. Los agentes contaminadores están en el aire y en el agua. Además de estas toxinas, muchos de nuestros alimentos están contaminados a consecuencia de los pesticidas, los herbicidas, los antibióticos y las hormonas. Vivimos en un mundo tóxico. Sin embargo, creo que la mayoría de nuestras toxinas se producen dentro de nuestros cuerpos y dentro de nuestros intestinos.

Los metales pesados son una fuente principal de toxinas, especialmente el mercurio que viene de los peces y de las platificaciones en los dientes. El mercurio tiene efectos antibióticos que matan las bacterias buenas. En consecuencia, las bacterias patógenas comienzan a desarrollarse en nuestro intestino delgado; resultando en un excesivo crecimiento de levadura y parásitos.

Uno de los mejores métodos de desintoxicación, es reemplazar los alimentos procesados que comemos con super alimentos que proveen nutrientes esenciales, y ayudan en la eliminación del material tóxico. El más simple de los super alimentos incluye una bebida altamente clorofílica, tan pronto se levante en la mañana, y un batido desintoxicante para el desayuno. Durante la primera semana sería bueno tomar también este batido en el almuerzo y en la cena. El batido desintoxicante, como bien sugiere el nombre, le ayudará en la desintoxicación y eliminación intestinal, y además ayudará al hígado en sus funciones.

Tan pronto despierto en la mañana, tomo un super alimento que es una combinación de hierba de trigo, hierba de cebada, alfalfa, spirulina, clorela y alga verde-azul. Esta es mi propia bebida de hierbas para la desintoxicación. La tomo, ya sea con jugo de naranja o jugo de uva, y con nueve cápsulas de clorella. Entonces estoy listo para trabajar (Este batido está descrito en el capítulo 5).

Después de treinta a cuarenta y cinco minutos, preparo mi batido de desintoxicación. Tomo dos tazas de agua filtrada y añado cinco cucharaditas de semillas de lino recién molidas en un molino de café. Luego, añado una taza de fruta fresca que puede ser de bananas, fresas o duraznos. También añado dos cucharadas de aceite de lino y dos cucharadas de lecitina granular. A continuación añado una cucharadita de lactobacilos acidófilos y bífidos.

Finalmente, agrego dos cucharadas de una mezcla especial de proteína hipoalergénica que está balanceada y no produce flatulencia ni gases. Uso los productos «Ultraclear» de Metagenics o «Nutraclear» de Biotics. También se puede usar unas pocas gotas de Stevia para endulzar. Lo pongo en la licuadora por uno o dos minutos, luego dejo que se asiente de cinco a diez minutos. Bebo aproximadamente la mitad como desayuno, y el resto durante la mañana. Esto me da tremenda energía. Además me mantiene satisfecho durante toda la mañana, por lo que no siento deseos de comer.

Usted puede seguir este programa por una semana bajo la supervisión de su médico nutricionista, tomando la bebida de hierbas al despertarse por la mañana y el batido de desintoxicación en el desayuno, almuerzo y merienda. Este es uno de los mejores programas de desintoxicación que he usado. También debe beber por lo menos dos litros de agua durante el día, mientras está en este programa. Descanse mucho.

Si está demasiado intoxicado, podría tener síntomas de irritabilidad y cansancio, así como náusea y síntomas de resfriado. Nuevamente, insisto en que se coloque bajo la supervisión de su médico nutricionista mientras cumple este programa. Y mientras lo hace, dé los siguientes pasos:

- Evite la carne, los huevos, los productos lácteos, los mariscos, los granos, las habichuelas, las nueces, los alimentos procesados, los alimentos fritos y refinados, los dulces, el café, el te, el alcohol, y los condimentos como el pimiento y la sal.
- Ejercítese con caminatas vigorosas todos los días.
- Tome los suplementos recomendados por su médico nutricionista. En estos tiene que incluir ácido clorhídrico y pepsina, enzimas

pancreáticas, jugo de remolacha para la vesícula y para licuar las secreciones biliares, cardo lechoso para desintoxicar el hígado, fórmulas para drenar los riñones y suplementos de ajo y orégano para limpiar los intestinos de almidón, bacterias y parásitos.

- Durante la primera semana de desintoxicación clínica, es posible que experimente efectos secundarios de náusea, diarrea, estreñimiento, flatulencia, gases, dolores de estómago, indigestión o cansancio. Si luego de una semana, estos síntomas persisten, probablemente indica que tiene alergia a algún alimento; o intolerancia o sensibilidad a alguno de los suplementos o alimentos desintoxicantes.

Si es así, debe hacerse la prueba del pulso, en la que se toma el pulso por un minuto y luego pone uno de los suplementos o alimentos en su lengua por treinta segundos, y vuelve a chequear el pulso. Si el pulso sube más de seis latidos, probablemente es alérgico o sensible al alimento desintoxicante o al suplemento. Esto debe hacerse bajo la supervisión de un médico nutricionista que sea experto en desintoxicación. Personalmente uso este programa de desintoxicación regularmente, por lo menos cinco días a la semana. Siento que mantiene mi cuerpo en buenas condiciones y con energía. No tengo indigestión, flatulencia ni gases. Además mantiene mi mente alerta y previene la reacciones por deficiencia de azúcar en la sangre que tenía frecuentemente en el pasado.

\E Al seguir estos simples consejos nutricionales, también se verá libre de la acidez, la indigestión, la flatulencia y los gases. Y recuerde desintoxicarse espiritualmente primero. Las indicaciones dadas al inicio del capítulo le ayudarán a experimentar la paz de Dios, la que traerá sosiego y descanso. Reclame el cumplimiento de esta promesa: «Si confesamos nuestros pecados, él es fiel y justo para perdonar nuestros pecados, y limpiarnos de toda maldad» (1 Jn 1.9).

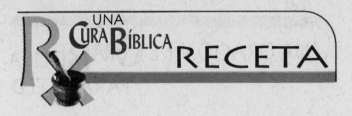

UNA CURA BÍBLICA RECETA

Cómo superar los problemas digestivos con desintoxicación.

¿Qué pasos dará para desintoxicarse?

_____

_____

¿Qué alimentos evitará?

_____

_____

¿Cuándo hablará con su médico nutricionista y usará la desintoxicación como parte regular de su estilo de vida?

_____

_____

¿Qué pasos tiene que dar para desintoxicarse espiritualmente?

_____

_____

_____

_____

UNA ORACIÓN DE CURA BÍBLICA
PARA USTED

Dios todopoderoso, gracias te doy porque me has dado pruebas de ser fiel y misericordioso para conmigo y para mi vida. Gracias te doy, porque no hay nada que me preocupe que sea demasiado grande ni demasiado pequeño para ti. Hasta los cabellos de mi cabeza están contados por ti. Gracias por darme sabiduría y soluciones para superar mis problemas digestivos por medio de métodos naturales.

Además, sé que eres mi sanador, el Dios que me cura, como dice tu Palabra. En el nombre de Jesús, declaro con denuedo que esta molestia y este dolor se han terminado en mi vida. En el nombre de Jesús, recibo el poder sanador de Dios en este mismo momento. Gracias, Señor, porque tu unción sanadora está fluyendo a través de mi aparato digestivo en este instante, fortaleciéndolo, calmándolo, limpiándolo y sanándolo. Recibo tu poder sanador para cualquier úlcera o daño que haya en mi sistema digestivo. Te alabo Señor Jesús porque tu nombre es más grande que todo dolor y enfermedad. ¡En el poderoso nombre de Jesucristo, declaro que estoy curado! Amén. Te doy gracias y te alabo, porque tú eres un maravilloso Padre celestial. Amén.

Conclusión

Al leer este folleto sobre La Cura de la Biblia, habrá descubierto que hay muchos pasos físicos y espirituales que puede dar para superar los problemas digestivos como la acidez, la indigestión, la flatulencia y los gases.

Comience por confiar en Dios para que le guíe en lo que tiene que comer, y en la manera cómo puede ayudar a su sistema digestivo. Crea en las promesas de la Biblia de dicen que él nos guiará en todos nuestros caminos. Pida que Dios le enseñe sus caminos para tener vida abundante, tanto en el plano físico como en el plano espiritual: «Enséñame, oh Jehová, tu camino; caminaré yo en tu verdad; afirma mi corazón para que tema tu nombre. Te alabaré, oh Jehová Dios mío, con todo mi corazón, y glorificaré tu nombre para siempre. Porque tu misericordia es grande para conmigo, y has librado mi alma de las profundidades del Seol» (Sal 86.11-13).

Lea en voz alta los pasajes de las Escrituras que le han sido dados en este libro, y comience a aplicar la sabiduría de estos en su vida. Dé los pasos que escribió en sus propias recetas de cura de la Biblia.

Sé que se sentirá mejor tanto física como espiritualmente.

Notas

PREFACIO
HAY REMEDIO PARA LA ACIDEZ Y LA INDIGESTIÓN

1. Roy E. Palmer, Ph.D., «Gastroesofageal Reflux», *The Daily Aple*, June 1999. Estadísticas basadas en «Heartburn may increase your risk of cancer of the esophagus» *The New England Journal of Medicine* (1999):340:825 831.

CAPÍTULO 2
CÓMO COMBATIR LAS CAUSAS COMUNES DE LA ACIDEZ Y LA INDIGESTION

1. Adaptado de «Social Readjustment Rating Scale» por Thomas Holmes y Richard Rahe. Esta escala fue primeramente publicada en el *Journal of Psychosomatic Research*, (1967): vol.II, 214.

CAPÍTULO 4
CÓMO COMBATIR LA INSUFICIENCIA PANCREÁTICA, LAS ÚLCERAS Y LA GASTRITIS

1. M.Murray Pizzoino, *Encyclopedia of Natural Medicine* (Roctilin, CA: Prima Health, 1998), 814.

CAPÍTULO 5
CÓMO COMBATIR LOS PROBLEMAS DIGESTIVOS EN EL COLON Y LOS INTESTINOS

1. American Medical Society, Health Insight www.amaassn.org/insight, Junio 1999.
2. Para más información, lea *The Yeast Connection: A*

Medical Breakthrough por el Dr. William G. Crook
(Vintage Books, 1986).

3. Resumen de *The Lancet*, Julio 21, 1973, por Dennis P.
Burkitt y Peter A. James.

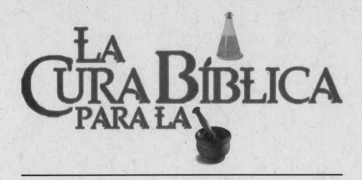

LA CURA BÍBLICA PARA LA

ARTRITIS

VERDADES ANTIGUAS,

REMEDIOS NATURALES Y LOS

 ÚLTIMOS HALLAZGOS

PARA SU SALUD

DON COLBERT, DR. EN MED.

LIBRO 2

Usted puede superar la artritis.

Dios entiende su dolor y sufrimiento. De hecho, la Biblia habla específicamente sobre el dolor de la artritis. Este compositor bíblico estaba haciendo eco de los sentimientos de usted cuando escribió: «He sido derramado como aguas y todos mis huesos se descoyuntaron; mi corazón fue como cera, derritiéndose en medio de mis entrañas ... Contar puedo todos mis huesos» (Salmo 22.14,17). Dios no solo entiende su dolor, sino que ha provisto métodos naturales, médicos y espirituales para que usted pueda superar su dolor y ser sanado.

A través de este libro aprenderá cómo cuidar su cuerpo, que es el templo del Espíritu de Dios (lea 1 Corintios 3.16-17). Dios, el Sanador, desea que esté físicamente saludable para que pueda disfrutar de la vida a plenitud, y servirle a él.

¿Está sufriendo de *artritis reumatoide*, llamada una enfermedad autoinmune porque los síntomas que sufre son causados debido a que el sistema inmunológico de su cuerpo se ataca a sí mismo? ¿O le han diagnosticado osteoartritis, causada por la degeneración de sus coyunturas y la pérdida del cartílago? Este folleto, La Cura de la Biblia, ha sido diseñado para ayudarle a superar su dolor con una buena nutrición, ejercicio, oración, Escrituras y fe en Jesucristo.

Está a punto de descubrir cómo la sensibilidad a ciertas substancias químicas y a algunos alimentos que consume, pueden provocar síntomas de artritis. En efecto, se sospecha que las plantas de tipo hierba mora pueden provocar las peores reacciones.[1] Los investigadores han descubierto que las plantas de este género, como las plantas de papas, tomates, berenjena y pimientos, afectan a más de un tercio de los que sufren artritis reumatoide. Ya ha aprendido algo simple que puede hacer, a través de la cura bíblica de Dios, que le ayudará a aliviar la artritis reumatoide: disminuír la ingestión de plantas del tipo hierba mora.

Cada día ingerimos miles de aditivos químicos en nuestros alimentos. Nuestros cuerpos pueden ser muy alérgicos o sensibles a muchos de esos aditivos. A través de este libro descubrirá qué alimentos evitar, y aprenderá qué alimentos puede y debe comer.

UNA ORACIÓN DE CURA BÍBLICA
PARA USTED

Dios todopoderoso, ayúdame a desarrollar el conocimiento y la sabiduría, sobre los alimentos naturales que fortalecerán mi cuerpo y no me causarán reacciones alérgicas. Dame el tiempo y la paciencia para leer cuidadosamente sobre esto, y luego ingerir los alimentos correctos y los suplementos sugeridos en este libro, a fin de superar mi problema de artritis. Amén.

Mientras compra sus alimentos, pida que el Espíritu Santo le guíe y le dé tanto la sabiduría como el deseo para leer las etiquetas.

El dolor de la artritis no es nada nuevo. ¿Sabía usted que la artritis es una de las primeras enfermedades documentadas en la historia? Los científicos han descubierto evidencias de artritis en los huesos de las momias halladas en las pirámides del antiguo Egipto. Pero esta antigua enfermedad también tiene un remedio más viejo que la historia: Dios el Sanador. Durante milenios, la gente ha sufrido innecesariamente. Dios no solamente ha provisto muchas maneras naturales para aliviar el dolor artrítico, sino que también ha provisto sanidad sobrenatural para su cuerpo a través de la confianza en su Palabra y al acercarse a él. Escuche su promesa:

> *Si oyeres atentamente la voz de Jehová tu Dios, e hicieres lo recto delante de sus ojos, y dieres oído a sus mandamientos, y guardares todos sus estatutos, ninguna enfermedad de las que envié a los egipcios te enviaré a ti; porque yo soy Jehová tu sanador.*
> —ÉXODO 15.26

Dios le habla por medio de la oración y de las Escrituras. Este libro será una guía para que oir su voz y discernir la cura de la Biblia para su artritis. En este libro usted:

*descubrirá el plan divino de Dios
para la salud de su cuerpo, alma y espíritu
a través de la medicina moderna, la buena
nutrición y el poder medicinal
de las Escrituras y la oración.*

A lo largo de este libro hay pasajes claves que le ayudarán a enfocarse en el poder sanador de Dios a través de la Biblia. Estos antiguos textos guiarán sus oraciones y dirigirán sus pensamientos hacia el plan de Dios para la salud divina, y las maneras para prevenir y combartir la artritis.

En este folleto, La Cura de la Biblia, descubrirá cómo superar el dolor de la artritis al leer los capítulos:

No se rinda. Persevere en la cura de la Biblia para su artritis. Es mi oración que estas sugerencias prácticas para sanidad, oración, nutrición y buena forma física, traigan bienestar a su vida. Confío en que estas sugerencias levanten la esperanza en usted y fortalezcan su fe, mientras Dios le fortalece para que pueda vencer la artritis.

DR. DON COLBERT

UNA ORACIÓN DE CURA BÍBLICA
PARA USTED

Dios Todopoderoso, pido en oración que me des tu sabiduría y tu conocimiento para hacer las cosas que Tú indiques a fin de que pueda superar la artritis. Ayúdame a descubrir los alimentos que contienen substancias o toxinas que provocan reacciones alérgicas en mi cuerpo. En el nombre de Jesús, ordeno que toda hinchazón y dolor de mis articulaciones y huesos se vaya. Te agradezco, Señor, por tu unción sanadora para enderezar y fortalecer todo mi sistema óseo. Pido tu sabiduría para tener el poder de aprender tus métodos naturales, así como los sobrenaturales, a fin de tener victoria sobre la artritis. Por fe, reclamo tu promesa como mi Sanador. Limpia mi cuerpo de esta enfermedad, por medio de la sangre derramada por Jesucristo. Amén.

capítulo 1

Cómo superar la artritis

Si bien hay muchas variantes de la artritis, en este libro nos referiremos a dos de las principales: la osteoartritis y la artritis reumatoide. Aprenderá importantes verdades y recibirá información que le ayudarán a dar pasos positivos hacia la superación de la artritis. También descubrirá, a lo largo de todo el libro, pasajes bíblicos vitales que fortalecerán su actitud mental y espiritual, para darle el poder que necesita para vencer el temor, la depresión, la ansiedad y el desaliento, mientras gana la batalla contra la artritis.

Uno de los primeros pasos que tiene que dar para sentirse mejor, es entender la diferencia entre la artritis reumatoide y la osteoartritis. Contrastemos estas dos formas de artritis, y luego daremos algunos pasos iniciales para que descubra la receta natural y espiritual de la cura bíblica para la artritis reumatoide y la osteoartritis.

1

¿Contra cuál tipo de artritis está luchando?

A continuación descubrirá las diferencias entre la artritis reumatoide y la osteoartritis. He identificado los síntomas más reconocidos de ambas enfermedades.

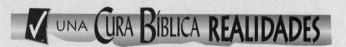

Artritis reumatoide

- Es una enfermedad autoinmune que aflige a personas entre 25 y 50 años
- Se presenta en adultos jóvenes, pero también puede atacar a niños, y hasta infantes.
- Usualmente afecta las articulaciones en ambos lados del cuerpo (por ejemplo, ambas rodillas)
- Causa enrojecimiento, calentamiento e hinchazón de muchas articulaciones. Ataca en especial las articulaciones pequeñas como las de las manos, pies, tobillos, rodillas y codos.
- Causa fatiga en todo el cuerpo
- Provoca una prolongada rigidez por las mañanas

REALIDADES REALIDADES REALIDADES REALIDADES REALIDADES REALIDADES REALIDADES

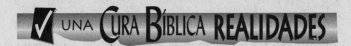

Osteoartritis

- Es causada por el desgaste y desgarre del cartílago
- Afecta, por lo general, a personas después de los 40 años
- Afecta coyunturas aisladas o al principio, a coyunturas de solo un lado del cuerpo.
- Causa molestia en las articulaciones, pero por lo general no causa hinchazón. Afecta las articulaciones que soportan peso, como las caderas y las rodillas.
- Usualmente no causa fatiga
- La rigidez en las mañanas es breve

REALIDADES REALIDADES REALIDADES REALIDADES REALIDADES REALIDADES REALIDADES

¿Tiene osteoartritis?

La osteoartritis es por mucho la forma más común de artritis. También es llamada una enfermedad degenerativa de las articulaciones. La osteoartritis se caracteriza por el dolor de la articulación. Este dolor se debe a una pérdida gradual y degeneración del cartílago. Más de cuarenta millones de americanos sufren de osteoartritis. La osteoartritis afecta principalmente a las articulaciones que soportan más peso. Aproximadamente el 80 por ciento de los americanos mayores de cincuenta años, sufren de osteoartritis. Hay dos principales formas de osteoartritis: primaria y secundaria.

La osteoartritis primaria comienza después de los cuarenta y cinco años, y afecta a los dedos, al cuello, la espalda baja, las rodillas y las caderas. Aunque la causa es desconocida, sabemos que los individuos obesos tienden a desarrollarla con mayor frecuencia. Al ganar peso, la presión en las coyunturas que lo soportan tales como las caderas y las rodillas, aumenta dramáticamente. Cuando un paciente obeso corre o salta, la presión en las articulaciones puede ser como diez veces el peso del cuerpo de esa persona. En otras palabras, si un hombre de doscientas cincuenta libras, salta de una escalera, la presión en sus caderas y rodillas podría ser casi de una tonelada. ¿Se pregunta entonces por qué los pacientes obesos quedan lisiados con osteoartritis?

La osteoartritis secundaria se debe simplemente a traumas. En mi consultorio, veo comúnmente a ex jugadores de fútbol lisiados con osteoartritis especialmente en los dedos de las manos y de las rodillas, debido a repetidos traumas en estas articulaciones. Los alzadores de pesas comúnmente contraen artritis en sus hombros y rodillas, debido a los continuos traumas en estas articulaciones. Los jugadores de tenis comúnmente contraen artritis en el hombro que más utilizan, mientras que los golfistas comúnmente contraen artritis en su espalda baja. El continuo movimiento de estas articulaciones, siempre de la misma manera, causa esta artritis que con el tiempo puede llevar a un trauma crónico, y luego a la degeneración de la articulación.

LA CURA BÍBLICA Y USTED

Una prueba para saber si tiene osteoartritis

Los siguientes síntomas son comunes en los que sufren de osteoartritis. Marque los síntomas que tiene. Si ha marcado muchos de los síntomas descritos, consulte con su médico y con un nutricionista para dirección y recomendaciones.

❑ Sufro de rigidez en las mañanas
❑ Me siento rígido después de periodos de descanso
❑ El dolor aumenta con el uso de la articulación
❑ He perdido el funcionamiento de la articulación
❑ Mis articulaciones parecen frágiles
❑ Mis articulaciones crujen con el movimiento

Mi movilidad está restringida

Con frecuencia, los empleados de fábricas y los obreros de la construcción también desarrollan osteoartritis, debido a la naturaleza repetitiva de su trabajo. Por ejemplo, un trabajador en una línea de ensamblaje, haciendo el mismo trabajo una y otra vez generalmente desarrolla artritis en sus dedos, mientras que un colocador de alfombras la desarrollará en sus rodillas y manos.

Un trabajador con láminas de metal vino como paciente a nuestro consultorio con las articulaciones de los dedos de ambas manos hinchadas. Se quejó de que en los últimos treinta años había estado trabajando con una pistola para clavar que pasaba los clavos a través del metal. Este trabajador está en camino de superar la artritis, y usted también puede estarlo

¿Tiene artritis reumatoide?

La artritis reumatoide es diferente a la osteoartritis. Afecta aproximadamente a diez millones de americanos y ataca a las mujeres con una frecuencia tres veces mayor que a los hombres. Mientras que la osteoartritis está relacionada con la edad, la artritis reumatoide es una enfermedad autoinmune; el cuerpo se ataca a sí mismo. No solo afecta a las articulaciones, sino que también afecta a todo el cuerpo debido a la inflamación crónica. Las articulaciones afectadas están hinchadas, sensibles, y al tocarse, se sienten calientes y bastante rígidas.

LA CURA BÍBLICA Y USTED

Una prueba para saber si tiene artritis reumatoide

De los puntos a continuación, marque lo que le aplica:

❏ Tengo entre 25 y 50 años
❏ El dolor y la hinchazón de mis articulaciones se desarrolló en un periodo de pocas semanas o meses.
❏ Las articulaciones de ambos lados de mi cuerpo están afectadas
❏ Mis articulaciones están hinchadas, rojas y calientes
❏ Tengo la sensación de fatiga general y enfermedad
❏ He perdido peso
❏ A veces tengo fiebre
❏ Tengo rigidez por las mañanas
❏ He sentido mucha fatiga

(Si tiene los síntomas descritos arriba, consulte con su médico)

Detengámonos aquí y hablemos del síntoma de la fatiga. Cuando usted está cansado y agotado a causa del dolor parece imposible mantener una perspectiva positiva. Puede sentirse desanimado, pero Dios conoce sus circunstancias. Él le dará fuerza y descanso. Dedique un tiempo ahora mismo para leer en voz alta y meditar en estos consejos de las Escrituras para descansar, y luego ore la oración de «La Cura de la Biblia».

El que habita al abrigo del Altísimo morará bajo la sombra del Omnipotente. Diré yo a Jehová: Esperanza mía, y castillo mío; mi Dios, en quien confiaré. El te librará del lazo del cazador, de la peste destructora. Con sus plumas te cubrirá, y debajo de sus alas estarás seguro; escudo y adarga es su verdad. No temerás el terror nocturno, ni saeta que vuele de día, ni pestilencia que ande en oscuridad, ni mortandad que en medio del día destruya. Caerán a tu lado mil, y diez mil a tu diestra; más a ti no llegará.

—SALMO 91.1-7

UNA ORACIÓN DE CURA BÍBLICA
PARA USTED

Todopoderoso Dios, busco mi refugio bajo tus alas. Anhelo descansar en ti. Quita mi temor y mi dolor en la noche, y concédeme tu esperanza y tu paz. En el nombre de Jesús, vengo contra el ataque del diablo de artritis, y te proclamo como mi Sanador, mi Roca y mi Libertador. Te alabo ahora, Señor, por la sanidad que has provisto para mí, mediante la sangre derramada por Jesucristo. Te pido Señor Jesús que como Príncipe de Paz, llenes mi espíritu, alma y cuerpo con tu descanso sanador. Amén.

El dar los pasos espirituales de La Cura de la Biblia que recomiendo en este libro, abrirá su vida al toque sanador de Dios. Él no le ha dejado y no le abandonará. Dios hará un camino para usted en el plano natural como en el espiritual para superar la artritis. Ahora hablemos de algunas de las maneras naturales con las que usted puede superar este ataque físico.

En los siguientes capítulos, descubrirá los pasos naturales y espirituales que debe dar para sentirse mejor, y superar ya sea la artritis reumatoide o la osteoartritis. Pero primero, quiero alentarle a comenzar a colocar un fundamento espiritual que fortalecerá su fe y su esperanza, mientras hace todo lo que puede para superar la artritis, y espera que Dios haga el resto.

Cómo superar la artritis espiritualmente

El dar los pasos naturales delineados en este libro le ayudará a sentirse mejor físicamente, pero puede hacer aun más para superar la artritis y el desaliento que viene con ella. Su arma más importante en esta batalla es la oración. Dios puede curar sobrenaturalmente su artritis reumatoide o su osteoartritis mientras ora, aprende su Palabra y le busca.

La oración funciona.

En la Biblia, Ezequías —el rey de Israel— recibió sanidad en respuesta a su oración. El profeta Isaías vino a Ezequías con la terrible sentencia de que este moriría (2 R 20.1). Quizás usted también ha recibido una palabra desalentadora de su médico. La gente que le rodea puede haberle contado todo el sufrimiento que han experimentado con la artritis. Pero usted no tiene que aceptar esas palabras como la última palabra sobre su salud. Si va a crecer espiritualmente para superar esta enfermedad, primero debe fortalecer su fe y orar con denuedo.

Deje de escuchar los informes negativos.

Una vez que usted conoce los datos sobre su artritis, no permita que su mente se llene con pensamientos sombríos sobre lo mala que puede ser esta enfermedad. En

> *He sido derramado como aguas, y todos mis huesos se descoyuntaron... Contar puedo todos mis huesos... Más tú, Jehová, no te alejes; fortaleza mía, apresúrate a socorrerme.*
> SALMO 22.14,17,19

vez de eso, comience a dar pasos positivos en los planos naturales y espirituales para fortalecer su espíritu y su cuerpo. Un espíritu fuerte ayudará a su cuerpo a pelear y a vencer la enfermedad.

¿Los informes de quién creerá? Los médicos pueden darle los resultados de las pruebas que han hecho, e informarle las verdades de las estadísticas, estudios y síntomas asociados con la artritis reumatoide. Pero los médicos no pueden predecir ni determinar su futuro. Su futuro está solamente en las manos de Dios. En 2 Reyes 20, Ezequías rehusó aceptar el informe negativo del profeta como la última palabra sobre su enfermedad. Dio un paso positivo en respuesta a un informe negativo, ¡él oró!

Ore con fe

Ezequías «... volvió su rostro a la pared, y oró a Jehová y dijo: te ruego, oh Jehová, te ruego que hagas memoria de que he andado delante de ti en verdad y con íntegro corazón, y que he hecho las cosas que te agradan. Y lloró Ezequías con gran lloro» (2 R 20.2-3).

¡Dios oyó la oración de Ezequías y le sanó! Lea lo que Dios le dijo en respuesta a la oración de Ezequías: «... Yo he oído tu oración, y he visto tus lágrimas; he aquí que yo te sano; al tercer día subirás a la casa de Jehová». –2 R.20.5

Rodéese con guerreros de oración.

No se rodee de gente negativa que solo le ofrece compasión, y le hablan de lo malas que son las cosas ahora, y de cómo van a empeorar. Todos conocemos a estas personas. Parece que son capaces de ahogar su fe con una sola palabra. Mi consejo: aléjese de los pesimistas. La Biblia dice:

No anduvo en consejo de malos, ni estuvo en camino de pecadores, ni en silla de escarnecedores se ha sentado, sino que en la ley de Jehová está su delicia, y en su ley medita de día y de noche. Será como árbol plantado junto a corrientes de aguas, que da su fruto en su tiempo, y su hoja no cae; y todo lo que hace prosperará.

SALMO 1.1-3

Rodéese de personas que oren por usted y, en fe, se pongan de acuerdo por su sanidad. Jesús, el Sanador, le hace esta promesa: «De cierto os digo que todo lo que atéis en la tierra, será atado en el cielo; y todo lo que desatéis en la tierra, será atado en el cielo. Otra vez os digo, que si dos de vosotros se pusieren de acuerdo en la tierra acerca de cualquiera cosa que pidieren, les será hecho por mi Padre que está en los cielos» Mateo 18.18-19.

¿Cómo se pone de acuerdo en oración con sus amigos para orar por su sanidad? Rodéese de personas de fe, no de duda. Pídales que se unan a usted para orar esta oración de pacto.

UNA ORACIÓN DE CURA BÍBLICA PARA USTED

Señor Jesucristo, nuestro Sanador, nos ponemos de acuerdo en tu nombre para superar la artritis. Prohibimos el ataque de la artritis, y nos ponemos de acuerdo para la sanidad del dolor, de la hinchazón de las articulaciones, y de todos los ataques de artritis contra el templo del Espíritu Santo. Declaramos sanidad de la artritis, porque por tus llagas somos curados. Rompemos la maldición de todo informe negativo, y decidimos creer el informe bueno de que tú has perdonado nuestros pecados y nos has sanado de todas nuestras enfermedades. En el nombre de Jesús. Amén.

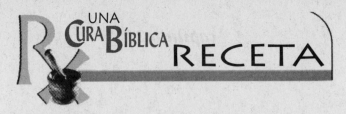

UNA CURA BÍBLICA RECETA

Ya ha comenzado a entender la artritis. Haga un resumen de lo que ha aprendido sobre la:

Osteoartritis

_____

_____

Artritis reumatoide

_____

_____

Marque los pasos espirituales que dará:

❑ Dejar de vivir pensando en los informes negativos y en el dolor

❑ Buscar a Dios a través de su Palabra y de la oración por su sanidad.

❑ Buscar amigos llenos de esperanza y fe que se pongan de acuerdo con usted en oración por su sanidad.

❑ Estar de acuerdo con otros en fe, por medio de la oración, para que el poder sanador de Dios quite su dolor y cure su artritis.

capítulo 2

Cómo superar la artritis con una buena nutrición

Se nos dice en la Biblia que nuestro cuerpo es templo del Espíritu Santo. «¿No sabéis que sois templo de Dios, y que el Espíritu de Dios mora en vosotros? Si alguno destruyere el templo de Dios, Dios le destruirá a él; porque el templo de Dios, el cual sois vosotros, santo es» (1 Co 3.16-17).

Honramos a Dios, cuando mantenemos sanos nuestros cuerpos físicos y así podemos servirle a él y a los demás. Una de las maneras en las que cuidamos el templo de Dios es mediante una buena nutrición.

Dos pasos esenciales para prevenir y combatir la osteoartritis es beber mucha agua y comer correctamente. Usted puede comenzar a hacer esto hoy mismo, e inmediatamente sentirse mejor. También aprenderemos a dar algunos pasos espi-

16

rituales que son necesarios para superar la osteoartritis.

Cuide su cartílago

La Biblia dice que somos maravillosa y cuidadosamente hechos. Una de las maravillas nuestro cuerpo es el cartílago. Dios creó el cartílago de sus articulaciones como un asombroso amortiguador para su cuerpo. Si cuida su cartílago bebiendo grandes cantidades de agua y perdiendo peso —de lo que hablaremos más tarde en este libro— entonces estará dando pasos agigantados para superar exitosamente la osteoartritis.

Hay diferentes tipos de articulaciones en el cuerpo humano, pero las principales son: las articulaciones fijas, las articulaciones ligeramente movibles y las articulaciones altamente movibles. Las articulaciones altamente movibles son las que más se afectan con la osteoartritis. Estas son las de los codos, rodillas, hombros, caderas, dedos de las manos, dedos de los pies, tobillos y cintura. Cada una de estas coyunturas está cubierta por cartílago articular. Este cartílago es muy suave y brillante, y es muy similar a la apariencia del cartílago de un muslo de pollo.

Es de un color blanco azulado, y extremadamente liso y resbaladizo.

Es aproximadamente ocho veces más resbaladizo que el hielo.

Al tratar de imaginar cuán liso es este cartílago normal, recuerde un invierno helado cuando los caminos están cubiertos de nieve y sus botas también tienen hielo. Está cayendo una lluvia helada, y cuando sus botas mojadas y cubiertas de hielo se topan con la superficie del pavimento, usted se resbala. Bueno, la superficie de la articulación es ocho veces más resbaladiza que la superficie congelada del camino en el que se resbaló.

El cartílago es aproximadamente 80 por ciento agua, y el resto del cartílago está hecho de proteoglúcanos, colágeno y condrocitos (células cartilaginosas). El cartílago sirve como el amortiguador de su cuerpo, al acojinar las articulaciones y prevenir el daño a las articulaciones mientras realizan diferentes actividades.

> *No escondas de mí tu rostro en el día de mi angustia; inclina a mí tu oído; apresúrate a responderme el día que te invocare. Porque mis días se han consumido como humo, y mis huesos cual tizón están quemados.*
> SALMO 102.2-3

El cartílago no tiene vasos sanguíneos; para su nutrición depende del intercambio de líquidos. El colágeno está hecho de aminoácidos que forman cadenas de proteínas. Lo que hace realmente el colágeno es proveer fuerza y elasticidad al cartílago. El colágeno actúa como una viga de refuerzo que mantiene a los proteoglúcanos en su lugar.

Los proteoglúcanos, por otro lado, están hechos de proteína y azúcar. Ellos circundan las fibras de colágeno, formando un material que parece un relleno, es denso y se nutre con agua, y que está entre las fuertes fibras de colágeno. Además, mantienen los filamentos de colágeno juntos, actuando como una especie de mortero para unirlos. El cartílago obtiene su forma y su fortaleza de los proteoglúcanos.

Cuando jugaba básketbol en la escuela secundaria, usaba unos zapatos de tenis —marca Converse— que casi no tenían amortiguador. Hoy, uso unos tenis Nike que tienen una burbuja de aire que se extiende desde el talón hasta los dedos. Este bolsillo de aire crea un cojín para el pie, que me permite caminar en las superficies duras sin ninguna molestia.

Su cartílago funciona exactamente como un amortiguador. Cuando está saludable puede practicar cualquier deporte o actividad sin ningún dolor. Sin embargo, cuando el cartílago se vuelve delgado y gastado, sentimos dolor al realizar ciertas actividades. Esto se parece a lo que sentía cuando usaba los zapatos Converse en la escuela secundaria, que tenían poco o ningún amortiguador.

Si las células de su cartílago comienzan a morir debido a la toxicidad, la pobre nutrición o un proceso sistemático de enfermedad, entonces el cartílago es incapaz de ser adecuadamente reparado. La estructura de su cartílago comienza a romperse. El cartílago comienza a agrietarse y a romperse, lo que lleva a la degeneración de la articulación.

Cuando el cartílago se desgasta, las enzimas se filtran en el cartílago, lo que destruye más el colágeno y los proteoglúcanos. Entonces esto se convierte en un ciclo vicioso de destrucción del cartílago y un mayor dolor en la articulación.

Con el tiempo, el cartílago se vuelve tan delgado y desgastado que se agujerea y el hueso queda entonces expuesto. Cuando esto ocurre, es muy difícil reparar el cartílago. Entonces el cuerpo forma una clase inferior de cartílago llamada *fibro cartílago*. Esta capa cubre el hueso. Sin embargo, este cartílago tiene solamente un lapso muy corto de vida, por lo que está constantemente desgastándose. Cuando finalmente el cartílago desaparece, el hueso roza con el hueso y causa un dolor intenso. Los huesos llegan también a inflamarse mucho y el fluido del cartílago filtrándose en los huesos dañados, causa aun más daño.

Como puede ver, este es un ciclo vicioso que se pone peor y peor. Por lo tanto, es importante identificar esta enfermedad en sus comienzos e inmediatamente emprender un agresivo estilo de vida y de manejo nutricional. Para mantener saludable su cartílago comience ahora mismo a beber mucha agua, y a comer correctamente.

Paso 1: ¡Beba mucha agua! Hidratación apropiada.

El agua es extremadamente importante para prevenir la osteoartritis. Puesto que el cartílago está compuesto aproximadamente de 80 por ciento de agua, es absolutamente importante beber por lo menos dos cuartos de agua al día. El cartílago es como una esponja. El cartílago esponjoso se empapa de líquido sinovial cuando la articulación está en reposo. Sin embargo, cuando se aplica presión a la coyuntura, el líquido sinovial es exprimido. Esto quiere decir que el líquido sinovial se absorbe o se exprime en el cartílago con el descanso y la actividad. Es por esto impor-

tante tener una suficiente ingestión de agua para
que haya adecuado líquido sinovial.

UNA ORACIÓN DE CURA BÍBLICA PARA USTED

*Dios Todopoderoso, te agradezco por las
propiedades sanadoras, refrescantes y lim-
piadoras de tu maravillosa creación: el
agua. Usa el agua que bebo para refrescar
mi cuerpo y ayudar al cartílago de mis articulaciones a sanarse. Padre, lléname con
el agua viva de tu Espíritu, para que mi fe
sea renovada, mi espíritu refrescado y mi
esperanza restaurada. En el nombre de Jesús. Amén.*

Como mencioné antes, los proteoglúcanos del
cartílago son la principal porción del cartílago
que retiene el agua. Con la osteoartritis, el cartílago se seca y se debilita. Esto conduce al agrieta-
miento y luego, a la destrucción del cartílago.

Paso 2: ¡Coma correctamente! Nutrición adecuada.

Usted puede evitar los alimentos que provocan inflamación, y comer otros que fortalecen y renuevan su cartílago.

Exploremos cómo la nutrición adecuada le ayudará a ganar la batalla contra la artritis.

Evite alimentos con ácido araquidónico. El ácido araquidónico es un ácido graso que se encuentra principalmente en las grasas saturadas y en los productos animales. Estos productos incluyen la carne roja, cerdo, yemas de huevo, aves y todos los productos lácteos, excepto los productos descremados (sin grasa). El ácido araquidónico provoca la producción de una forma peligrosa de prostaglandina, que, en realidad, promueve la inflamación.

Evite los alimentos ricos en ácidos grasos omega-6. Puesto que la inflamación es la principal característica de la artritis reumatoide, es esencial controlar la inflamación. Creo que factores alimenticios tales como disminuir o eliminar las grasas peligrosas y tomar las grasas buenas regularmente, son esenciales para controlar la inflamación.

Tanto como sea posible, evite los aceites ricos en ácidos grasos omega-6, que incluyen los aceites de alazor, maíz y girasol; la margarina y la mayoría de las plantas aceitosas. También evite todos los alimentos fritos.

Use aceite de oliva extra virgen y otros alimentos que son altos en grasas monosaturadas como las almendras, aguacates, macadamias y aceite de canola.

La dieta mediterránea, llevada por quienes viven alrededor del mar Mediterráneo, es rica en aceite de oliva. La Biblia muestra la dinámica natural como la espiritual de las olivas y del aceite de oliva. Además de sus usos dietéticos y ceremoniales, el aceite de oliva también se usaba medicinalmente. Más allá de sus propiedades curativas, la Biblia también nos instruye para que seamos ungidos con ese aceite para sanidad (lea Stg 5.14).

Le animo a llamar a sus líderes espirituales para que le unjan con aceite y oren por su sanidad. Esto edificará su fe, fortalecerá su esperanza e impartirá el poder sanador de Dios sobre usted.

La unción con aceite

No es solamente que las substancias que hay en el aceite de oliva le ayudan físicamente, sino que hay una lección espiritual para que sea ungido con ese aceite cuando está enfermo. Lea en alta voz, memorice y medite en este pasaje de las Escrituras. Luego pida a los ancianos de su iglesia que le unjan con aceite y oren.

> ¿Está alguno enfermo entre vosotros? Llame a los ancianos de la iglesia, y oren por él, ungiéndole con aceite en el nombre del Señor.
>
> SANTIAGO 5.14

Jesús, úngeme con el aceite de tu Espíritu, para que pueda ser curado físicamente. En tu nombre, reprendo los ataques de artritis en mi cuerpo y busco tu poder sanador para tocar y curar mi cartílago, coyunturas, huesos y sistema digestivo, en el nombre de Jesús. Amén.

Coma alimentos ricos en ácidos grasos omega-3. El EPA, que es un ácido graso omega-3, se encuentra principalmente en el aceite de pescado y plantas marinas, y es muy efectivo para reducir la inflamación. El aceite de pescado se encuentra en el salmón, la macarela, el arenque, el atún, la sardina y la trucha. Se debe comer por lo menos de tres a cinco porciones de pescado a la semana. Si no puede comer estos pescados regularmente, tome suplementos de ácido graso omega-3, tres cápsulas con cada comida. Además, debe tomar enzimas digestivas con estos suplementos.

La Biblia describe a los peces con aletas y escamas como limpios (lea Levítico 11.9). Los hebreos comían frecuentemente pescado en el día de reposo. Esto pudo haber incluido los peces arriba mencionados, que son ricos en ácidos grasos omega-3. Esos alimentos limpios y puros en la Biblia también lo son para nosotros. Dios ha provisto alimentos saludables para que coma y disfrute, que le ayudarán a curar su cuerpo y a mantenerlo con divina salud.

Revelaciones de las investigaciones sobre la artritis

Estudios epidemiológicos de los esquimales de Groenlandia, han demostrado el potencial efecto antiinflamatorio de los ácidos grasos omega-3, que son abundantes en el gran consumo de mariscos de estos. El predominio de las enfermedades inflamatorias crónicas de los esquimales es más baja que la de los habitantes de los países occidentales.[1]

Investigadores de la Universidad Tufts en Boston descubrieron que los niveles de vitamina B6 en veinte y seis pacientes con artritis reumatoide eran más bajos que los niveles de vitamina B6 en sujetos saludables. Los alimentos ricos en vitamina B6 incluyen la levadura de cerveza, el arroz integral, el trigo integral, la soya, el centeno, las lentejas, las semillas de girasol, las avellanas, la alfalfa, el salmón, el germen de trigo, el atún, el salvado, las nueces, los guisantes y las habicuelas.[2]

Cómo superar la artritis reumatoide con una buena nutrición

Aunque la artritis reumatoide afecta aproximadamente a diez millones de norteamericanos cada año, y es vista como más difícil de curar que la osteoartritis, hay buenas noticias que llegan tanto de las investigaciones como de la fe. En esta sección descubrirá cómo al eliminar alimentos a los que es alérgico y se sentirá mejor inmediatamente. Y conocerá el poder de la oración y el poder sanador de Dios para la artritis reumatoide. No se desanime. A través de la dirección y el toque sanador de Dios, usted puede superar la artritis y comenzar a sentir alivio y descanso de su dolor.

Como mencioné al comienzo de este libro, los estudios han confirmado que muchos de los síntomas relacionados con la artritis reumatoide pueden estar ligados a alergias a los alimentos. Usted puede comenzar a sentirse mejor, a reducir su dolor, y a experimentar el poder sanador de Dios en este mismo momento. ¿Cómo? Permítame compartir con usted algunas cosas simples, tanto naturales como espirituales.

Paso 1. Elimine de su dieta los alimentos a los cuales podría ser alérgico.

Muchas personas con artritis reumatoide tienen alergia o sensibilidad a los alimentos. Muchos alimentos comunes y corrientes pueden provocar síntomas de artritis reumatoide.

Alimentos que provocan reacciones artrítico reumatoides

- Maíz
- Trigo
- Cerdo
- Avena
- Centeno
- Huevos
- Carne de res
- Café
- Naranjas
- Uvas
- Leche y productos lácteos
- Plantas del género solano, como: tomates, berenjena, papas y pimientos.

REALIDADES REALIDADES REALIDADES REALIDADES REALIDADES REALIDADES REALIDADES

Usted puede hacer una dieta de eliminación de alimentos. He aquí cómo hacerla. Primero, por dos semanas deje de comer los alimentos enumerados arriba. Luego añada uno de los alimentos a su dieta por una semana. Si no experimenta ningún incremento en los síntomas de su artritis reumatoide, entonces es muy probable que sea seguro para seguir ingiriéndolo. Si tiene un aumento en el dolor, hinchazón, enrojecimiento y calor de sus articulaciones, entonces el alimento que añadió es posiblemente peligroso para que usted lo coma. Puede muy bien ser alérgico o sensible a él.

En la Biblia, el ayuno sirve para propósitos espirituales, pero también tiene tremendos beneficios físicos para su cuerpo. Si ha estado sufriendo de alergia a los alimentos, ayune por unos pocos días, tomando solo agua filtrada o destilada. Algunos podrían también comer arroz blanco puesto que es muy hipoalergénico si se compara con la mayoría de otros alimentos.

He ayudado a muchos de mis pacientes artríticos que también han tenido alergia a los alimentos, con el programa de desensibilización N.A.E.T. (siglas en inglés para Técnicas para la Eliminación de Alergias del Dr.Nambudripads). Esta terapia es usada por médicos con vasto entrenamiento en terapia nutricional. Es un método no invasivo de eliminar las alergias una a la vez, de una forma natural, sin drogas y sin dolor. ³

Paso 2. Ayude a sus intestinos a sanar mediante una nutrición adecuada.

Un sistema intesti-

> *Huesos secos, oíd palabra de Jehová. Así ha dicho Jehová el Señor a estos huesos: He aquí, yo hago entrar espíritu en vosotros, y viviréis. Y pondré tendones sobre vosotros, y haré subir sobre vosotros carne, y os cubriré de piel, y pondré en vosotros espíritu, y viviréis; y sabréis que yo soy Jehová.*
> EZEKIEL 37.4-6

nal saludable le hará sentirse notablemente mejor en términos físicos y le ayudará a reducir sus síntomas artríticos. La adecuada absorción de su tracto intestinal asegurará que los nutrientes que necesita para curarse, lleguen a sus huesos y articulaciones. Reducir la inflamación de su sistema digestivo, le ayudará a aliviar algunos de los dolorosos síntomas que ha estado experimentando.

> *Sería aun mi consuelo, si me asaltase con dolor sin dar más tregua, que yo no he escondido las palabras del Santo.*
>
> JOB 6.10

Un importante paso inicial que le ayudará a superar la artritis reumatoide, es mejorar la condición de su sistema digestivo. Entonces puede curar y mantener la permeabilidad normal del intestino, permitiendo de esa manera que las vitaminas y los minerales esenciales lleguen a sus articulaciones y huesos con sus propiedades curativas.

El revestimiento intestinal tiene —a parte de la córnea— uno de los índices de crecimiento más rápido de todos los tejidos del cuerpo. Un revestimiento completamente nuevo se forma entre cada tres a seis días, a medida que las células viejas se desprenden. Usted puede ayudar a que sus intestinos irritados se curen naturalmente por medio de substancias dadas por Dios, como las mencionadas a continuación.

Aceite de pescado, aceite de tarde de primavera (* revisar el nombre de este aceite) *y aceite de grosella negra:* Acidos grasos esenciales tales como el aceite de pescado y el aceite de tardes de primavera (*?) (una o dos cápsulas, tres veces al día con las comidas) y el aceite de grosella negra (una cápsula tres veces al día con las comidas), ayudan a mantener normal la permeabilidad intestinal. Y hablando de cosas agrias, las grosellas nos hacen fruncir la boca, por lo que raramente se comen en su estado natural. A continuación aparecen algunas maneras deliciosas de preparar las grosellas, si quiere obtener sus efectos benéficos y curativos, sin tener que tomar las cápsulas de aceite de grosellas negras.

- Al igual que los arándanos, las grosellas hacen una perfecta salsa para alegrar cualquier plato con carne. Son ligeramente más dulces que los arándanos, de manera que será mejor hacer una combinación de grosellas rojas, blancas y negras.
- Poner grosellas a las ensaladas de frutas añadirá un buen toque a la ensalada. Para un

plato aun más bonito, añada una combinación de grosellas rojas blancas y negras. [4]

Una dieta alta en fibra: Una dieta alta en fibra también le ayudará a mejorar la permeabilidad intestinal y a superar la artritis reumatoide. Hay muchas diferentes formas fibra como el pisilium, el salvado de avena, el salvado de arroz, las semillas de lino molidas, guar gum (*?) y la pectina cítrica modificada. Escoja su forma favorita de fibra, y tómela diariamente. Personalmente, prefiero las semillas frescas de lino molidas. Sin embargo, usted puede usar también productos de pisilium que se compran en la farmacia sin receta, tales como Perdiem Fiber, Metamucil o salvado de avena.

Si tiene artritis reumatoide, consulte a un médico nutricionista y pídale que le realice un análisis comprensivo de sus heces fecales. Para mejorar la digestión, puede necesitar tomar HCL betaína y pepsina, junto con enzimas pancreáticas. Mastique completamente su comida y mézclela bien con saliva; no añada líquidos con las comidas. Una vez más, un médico nutricionista le ayudará a iniciar un programa para mejorar su digestión y su permeabilidad intestinal.

Conclusión

Hemos explorado juntos los pasos esenciales que debe dar para superar naturalmente la artritis mediante una nutrición adecuada. Mientras toma mucha agua, come correctamente y evita los alimentos que pueden provocar inflamación artrítica en su cuerpo, también puede dar los pasos espirituales que le llevarán más lejos en su superación de la artritis.

Comience dándole gracias a Dios por todos los alimentos que él ha provisto para ayudar a su cuerpo a superar la artritis. Cuando vaya de compras, pida que su Espíritu le guíe para seleccionar los alimentos que son mejores para usted. Tenga en casa solamente los alimentos que le ayudarán; ni siquiera tenga en la despensa los que pueden causarle inflamación artrítica. De esa manera elimina la tentación de comer lo que no le hace bien. Finalmente, ore porque el Espíritu de Dios cure completamente sus intestinos para que toda la nutrición que necesitan sus articulaciones, sea adecuadamente digerida y llevada rápidamente por su aparato circulatorio a sus articulaciones y huesos.

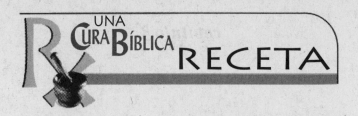

UNA
CURA BÍBLICA RECETA

Cómo superar la artritis con una nutrición adecuada

Si tiene osteoartritis, marque los pasos que dará:

❑ Beber mucha agua

❑ Evitar alimentos con ácido araquidónico

❑ Evitar los alimentos ricos en ácidos grasos omega-6. En vez de eso, usar aceite de oliva extra virgen

Si tiene artritis reumatoide, marque los pasos que dará:

❑ Eliminar los alimentos a los que es alérgico

❑ Ayudar a sus intestinos a curarse usando aceite de pescado, aceite de tardes de primavera (*?), o aceite de grosella negra.

❑ Mantener una dieta alta en fibra.

Marque los pasos espirituales que dará:

❑ Buscar la guía de Dios para seleccionar los alimentos correctos para comer.

❑ Pedir a Dios que le ayude a ni siquiera comprar los alimentos a los que es alérgico.

❑ Ore pidiendo sabiduría para cuidar su cuerpo a través una nutrición adecuada.

capítulo 3

Cómo superar la artritis con vitaminas y suplementos

Las maravillosas sustancias de Dios para superar la artritis incluyen las vitaminas y los suplementos nutritivos. Por supuesto, estas sustancias naturales se encuentran en las comidas nutritivas, pero también pueden tomarse como suplementos. Dios ha creado medios naturales en la comida y en el agua para prevenir las enfermedades y para sanidad. Sin embargo, muchas veces nuestra dieta no nos provee las cantidades suficientes de nutrientes vitales. Es por eso que son importantes los suplementos. Dios nos da la responsabilidad de saber cómo cuidar nuestros cuerpo en forma natural, así como la manera de aplicar su Palabra y orar espiritualmente por la sanidad.

A través de estas páginas aprenderá acerca de las maravillas naturales que Dios tiene para superar la artritis. Dondequiera que encuentre un versículo de la cura de la Biblia en las Escrituras, léalo en voz alta, y luego pídale a Dios que le dé el poder para aplicar a su estilo de vida tanto las Escrituras como todo lo que está aprendiendo.

Cómo combatir la osteoartritis

Las vitaminas C y E. Al considerar las sustancias naturales de Dios, debemos primero mirar las sorprendentes vitaminas C y E creadas por él. Las vitaminas C y E pueden disminuir la pérdida de cartílago. También pueden retrasar la progresión de la osteoartritis.

Las vitaminas C y E trabajan sinergéticamente y ambas protegen contra la ruptura del cartílago. Tome 800 Unidades Internacionales de vitamina E al día. También debe tomar por lo menos 3000 miligramos de vitamina C al día. Prefiero la vitamina C efervescente, conocida como Emergen-C.

Los antioxidantes —como las vitaminas C y E— son poderosos agentes que previenen la oxidación causada por los radicales libres en nuestro organismo. Los radicales libres son moléculas defectuosas que dañan las células del cuerpo.

Los maravillosos agentes de Dios para ayudar a nuestro cuerpo a combatir los radicales libres son los antioxidantes. Los antioxidantes son extremadamente importantes para fortalecer nuestro sistema inmunológico y ayudar a nuestros cuerpos a superar enfermedades como el cáncer, las enfermedades del corazón y la artritis.

Tome una multivitamina. Una multivitamina de amplio espectro, es necesaria para tener las cantidades adecuadas de minerales y vitaminas que se requieren, tanto para la formación y el mantenimiento del cartílago. Las vitaminas deben contener niveles adecuados de minerales como el zinc, cobre y boro, y también niveles adecuados de ácido pantoténico, vitamina B_6 y vitamina A.

Debe tomar SAM-e. Debería consideral el tomar SAM-e, que es un aminoácido que incrementa la formación de cartílago. Aunque es caro, de 200 a 400 miligramos de SAM-e, dos o tres veces al día, puede ser muy efectivo en la formación del cartílago.

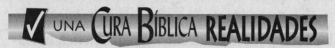

UNA CURA BÍBLICA REALIDADES

Tomar S-Adenosilmetionina (SAM-e)

El SAM-e es efectivo en diferentes formas para el metabolismo. Es especialmente efectivo para transferir carbono de una molécula a otra.

Absorción/Almacenamiento, Dosis/Toxicidad: La

cantidad promedio recomendada es de 400 miligramos al día. Antes de tomar el producto, le aconsejo consultar con un profesional de la salud entrenado.

Deficiencia: Si hay una cantidad insuficiente de metionina, puede resultar en una deficiencia de SAM-e.

Usos comunes: La migraña, la depresión, la osteoartritis y las complicaciones del hígado pueden ser tratadas con el uso del SAM-e.

Precauciones: Los pacientes maníacodepresivos no deben tomar SAM-e. También pueden experimentarse trastornos gastrointestinales. Consulte con un médico si está embarazada o si los síntomas de náusea, diarrea o mareo duran más de una semana, o si aparecen nuevos síntomas.[1]

REALIDADES REALIDADES REALIDADES REALIDADES REALIDADES REALIDADES REALIDADES

MSM. El MSM (metilsulfanometano), es otro nutriente muy efectivo para prevenir o tratar la osteoartritis. Contiene grandes cantidades de sulfuro. El sulfuro es un nutriente esencial y se encuentra en el ajo, en la cebolla y en la col. El cartílago saludable necesita una cantidad apropiada de sulfuro. Recomiendo 500 miligramos de MSM, dos o tres tabletas tres veces al día.

El sulfato de glucosamina- para tratar la osteoartritis en forma natural

En la medicina convencional, se usan drogas

antiinflamatorias no esteroides, tales como el ibuprofen y el naproxen, para el tratamiento común de la osteoartritis. Estas drogas trabajan bloqueando la producción de ciertas prostaglandinas que causan inflamación y dolor.

Aunque estos medicamentos antiinflamatorios ayudan a reducir algo de la inflamación y el dolor, tienen también efectos secundarios que pueden ser bastante graves, incluyendo la hemorragia gastrointestinal (especialmente de las úlceras en el estómago). Las investigaciones han demostrado que el uso prolongado de estos medicamentos antiinflamatorios puede echar a perder la curación de las articulaciones. Con el tiempo, esto puede dañar el cartílago.

Dios ha provisto una manera natural para el tratamiento de la inflamación y del dolor de sus articulaciones.

En la creación de Dios, el humilde cangrejo está ligado con

> *Mis ojos están siempre hacia Jehová, porque él sacará mis pies de la red. Mírame y ten misericordia de mí, porque estoy solo y afligido. Las angustias de mi corazón se han aumentado; sácame de mis congojas. Mira mi aflicción y mi trabajo, y perdona todos mis pecados*
> SALMOS 25.15-18

la osteoartritis porque tiene una sustancia maravillosa que se encuentra en el esqueleto de los artrópodos —como el cangrejo— y es el sulfato de glucosamina. Los estudios han hecho han demostrado que los pacientes con osteoartritis pueden tener hasta un 71 por ciento de mejoramiento, usando esta sorprendente sustancia natural creada por Dios.[2]

El sulfato de glucosamina es un compuesto de glucosa, glutamina (que es un aminoácido) y sulfuro. El sulfato de glucosamina es lo que el organismo utiliza para fabricar los proteglúcanos. Los proteoglúcanos son el mortero, o la argamaza, que mantiene juntos a los colágenos y retiene el agua en el cartílago. Debido a la gran cantidad de agua que contienen los proteoglúcanos, el cartílago absorbe el agua como si fuera una esponja cuando la presión en la articulación disminuye, y el cartílago la exprime hacia afuera cuando aumenta la presión en la articulación.

La glucosamina también provoca que las células del cartílago (los condrocitos) produzcan más proteoglúcanos y colágeno. Además, la glucosamina ayuda a reparar el cartílago dañado. Por lo tanto, con el tiempo, la suplemento de sulfato de glucosamina ayuda a aliviar el dolor de la osteoartritis. El sulfato de glucosamina también inhibe las enzimas que dañan el cartílago. De manera que la glucosamina es usada para fabricar más proteoglúcanos en el colágeno, para reparar el cartílago dañado y para inhibir las enzimas que podrían dañar el cartílago.

Los estudios han comparado la glucosamina con el ibuprofen. El ibuprofen ha demostrado ser más efectivo en las primeras dos semanas de tratamiento. Pero a partir de la segunda semana, el grupo de la glucosamina y el grupo del ibuprofen estuvieron prácticamente parejos en relación a la efectividad para aliviar el dolor.[3]

Los medicamentos antiinflamatorios y los analgésicos, disfrazan el dolor de la osteoartritis. Como resultado, usted siente que puede ir y hacer ejercicio sin ningún dolor. Sin embargo, al hacer esto, podría estar haciendo más daño a la articulación puesto que el antiinflamatorio o analgésico, está solo disfrazando el dolor. Sin embargo, el sulfato de glucosamina suple realmente los proteoglúcanos, mientras que ayuda a reparar el cartílago. Por lo tanto, después de tomar el sulfato de glucosamina por un mes, aproximadamente, usted debe tener un dolor mínimo cuando hace ejercicio, comparado con el dolor disfrazado por el analgésico antiinflamatorio.

El sulfato de glucosamina es una maravillosa

sustancia creada por Dios que puede ayudar a su cuerpo a combatir la osteoartritis en una forma real.

Suplementos antiinflamatorios

Según la osteoartritis va dañando progresivamente las articulaciones del cuerpo, ocurre la inflamación. La inflamación es simplemente la reacción natural del cuerpo ante los tejidos dañados. La inflamación entonces conduce a un excesivo calor, hinchazón, sensibilidad y rigidez de las articulaciones. Cuando el tejido se daña, el cuerpo envía células blancas de la sangre a esas áreas de inflamación. Las células blancas en la sangre producen leucotrinos y otros productos de la inflamación, los que a su vez causan más inflamación y crean así un círculo vicioso.

Si su osteoartritis ha llegado a un estado de inflamación crónica, que se caracteriza por hinchazón, rigidez, calor y dolor, entonces debe comenzar inmediatamente una dieta de suplementos antiinflamatorios.

El *aceite de semillas de lino* ayuda a reducir la inflamación. Usted puede necesitar tomar zinc adicional con el aceite de semillas de lino, así que consulte esto con su médico nutricionista. Le recomiendo una cucharada de aceite de semillas de lino dos veces al día, o siete cápsulas dos veces al día.

La *quercetina* y otros bioflavonoides mejoran la absorción de la vitamina C y se encuentran en alimentos tales como las frutas cítricas, el té verde y las fresas. O puede tomar suplementos de quercetina. Normalmente, por cada 500 miligramos de vitamina C, se debe tomar por lo menos 100 miligramos de quercetina u otros bioflavonoides.

Como ha visto, ciertas vitaminas y suplementos ayudan a su cuerpo a ganar la batalla contra la artritis. Haga todas las cosas que pueda en el plano natural, pero no se olvide los pasos espirituales que debe dar también.

Cómo combatir la artritis reumatoide

Los suplementos nutritivos para la artritis reumatoide incluyen una multivitamina como la *Divine Health Multivitamins*, que contiene las cantidades adecuadas de vitaminas B, minerales y antioxidantes, tales como las vitaminas C y E.

El *ácido pantoténico* es especialmente importante, así como las vitaminas del complejo B. Una dosis de dos gramos al día reduce significativamente la rigidez mañanera y el dolor.

La *vitamina C y los bioflavonoides* también

ayudan a reducir la inflamación y los niveles de histamina. Recomiendo 1000 miligramos de vitamina C tres veces al día. Muchas personas son alérgicas a la vitamina C, ya que que la mayoría de la vitamina C proviene del maíz. Por eso, un paciente con artritis reumatoide puede necesitar ser desensibilizado de la alergia al maíz para absorber y utilizar adecuadamente la vitamina C. También puede encontrar vitamina C neutralizada libre de maíz en las tiendas de productos naturales. En lugar de obtener la vitamina C del maíz, estos productos obtienen la vitamina C de fuentes tales como la palma de sagú o las remolachas.

Los *antioxidantes* son extremadamente importantes para superar la artritis reumatoide. Tome un antioxidante, con una amplia fórmula antioxidante, que incluya vitamina C, betacaroteno, vitamina E, selenio, n-acetilcisteína, ácido lipoico, semilla de uva o extracto de corteza de pino y coenzima Q_{10}. El extracto de la corteza de pino y la semilla de uva, son especialmente útiles para combatir la artritis reumatoide ya que los dos ayudan a aliviar la inflamación. Usted puede encontrar estas cápsulas antioxidantes en tiendas de productos naturales.

Recomiendo 100 miligramos de semilla de uva y extracto de corteza de pino dos veces al día. La dosis de vitamina C es de 1000 miligramos tres veces al día; la de la vitamina E es de 400 Unidades Internacionales, una o dos veces al día; de beta caroteno, 25.000 unidades al día; de selenio, 200 miligramos al día; de n-acetylcisteína, 500 miligramos dos veces al día; de ácido lipoico, 100 miligramos al día, y de coenzima Q_{10}, 50 miligramos dos veces al día.

El *MSM* tiene un alto contenido de sulfuro. Tomar por lo menos 500 miligramos de MSM tres veces al día ayuda a aliviar el dolor y la hinchazón de la artritis reumatoide.

Las *enzimas proteolíticas* ayudan a disminuir la inflamación. Estas enzimas se deben tomar usualmente en una dosis de cuatro a cinco tabletas, tres veces al día, entre las comidas. Sin embargo, usted se debe poner bajo la atención de un médico nutricionista para manejar esto apropiadamente. Si tiene úlceras o inflamación del estómago o del duodeno, no debe tomar enzimas proteolíticas.

La *bromelina* es una enzima que viene de la piña y es similar a las enzimas proteolíticas. También tiene un potente efecto antiinflamatorio. La dosis normal es de 500 miligramos, una o dos tabletas tres veces al día, entre las comidas.

La *curcumina* se extrae del pigmento amarillo

de la cúrcuma y tiene potentes propiedades antiinflamatorias. La dosis normal de curcumina es de 400 miligramos tres veces al día. La curcumina trabaja especialmente bien con la bromelina cuando se toma con el estómago vacío.

El sulfato de glucosamina es todavía el método más usado en la terapia nutricional para la artritis reumatoide, en una dosis de 500 a 1000 miligramos, tres veces al día. La glucosamina es un constructor natural de los proteoglúcanos, uno de los principales componentes del cartílago.

> *... ando enlutado todo el día... y nada sano hay en mi carne. Estoy debilitado y molido en gran manera; gimo a causa de la conmoción de mi corazón. Señor, delante de ti están todos mis deseos, y mi suspiro no te es oculto.*
> SALMOS 38.6-9

El *gama orizanol* es un extracto de salvado natural hecho del salvado de arroz. Se debe tomar 100 miligramos, tres veces al día. Frecuentemente tomado como un constructor de músculos, el gama orizanol también ayuda a curar el revestimiento intestinal.

La *glutamina* L ayuda a curar el revestimiento intestinal. Tome 500 miligramos de glutamina L, entre 10 y 30 minutos antes de las comidas. También, el tomar bacterias benéficas como los *lactobacilos acidófilos* y *bífidos*, le ayudará a mantener un ambiente saludable en los intestinos en una dosis que forme una colonia de tres billones de unidades por día.

El *artred*, un colágeno hidrolizado de bajo peso molecular, es otro importante nutriente para reconstruir el cartílago. El colágeno es el otro principal constructor del cartílago, el cual se necesita para la estructura del cartílago. Recomiendo una cucharada de artred al día.

El *sulfato de condroitina* ha sido recomendado en el pasado para tratar tanto la artritis reumatoide como la osteoartritis. Sin embargo, la condroitina tiene moléculas muy grandes que no son bien absorbidas en el cuerpo cuando se toman oralmente. Por eso, recomiendo que los pacientes tomen sulfato de glucosamina en vez de sulfato de condroitina.

El *ginger* es una hierba que tiene efectos antiinflamatorios. Una dosis de aproximadamente 4 gramos de ginger en polvo, puede ser muy efectiva.

La *DHEA* es una hormona que es usualmente baja en las personas que sufren de artritis reumatoide. Primeramente, obtengo el nivel de DHEA de todos mis pacientes con artritis reumatoide, y luego los suplemento con DHEA. Una prueba de sangre hecha por su médico nutricionista puede ayudarle a determinar la cantidad de DHEA que puede necesitar.

El *meristoleato de cetilo* es un ácido graso que se encuentra comúnmente en los castores y en el esperma de la ballena. Ayuda a lubricar las articulaciones y reduce la inflamación. Se recomienda una dosis total de 1000 miligramos al día, bajo la supervisión de un médico nutricionista.

El tratamiento típico para la artritis reumatoide son los medicamentos antiinflamatorios no esteroides. Estos incluyen el naproxen y el ibuprofen. Sin embargo, esta clase de drogas puede causar daños posteriores a su tracto intestinal, que pueden llevar a un incremento de la permeabilidad intestinal o intestinos con filtración. Esto provoca que se empeoren las alergias a los alimentos, puesto que el cuerpo absorbe todas las proteínas de los alimentos.

En la artritis reumatoide —en contraste con la osteoartritis— usted necesita tratar también con problemas de mala digestión, incremento en la permeabilidad intestinal, alergias a los alimentos y con la inflamación excesiva. Todo esto tiene que ser atendido por un médico nutricionista. Es posible que necesite una dieta desensibilizante para la alergia, un análisis completo de las heces fecales y suplementos para curar su tracto intestinal.

En resumen, los tratamientos naturales para la artritis reumatoide como para la osteoartritis, se parecen en relación a que tiene evitar las grasas malas, como las grasas animales y los alimentos fritos. Debe ingerir las grasas buenas, como la del pescado, la macarela, el salmón, y tomar aceite de semillas de lino, como mencioné al comienzo del capítulo.

Ejercicio Espiritual

En el plano espiritual, llame a sus líderes espirituales y pídales que le unjan con aceite y oren por usted. Deje que el agua viva de Cristo fluya de su corazón a través de sus pensamientos, sentimientos y emociones.

Debido a que su cuerpo ha estado sufriendo dolor, puede estar tentado a convertirlo en el foco de atención de sus pensamientos. En vez de estar pensando en sus síntomas artríticos, emplee más tiempo pensando en este pasaje para que su cuerpo y mente sean renovados y rejuvenecidos diariamente:

Así que, hermanos, os ruego por las miseri-cordias de Dios, que presentéis vuestros cuerpos en sacrificio vivo, santo, agrada-ble a Dios, que es vuestro culto racional. No os conforméis a este siglo, sino tranfor-maos por medio de la renovación de vues-tro entendimiento, para que comprobéis cuál sea la buena voluntad de Dios, agra-dable y perfecta.

ROMANOS 12.1-2

Haga Ejercicio

Usted debe también hacer *ejercicios*, tanto de tipo aeróbico como de estiramiento, de los cuales hablaré en el siguiente capítulo.

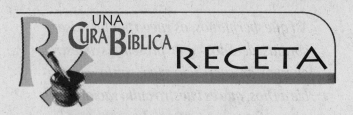

UNA
CURA BÍBLICA RECETA

Cómo superar la artritis con vitaminas y suplementos

Enumere los tres pasos que dará naturalmente para superar, ya sea la osteoartritis o la artritis reumatoide, por medio de vitaminas y suplementos:

1. _____
_____
_____

2. _____
_____
_____

3. _____
_____
_____

Pida a los ancianos de su iglesia que le unjan con aceite y oren por su sanidad.

capítulo 4

Cómo superar la artritis con ejercicio

Aunque el ejercicio físico puede ser doloroso al principio, es vital en el plan que Dios tiene para que usted supere la artritis. El ejercicio no solo disminuye el riesgo de desarrollar enfermedades del corazón, cáncer, hipertensión, diabetes y osteoporosis, sino que también disminuye el riesgo de desarrollar osteoartritis. En otras palabras, el ejercicio ayuda a prevenir la mayoría de las enfermedades degenerativas.

¿Ya tiene osteoartritis? Algunos ejercicios pueden en realidad empeorar su enfermedad, mientras que otros pueden mejorarla grandemente. ¿Tiene artritis reumatoide? El ejercicio puede beneficiarle también. El ejercicio acuático puede ayudar a ambos tipos de artritis porque es mucho más fácil para las articulaciones y músculos. Consulte con su médico o terapista físico antes de comenzar cualquier programa de ejercicio.

¿Cómo ayuda el ejercicio? Así como el aceite lubrica las partes movibles de un motor, el líquido sinovial cumple con la función de lubricar el cartílago. Un adecuado suministro de líquido sinovial ayudará a prevenir o a retardar el desarrollo de la osteoartritis. El ejercicio ayuda a que mejore la flluidez del líquido sinovial dentro y fuera del cartílago. Esto a su vez mantiene al cartílago saludable y húmedo, y previene la resequedad y el adelgazamiento del mismo, que es tan usual en la osteoartritis. Es muy importante que el líquido sinovial mantenga al cartílago húmedo y mojado para impedir que las fuerzas de fricción lo sequen y produzcan desgaste, rasgadura y adelgazamiento.

El ejercicio también ayuda a perder peso. Una de las mejores medidas preventivas para la osteoartritis es llegar al peso normal o ideal. Como dije antes, la obesidad y el exceso de peso están asociados con el aumento en la tensión que soportan las articulaciones, lo que eventualmente provoca la osteoartritis. Más adelante, le daré algunos consejos prácticos sobre cómo perder peso con ejercicio.

Sé que perder peso es más que un asunto físico. Por esto es muy importante buscar la ayuda de Dios para vencer cualquier deseo de comer demasiado. Recuerde la promesa de las Escrituras: «Todo lo puedo en Cristo que me fortalece» (Flp 4.13).

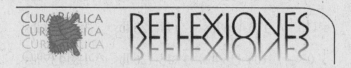

En estos momentos, Dé estos pasos espirituales:

- Pida que Dios rompa cualquier adicción que tenga a la comida o cualquier desorden alimenticio que pueda padecer.
- Busque la dirección del Espíritu para encontrar a alguien que le ayude a ser responsable con sus hábitos alimenticios.
- Acepte el deseo y la provisión de Dios para suplir todas sus necesidades, incluyendo sus necesidades físicas de alimento.

Aunque hay variables que pueden afectar su peso ideal, las guías que encuentra en estas tablas de altura y de peso son útiles para ayudarle a saber si tiene sobrepeso.[1]

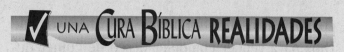
Tabla de Altura y Peso para Mujeres

Altura	Constitución pequeña	Constitución mediana	Constitución grande
4'10"	102-111 lbs.	109-121 lbs.	118-131 lbs.
4'11"	103-113 lbs.	111-123 lbs.	120-134 lbs.
5' 0"	104-115 lbs.	113-126 lbs.	122-137 lbs.
5' 1"	106-118 lbs.	115-129 lbs.	125-140 lbs.
5' 2"	108-121 lbs.	118-132 lbs.	128-143 lbs.
5' 3"	111-124 lbs.	121-135 lbs.	131-147 lbs.
5' 4"	114-127 lbs.	124-138 lbs.	134-151 lbs.
5' 5"	117-130 lbs.	127-141 lbs.	137-155 lbs.
5' 6"	120-133 lbs.	130-144 lbs.	140-159 lbs.
5' 7"	123-136 lbs.	133-147 lbs.	143-163 lbs.
5' 8"	126-139 lbs.	136-150 lbs.	146-167 lbs.
5' 9"	129-142 lbs.	139-153 lbs.	149-170 lbs.
5'10"	132-145 lbs.	142-156 lbs.	152-173 lbs.
5'11"	135-148 lbs.	145-159 lbs.	155-176 lbs.
6' 0"	138-151 lbs.	148-162 lbs.	158-179 lbs.

REALIDADES REALIDADES REALIDADES REALIDADES REALIDADES REALIDADES REALIDADES

Tabla de Altura y Peso para Hombres

Altura	Constitución pequeña	Constitución mediana	Constitución grande
5' 2"	128-134 lbs.	131-141 lbs.	130-150 lbs.
5' 3"	130-136 lbs.	133-143 lbs.	140-153 lbs.
5' 4"	132-138 lbs.	135-145 lbs.	142-156 lbs.
5' 5"	134-140 lbs.	137-148 lbs.	144-160 lbs.
5' 6"	136-142 lbs.	139-151 lbs.	146-164 lbs.
5' 7"	138-145 lbs.	142-154 lbs.	149-168 lbs.
5' 8"	140-148 lbs.	145-157 lbs.	152-172 lbs.
5' 9"	142-151 lbs.	148-160 lbs.	155-176 lbs.
5'10"	144-154 lbs.	151-163 lbs.	158-180 lbs.
5'11"	146-157 lbs.	154-166 lbs.	161-184 lbs.
6' 0"	149-160 lbs.	157-170 lbs.	164-188 lbs.
6' 1"	152-164 lbs.	160-174 lbs.	168-192 lbs.
6' 2"	155-168 lbs.	164-178 lbs.	172-197 lbs.
6' 3"	158-172 lbs.	167-182 lbs.	176-202 lbs.
6' 4"	162-176 lbs.	171-187 lbs.	181-207 lbs.

REALIDADES REALIDADES REALIDADES REALIDADES REALIDADES REALIDADES REALIDADES

Cuando haga ejercicio, utilice un monitor para observar los latidos del corazón. Antes de comenzar un programa de ejercicios aeróbicos, debe comprar un monitor para los latidos del corazón y debe calcular sus latidos cardíacos de entrenamiento.

Entrene dentro de los límites de sus latidos cardíacos. Para hacer este cómputo, reste su edad de 220, y luego multiplique el resultado por 0.65. Repita este proceso, pero multiplique ese nuevo resultado por 0.80.

220 menos
(su edad) = _____
x 0.65 = _____
220 menos
(su edad) = _____
x 0.80 = _____

La cantidad entre estos dos resultados es el blanco al que debe apuntar.

> *Bienaventurado el que piensa en el pobre; en el día malo lo librará Jehová. Jehová lo guardará y le dará vida; será bienaventurado en la tierra, y no lo entregarás a la voluntad de sus enemigos. Jehová lo sustentará sobre el lecho del dolor; mullirás toda su cama en su enfermedad. Yo dije: Jehová, ten misericordia de mí; sana mi alma porque contra ti he pecado.*
>
> SALMO 41.1-4

Beba suficiente agua. La adecuada hidratación y el ejercicio, son probablemente los más importantes componentes para asegurar un flujo adecuado del líquido sinovial dentro y fuera del cartílago.

Mantenga variedad de movimiento en las articulaciones. El ejercicio ayuda a mantener variedad en el movimiento de una articulación. Mientras menos se use una articulación, menor es la variedad de movimiento que mantendrá. Un ejemplo de esto es cuando el paciente desarrolla un dolor del hombro y no lo usa. Trata de no alcanzar nada por encima de la cabeza o no ejercita el hombro con un movimiento de rotación completo. Entre una a tres semanas, este paciente puede desarrollar un «hombro congelado» y ser incapaz de extender el brazo más arriba de la cabeza o rotarlo adecuadamente. Al no usar el hombro regularmente, perderá la función del mismo. En otras palabras, el ejercicio mantiene la flexibilidad de la articulación. El evitar el ejercicio puede limitar gravemente la variedad en el movimiento de una articulación.

Fortalezca sus tendones, ligamentos y músculos. El ejercicio fortalece los tendones, ligamentos y músculos que sostienen la articulación. Esto, a su vez, añade más protección a la articulación. Los músculos bien desarrollados y bien tonificados, los tendones y los ligamentos ayudan a proteger las articulaciones al absorber la mayoría de la fuerza puesta en las articulaciones.

Cada vez que usted se ejercita pone presión en las articulaciones. La mayoría de la presión es absorbida por las estructuras que lo soportan, incluyendo músculos, ligamentos y tendones.

Puesto que el cartílago no tiene vasos sanguíneos, el cartílago depende de un intercambio de fluido por medio del líquido sinovial para tomar los nutrientes y eliminar los productos de desecho. El ejercicio estimula este proceso de llevar los nutrientes al cartílago por medio del líquido sinovial, y expeler los productos de desecho o materiales tóxicos fuera del cartílago.

Los ejercicios que involucran el soporte de peso son los mejores para los que sufren de artritis. Sin embargo, si la artritis es severa se debe comenzar con ejercicios que no conlleven el so-

> *Más a mí, afligido y miserable, tu salvación, oh Dios, me ponga en alto. Alabaré yo el nombre de Dios con cántico, lo exaltaré con alabanza*
> SALMO 69.29-30

porte de peso, y gradualmente comenzar con los que sí lo incluyen. Los ejercicios que soportan peso son ejercicios simples tales como: caminar, ejercicios aeróbicos de bajo impacto, subir y bajar escalones, en los que en verdad esté trabajando contra la fuerza de la gravedad. Los ejercicios que soportan peso ayudan a los huesos a crecer más fuertes y más gruesos. Sin embargo, esta forma de ejercicio es más efectiva para la parte baja del cuerpo, especialmente los tobillos, las rodillas, las caderas y la parte baja de la espalda, que para la parte superior del cuerpo.

El levantamiento de pesas y otros ejercicios isotónicos, son también importantes para ayudar a desarrollar huesos y músculos fuertes. Usted debe levantar pesas ligeras muy lentamente y hacer cada vez por lo menos de ocho a doce repeticiones. Para evitar daños, busque un entrenador personal certificado que le instruya en las técnicas apropiadas para el levantamiento de pesas.

Caminar. Los pacientes que tienen artritis de moderada a grave, frecuentemente son incapaces de caminar las distancias suficientes para hacer trabajar los músculos adecuadamente. Por eso, para estos pacientes, recomiendo ejercicios aeróbicos alternativos. Estos incluyen ciclismo, máquinas de deslizamiento y aeróbicos en el agua.

Estos ejercicios eliminan mucha de la tensión de las articulaciones, mientras que fortalecen las estructuras de soporte, los tendones y los ligamentos, además de estimular el flujo del líquido sinovial a las articulaciones.

Antes de comenzar un programa de ejercicios aeróbicos debe someterse a un chequeo médico para descartar cualquier enfermedad cardiovascular importante. Recomiendo a mis pacientes de artritis que practiquen ejercicios aeróbicos tres o cuatro veces a la semana, por lo menos durante veinte minutos.

A menudo, los pacientes de artritis pueden comenzar a hacer ejercicios solo por cinco minutos cada vez; gradualmente pueden llegar a veinte minutos, aumentando la cantidad de ejercicios cada una o dos semanas. He visto a muchos de mis pacientes que han comenzado a ejercitarse regularmente y mejorar hasta el punto de poder disminuir o eliminar totalmente sus medicamentos.

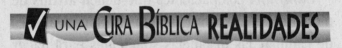
☑ UNA CURA BÍBLICA REALIDADES

Cuatro importantes pasos para superar la osteoartritis

- Beba de dos a tres cuartos de agua purificada

diariamente para tener una hidratación adecuada.

- Haga ejercicios aeróbicos regularmente.
- Tome sulfato de glucosamina con suficiente agua.
- Alcance su peso ideal.

La importancia del estiramiento. Los ejercicios de estiramiento son también muy importantes, tanto para prevenir la artritis como para mejorar la flexibilidad de las articulaciones artríticas. Al comenzar un programa de ejercicios, es mejor tener un periodo de calentamiento de cinco a diez minutos en una bicicleta estacionaria, en una máquina deslizadora o en una máquina de caminar. Después de que ha calentado debidamente sus músculos, estírelos entre diez a veinte minutos. El estiramiento aumenta su flexibilidad, mejora la extensión del movimiento de la articulación y le hace menos propenso a sufrir daños durante los ejercicios de levantamiento de pesas.

Después del estiramiento, levante pesas por veinte a treinta minutos aproximadamente. Recomiendo las máquinas de pesas antes que las pesas libres, puesto que hay menos peligro de que se haga daño con las máquinas. Después de trabajar con las pesas, haga ejercicios aeróbicos tales como ciclismo, deslizamiento, subida de escalones o caminar en la máquina diseñada para esto, por veinte minutos, a su ritmo cardíaco de entrenamiento.

Después de completar esto, tenga un periodo de enfriamiento de cinco minutos en el que camine a paso más lento. Luego estírese lentamente y sostenga el movimiento al final del estiramiento por aproximadamente uno a dos segundos. Si siente dolor en la articulación, deje de estirarse de esta manera. Cuente uno, un mil, dos, un mil, y luego afloje el estiramiento. Realice de diez a veinte repeticiones por movimiento. Algunos estiramientos básicos incluyen el cuello, la espalda, las rodillas, las caderas y las piernas.

Su receta de La Cura de la Biblia para superar la artritis incluye ejercitar regularmente su fe y su cuerpo. No se dé por vencido y no se quede sentado quejándose de su dolor. Tome acciones positivas y tenga pensamientos positivos llenos de fe. Usted puede superar la artritis cuando cuide de su cuerpo y ejercite su fe intensamente por medio de la oración.

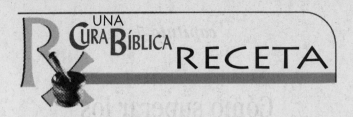

Cómo superar la artritis con ejercicio

Señale los pasos que dará diariamente:

❑ Mantener un peso ideal.

❑ Beber suficiente agua –de dos a tres cuartos diariamente.

❑ Hacer ejercicios aeróbicos y de estiramiento, por lo menos cuatro veces a la semana.

❑ Ejercitar la fe, acercándome al trono de Dios en oración constante, buscando la sanidad que viene de él para la artritis.

capítulo 5

Cómo superar los pensamientos y las emociones negativas

La Cura de la Biblia afirma los beneficios tanto del ejercicio físico como del espiritual, para nuestra salud permanente: «Porque el ejercicio corporal para poco es provechoso, pero la piedad para todo aprovecha, pues tiene promesa de esta vida presente, y de la venidera. Palabra fiel es esta, y digna de ser recibida por todos» (1 Ti 4.8-9). Mientras ejercita su fe, confiando en Dios para quitar sus dolores, y para fortalecer y curar su cuerpo, también estará orando fervientemente por su sanidad.

He explicado los beneficios físicos del ejercicio para superar la artritis; ahora, permítame compartir con usted los beneficios espirituales de ejercitar su fe y orar fervientemente por su sanidad. La Palabra de Dios nos alienta:

Acerquémonos, pues, confiadamente al trono de la gracia, para alcanzar misericordia y hallar gracia para el oportuno socorro.

HEBREOS 4.16

Usted puede acercarse al trono de Dios en oración. ¿Cómo?

- Crea por fe y confíe en Dios el Sanador, para su sanidad.
- Confíe en sus promesas de curarle; por ejemplo: «Envió su palabra, y los sanó, y los libró de su ruina» (Sal.107.20).
- Ore fervientemente por su sanidad, sabiendo que por su misericordia y gracia, la voluntad de Dios es que usted viva en divina salud.

UNA ORACIÓN DE CURA BÍBLICA PARA USTED

Dios todopoderoso, en el nombre de Jesús y por su sangre derramada, llego hasta tu trono de gracia y busco tu poder y tu toque sanador. Sé que por las llagas de Jesús he sido curado. Reclamo tu promesa de que has perdonado todos mis pecados y sanado todas mis enfermedades. Así que me afirmo en tus promesas de sanidad, y te alabo por ayudarme a superar la artritis de mi cuerpo. En el nombre de Jesús. Amén.

Termine con los pensamientos y emociones negativas

Las emociones negativas apagan la fe e inhiben la capacidad del cuerpo para recibir sanidad. En 1993, el Instituto Nacional de Investigaciones sobre la Salud en Rockville, Maryland, recopiló cientos de estudios sobre los beneficios de la fe en la salud. Su informe se llamó «El Factor Fe». Este instituto descubrió que el 77 por ciento de los estudios sobre la relación entre la fe y la enfermedad, demostraron que la fe tenía un efecto positivo, aumentando la salud general de las personas y su tasa de supervivencia.1

En esta Cura de la Biblia para la artritis, debemos tomar en cuenta que los asuntos emocionales de nuestras vidas pueden inhibir tanto la fe como la sanidad. He observado que muchos pacientes con artritis reumatoide tienen emociones negativas. Estas emociones negativas dañinas pueden intensificar y agravar los síntomas de la artritis. Haga un círculo alrededor de las emociones que usted pueda tener:

Ira	Amargura	Culpa
Resentimiento	Vergüenza	Odio
Temor	Ansiedad	Depresión

Nunca olvidaré a una paciente que tuve hace diez años. Cuando inicialmente la vi, tenía aproximadamente cuarenta y cinco años. En ese tiempo parecía salud personificada, sin ningún dolor de las articulaciones ni ninguna otra enfermedad.

Sin embargo, ella había acabado de pasar por un divorcio y comenzó a sentir tanta amargura y resentimiento hacia su esposo, que en diez años la vi quedarse tullida con artritis. Tenía deformidades en sus manos, dedos, rodillas y pies.

A pesar de todos mis esfuerzos, y de los esfuerzos de uno de los

> *Y recorrió Jesús... sanando toda enfermedad y toda dolencia... y le trajeron todos los que tenían dolencias, los afligidos por diversas enfermedades y tormentos, los endemoniados, lunáticos y paralíticos; y los sanó.*
>
> MATEO 4.23-24

mejores reumatólogos del pueblo, la artritis de esta mujer continuó empeorando. Creo que esto se debió a las destructivas emociones de amargura, resentimiento y odio que tenía hacia su ex esposo. Es por esto sumamente importante para todos los que sufren de artritis reumatoide, perdonar a quien quiera que les haya ofendido.

Usted no puede solo perdonar mentalmente. Esto no detendrá el proceso. Usted necesita un otorgar un

> *... también nosotros mismos, que tenemos las primicias del Espíritu, nosotros también gemimos dentro de nosotros mismos, esperando la adopción, la redención de nuestro cuerpo.*
>
> ROMANOS 8.23

perdón profundo -dirigido por el Espíritu Santo- para romper las emociones mortales de ira, resentimiento y odio que pueden inutilizar su cuerpo. Creo que «el corazón alegre constituye buen remedio; mas el espíritu triste seca los huesos» (Pr 17.22). Creo que cuando dice «un espíritu quebrantado seca los huesos», significa realmente que uno puede desarrollar artritis.

Sus emociones y actitudes mentales deben estar controladas por su fe en Cristo. Usted no puede sucumbir ante sus actitudes negativas o sus malos sentimientos. Si lo hace, la artritis comenzará a vencerlo. En vez de que ocurra esto, sea un vencedor. Supere la dolorosa enfermedad de la artritis escogiendo a la fe sobre la duda, a la esperanza sobre el desaliento y, por sobre todo, a las promesas de sanidad de Dios, sobre los efectos debilitantes de la artritis. ¡Usted es un vencedor y su enfermedad ya ha sido derrotada en la cruz de Jesucristo!

Cómo superar las emociones negativas

Dé estos pasos para eliminar los pensamientos y las emociones negativas, fortalecer su fe, edificar su esperanza y abrir su vida al poder sanador de Dios.

Paso 1—Tome dosis diarias de la Palabra de Dios

Lea estos pasajes de las Escrituras en voz alta tres veces al día, especialmente antes de las comidas y al momento de acostarse, para desatar cualquier dominio o potestad que haya sobre su cuerpo y mente.

Para vencer la ira—Efesios 4.26-27
Para vencer la amargura—Efesios 4.31-32
Para vencer la culpa—Salmos 103.11

Para vencer al resentimiento—Romanos 12.19-21
Para vencer la vergüenza—Isaías 49.23
Para vencer el odio—Mateo 5.43-44
Para vencer el temor—2 Timoteo 1.7
Para vencer la ansiedad—Filipenses 4.6-7

Ore con ferviente fe

No sea tímido para reclamar las promesas que Dios tiene para su sanidad y salud. Confíe en su Palabra.

UNA ORACIÓN DE CURA BÍBLICA PARA USTED

Dios Todopoderoso, tú eres el Dios que sanas. Pido tu poder sanador para restaurar la salud a mis articulaciones y huesos adoloridos. Busco tu bálsamo sanador para mi artritis, y pido que envíes tu Palabra y sanes mi cuerpo. Quita toda rigidez, dolencia, hinchazón y dolor por medio de la preciosa sangre de Jesús. Tú eres Jehová Rapha, el Dios que cura. Reclamo tu poder sanador en mi vida. En el nombre de Jesús y para su gloria, estoy curado. Amén.

Paso 3: *Comience a alabar a Dios por su poder sanador trabajando en usted*

¿Qué dice la Biblia acerca de la alabanza a Dios? Haga lo que el salmista declara:

> Bendeciré a Jehová en todo tiempo; su alabanza estará de continuo en mi boca. En Jehová se gloriará mi alma; lo oirán los mansos y se alegrarán. Engrandeced a Jehová conmigo, y exaltemos a una su nombre. Busqué a Jehová y él me oyó, y me libró de todos mis temores. Los que miraron a él fueron alumbrados, y sus rostros no fueron avergonzados. Este pobre clamó y le oyó Jehová, y le libró de todas sus angustias.
>
> SALMO 34.1-6

¿Cómo alabar a Dios continuamente? Recuerde basar su alabanza en las promesas de Él y no en las circunstancias de usted. Alábele por su sanidad, ya comprada en la cruz por medio de su sangre derramada:

> *... quien llevó él mismo nuestros pecados en su cuerpo sobre el madero, para que nosotros, estando muertos a los pecados, vi-*

73

vamos a la justicia; y por cuya herida fuis-
teis sanados.

1 Pedro 2.24

Es el momento de confiar en su Palabra, recibir su sanidad, echar fuera los pensamientos y las emociones negativas, y alabar a Dios por su poder sanador trabajando en su vida. Comience a alabarle hoy, ¡y no se detenga!

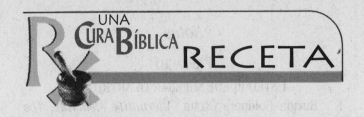

UNA
CURA BÍBLICA RECETA

1. Tome dosis diarias de la Palabra de Dios.

Marque cada una de los siguientes encasillados, para indicar así su compromiso para vencer esa emoción:

❑ Ira—Efesios 4.26-27
❑ Amargura—Efesios 4.31-32
❑ Culpa—Salmos 103.11-13
❑ Resentimiento—Romanos 12.19-21
❑ Vergüenza—Isaías 49.23
❑ Odio—Mateo 5.43-44
❑ Temor—2 Timoteo 1.7
❑ Ansiedad—Filipenses 4.6-7

2. Ore con fe ferviente

Escriba una oración reclamando las promesas de Dios que le llevarán a la sanidad física y a la salud espiritual en estas áreas:

_____
_____

3. Ahora, alabe a Dios por su poder sanador en usted.

Notas

PREFACIO
USTED PUEDE SUPERAR LA ARTRITIS

1. Burton Goldberg Group, *Alternative Medicine, The Definitive Guide* (Puyallup, WA: Fullness Medicine Publishing, Inc., 1993), 532.

CAPÍTULO 2
CÓMO SUPERAR LA ARTRITIS CON UNA NUTRICIÓN ADECUADA

1. Ariza-Ariza, R, et al. Ref: Seminars in Arthritis and Rheumatism. 1998;27:366-370.
2. Ibid.
3. Usted puede leer más sobre esta terapia, en el libro del Dr. Nambrudipad: *Say Goodbye to Illness*. Puede encontrar esta fuente mirando bajo N.A.E.T. en la internet - www.naet.com.
4. Selene Yeager, et al, *New Foods for Healing* (Emmaus, PA:Rodale Press, 1998), 171.

CAPÍTULO 3
CÓMO SUPERAR LA ARTRITIS CON VITAMINAS Y SUPLEMENTOS

1. Fuente de Internet - www.drmorrow.com.
2. A. L Vaz, «Double-blind clinical evaluation of the relative efficacy of ibuprofen and glucosamine sulfate in the management of osteoarthritis of the knee in outpatients». *Curr. Med. Opin.*, 8:145-9, 1982.
3. Adaptado de et al., «Glucosamine Sulfate: A Controlled Clinical Investigation in Arthrosis», *Pharmatherapeutica*, v.2, p. 504,1981.

Capítulo 4
Cómo superar la artritis con ejercicio

1. Sacado de la internet - www.heartscreen.com.

Capítulo 5
Cómo superar los pensamientos y las emociones negativas

1. Koening, Harold G. *The Healing Power of Faith: Science Explores Medicine's Last Great Frontier* (New York: Simon & Schuster, 1999), 258.

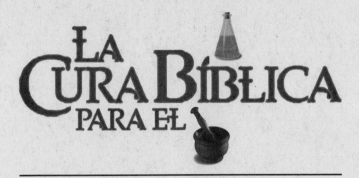

LA CURA BÍBLICA PARA EL

CÁNCER

VERDADES ANTIGUAS,

REMEDIOS NATURALES Y LOS

 ÚLTIMOS HALLAZGOS

PARA SU SALUD

DON COLBERT, DR. EN MED.

LIBRO 3

Se puede ganar esta guerra

Bienvenido a esta investigación sobre el cáncer y cómo ganar la batalla en su contra. ¿Tiene cáncer uno de sus seres queridos? ¿Lucha usted en su cuerpo con esta enfermedad? Quizás solo intente evitar el cáncer en un futuro. No importa sus circunstancias, recuerde que el cáncer no es más grande que Dios... ¡y usted puede ganarle al cáncer! La Biblia dice que «nada es imposible para Dios». En este mismo instante usted podría estar pasando por la mayor lucha en su vida; no obstante, creo que será su más grande victoria.

Su primer triunfo contra el cáncer está en el campo de batalla del temor. Le animo a tomar la valiente decisión de hacerle frente a este Goliat y extenderse más allá del miedo para descubrir esperanza y fe.

Hoy día, la senda de la victoria es más clara y derecha que nunca. La medicina moderna, junto con novedosas terapias alternativas basadas en la buena nutrición y en firmes principios del diario vivir, ha logrado que no se le tema como antes a la experiencia del cáncer. Agregue a esto una valiente fe cristiana cimentada en las promesas de las Escrituras y tendrá todo lo necesario para armarse contra este gigante del temor y equiparse para enfrentar cualquier arremetida física o espiritual. Después de todo, la Palabra de Dios dice:

> Bendice, alma mía, a Jehová, y no olvides ninguno de sus beneficios. Él es quien perdona todas tus iniquidades, el que sana todas tus dolencias.
>
> SALMO 103.2-3

He presenciado personalmente muchos casos de personas que han triunfado en su lucha contra el cáncer. Esta es una guerra que se puede ganar, y muchos otros ya la han ganado.

Sin embargo, tenga en cuenta que su cuerpo está en guerra todos los días. A su alrededor, y dentro de usted, hay innumerables agentes cancerígenos que se introducen en su organismo por medio del aire que respira, de la comida que ingiere y de los líquidos que bebe. La información de este librito le mostrará qué hacer respecto a tales cosas, enfocándose especialmente en la nutrición que estimula la salud. Dios ha provisto agentes naturales y sobrenaturales para luchar contra el cáncer y para ayudarle a ganar la guerra. Debido a todo esto, usted no debe temer. «No nos ha dado Dios espíritu de cobardía, sino de poder, de amor y de dominio propio» (2 Timoteo 1.7).

Amigo mío, este librito sobre la curación del cáncer está escrito para darle grandes esperanzas. Sé que también le ayudará a mantener su cuerpo en buen estado y sano para que pueda prevenir y luchar contra el cáncer. En estas páginas usted

> *descubrirá el plan divino de la salud*
> *para el cuerpo, el alma y el espíritu,*
> *por medio de la medicina moderna,*
> *la buena nutrición y el poder medicinal*
> *de la Biblia y la oración.*

Aunque usted haya sufrido la devastación a manos del cáncer, aún es temprano para fortalecer su fe en Dios y mirar hacia Él con más fervor, alcanzando la paz y la sanidad que necesita. En este librito encontrará claves bíblicas que le ayudarán a enfocarse en el poder sanador de Dios. Estos textos inspirados guiarán sus oraciones y dirigirán sus pensamientos hacia el plan de sanidad divina para usted en la lucha contra el cáncer o en su prevención total. Descubrirá cómo librar la batalla en los capítulos siguientes:

Mi ruego es que estas sugerencias prácticas de salud, nutrición y bienestar traigan una nueva plenitud a su vida. Espero que tales sugerencias profundicen su comunión con Dios y fortalezcan su capacidad para adorarle y servirle.

Dr. DON COLBERT, Dr. en Medicina

UNA ORACIÓN DE CURA BÍBLICA PARA USTED

Jesús, te agradezco que hayas muerto en la cruz para liberarme del temor y para vencer el poder de la enfermedad y la muerte. Gracias porque tu nombre está por sobre todo nombre, y porque el poder del cáncer se ha roto en mi vida y en las vidas de mis seres queridos. Señor Jesús, toca mi cuerpo en este momento con tu poder sanador. Limpia mi mente del temor y mi cuerpo de la enfermedad. Dame sabiduría para llevar una vida saludable que te honre por ser el maravilloso Creador que eres.

En el poderoso nombre de Jesucristo, según la Palabra de Dios, declaro que en Cristo tengo victoria sobre el cáncer. El poder de esta enfermedad está roto.

Oro en el nombre que es por sobre todo nombre, Jesucristo, el gran Sanador. Amén.

Capítulo 1

Atrévase a mirar más de cerca

leanor Roosevelt dijo: «Obtengo fortaleza, valor y confianza en cada experiencia en la cual debo detenerme y enfrentar al temor». Es fácil tener miedo a los devastadores efectos del cáncer. Sin embargo, debemos enfrentarlo si queremos vencerlo. Podemos comenzar a luchar contra el cáncer si buscamos primero saber un poco más del enemigo. Por tanto, empecemos averiguando cuánto cáncer existe, por qué aparece y qué pasos iniciales podemos tomar para vencerlo.

¿Cuán extendido está el cáncer?

¿Cuán común es hoy día el diagnóstico del cáncer? Los estudios muestran que uno de cada tres estadounidenses desarrollará cáncer y una de cada seis personas a las que se les diagnostique el mal morirá como resultado de este. Este es en realidad un asesino muy generalizado.

El cáncer está perdiendo la batalla

Estas estadísticas podrían parecer aterradoras a primera vista. Sin embargo, la verdad es que ya está ganada la batalla contra el cáncer. La cantidad de muertes por esta enfermedad en la nación ha disminuido a un ritmo constante desde la década anterior, debido al mayor conocimiento de ella y a grandes avances en la medicina.

A los poderosos logros experimentados en el campo médico se han unido los milagros que ocurren diariamente por el toque sanador de Dios. Bajo el poder del Espíritu Santo se llevan a cabo milagros instantáneos. He conocido muchas personas cuyo triunfo sobre el cáncer, aun en etapas avanzadas, solo se puede describir como milagroso. Conozco también otros médicos que estarían de acuerdo en manifestar que también han sido testigos de tan dramáticos sucesos.

He visto además muchas otras sanidades que se han realizado en un período más largo. Estos pacientes oran, confían en la Palabra de Dios y utilizan terapias naturales que incluyen buena nutrición, suplementos, hierbas y medicinas. Este enfoque brinda un arsenal de armas para luchar contra los numerosos factores que ocasionan el cáncer.

¿Qué factores contribuyen?

El cáncer de mayor crecimiento se compone generalmente de células muy inmaduras. Cada célula normal y sana tiene una función especial para la cual está diseñada y «destinada». Piense en un niño pequeño que podría crecer y

> *Él [Jesús] mismo llevó nuestros pecados en su cuerpo sobre el madero, para que nosotros, estando muertos a los pecados, vivamos a la justicia; y por cuya herida fuisteis sanados.*
> 1 PEDRO 2.24

convertirse en un comerciante, un médico, un ingeniero o un abogado. Sin embargo, otro niño con el mismo destino aparente (que goza de buenos padres y un buen ambiente) al crecer se podría convertir en miembro de una pandilla, en asesino, en atracador de bancos o en un matón a sueldo, en vez de llegar a tener un trabajo importante. Algo sucedió en la vida de este sujeto que cambió su destino. En vez de llegar a ser un ciudadano productivo se convirtió en un criminal.

Del mismo modo, las células del cáncer son simplemente células que permanecen inmaduras, en lugar de crecer para realizar su función propia. En esta forma subdesarrollada, las células se alimentan del cuerpo, robándole los nutrientes, con el fin de crecer cada vez más y más. Crecen hasta convertirse en células asesinas.

¿Qué hace que estas células crezcan de manera tan desproporcionada? ¿Por qué unas personas desarrollan cáncer y otras no? Entre algunas de las respuestas a estas inquietudes está la fortaleza de las defensas naturales de un sujeto contra el crecimiento antinatural de las células, que la persona mantenga su cuerpo fuerte para la batalla, y con cuántos agentes cancerígenos y de qué clases, tiene que luchar el cuerpo de una persona.

Es un hecho comprobado que entre un 70% y 80% del cáncer es causado por la comida que ingerimos, el aire que respiramos y el agua que bebemos, así como por el estilo de vida y factores ambientales. Todos estos aspectos tienen un efecto acumulativo en el transcurso de la vida de una persona. Veamos estos factores un poco más de cerca, agrupados en tres clases de amenazas para la salud de nuestras células:

Amenaza #1: Nuestra dieta. Aproximadamente la tercera parte de las muertes por cáncer que ocurren en Estados Unidos cada año se deben a factores de alimentación, mientras que otra tercera parte se debe al uso del tabaco. Esto en cierto sentido es animador, porque aquí es donde podemos disminuir enormemente la extensión del cáncer al hacer cambios sencillos en nuestro estilo de vida.

Recuerde que sus células sanas están recibiendo un constante ataque. Este sucede cada minuto de cada día. Mientras usted está trabajando, caminando, comiendo o descansando, su cuerpo ya está ganando una guerra silenciosa que se lleva a cabo a su alrededor y dentro de usted. Esto se debe a su asombroso sistema inmunológico. Este sistema, junto con sus células sanguíneas y sus órganos vitales, está diseñado por Dios para vencer aun los más poderosos ataques provocados por agentes cancerígenos en alimentos y en el ambiente. Agradezca que este maravilloso sistema esté siempre funcionando para protegerlo.

Por tanto, ¿cómo podemos fortalecer nuestros sistemas inmunológicos y mantenerlos fuertes?

Nuestras dietas influyen directamente en ellos, ya sea de manera positiva o negativa. Puesto que nuestro sistema inmunológico es nuestra línea principal, y la más fuerte, de defensa contra el cáncer, debemos ser diligentes en cuidarlo y fortalecerlo ingiriendo los alimentos adecuados y evitando los dañinos. ¡Lo que usted come hace la diferencia!

Todo esto se aclarará a medida que continúe leyendo este libro. Por ahora, sencillamente observe que los antiguos textos hebreos de la Biblia dan pautas alimenticias que pueden reducir el riesgo de cáncer. Considere, por ejemplo, evitar la grasa de animales. La Biblia afirma:

> Estatuto perpetuo será por vuestras edades, dondequiera que habitéis, que ninguna grosura ni ninguna sangre comeréis.
>
> LEVÍTICO 3.17

La grosura a la que se refiere este versículo viene de las porciones de carne que contienen las sustancias más peligrosas: lipoproteínas de baja densidad. Como podrá ver, la Biblia también sugiere que los alimentos naturales dan la mejor nutrición para nuestros cuerpos. El problema en la dieta del estadounidense común llega cuando las comidas diarias se salen de las pautas bíblicas e incluyen:

- de grasas animales y aceites saturados.
- Azúcar en exceso, la cual debilita el sistema inmunológico y en realidad estimula el crecimiento del cáncer (que se alimenta de azúcar).
- Alimentos desvitalizados, que incluyen sal, harina refinada, comidas procesadas, carnes curadas y margarina.
- Toxinas en nuestra sangre, tales como nitritos y comidas aditivas.
- Metales pesados, como el mercurio que a veces se encuentra en el pescado.

Amenaza #2: Nuestro ambiente. Dios creó sustancias sanas que no solo nos dan energía natural, sino que también nos ayudan a prevenir las enfermedades. Sin embargo, la gente ha creado toxinas ambientales que debilitan la capacidad corporal de resistir el cáncer. Entre estos tóxicos están los solventes, pesticidas y residuos de metales pesados. Estas toxinas se acumulan en nuestros cuerpos y dañan nuestro ADN, que son los ladrillos moleculares de la vida, haciendo que las células originalmente sanas crezcan descontroladas. El aire de la ciudad es uno de los mayores agravantes. Está contaminado con hidrocarburos, el humo de las fábricas y de los cigarrillos, y otras sustancias tóxicas. En áreas rurales se rocían cada año sobre las cosechas estadounidenses casi dos mil millones de libras en pesticidas, muchos de los cuales son cancerígenos. Los animales de nuestras granjas también son alimentados con millones de libras de antibióticos y hormonas.

Miles de millones de basura letal se pudren en basureros tóxicos, y más de cincuenta mil de esos basureros en Estados Unidos amenazan con filtrar sus toxinas en los abastecimientos de agua. En las cáscaras de huevos de muchas aves, y en los órganos reproductores de muchos animales, se observan anormalidades como consecuencia del uso de químicos como el DDT. Afortunadamente el DDT fue prohibido desde 1973 debido a sus fatales efectos en la fauna y la flora, pero ha sido reemplazado por otros químicos.

A pesar de la creciente preocupación por las toxinas en nuestro ambiente, muchos de nuestros abastecimientos de agua contienen cloro, aluminio, pesticidas y muchas otras toxinas. Si solo nos enfocáramos en los efectos del cloro nos alarmaríamos mucho, porque cuando el cloro reacciona con otros materiales orgánicos forma carcinógenos (agentes cancerígenos) asociados con el cáncer en el colon, el recto y la vejiga.

> *Él herido fue por nuestras rebeliones, molido por nuestros pecados; el castigo de nuestra paz fue sobre Él, y por su llaga fuimos nosotros curados.*
>
> ISAÍAS 53.5

Amenaza #3: Nuestras reacciones radicales libres. Ciertas toxinas son sumamente perjudiciales para el ADN humano, que es la huella genética para la vida de las células del cuerpo. Estas toxinas del ambiente pueden ocasionar reacciones radicales libres en nuestras células. Para comprender estas reacciones, piense en el proceso de oxidación. El humo de la madera quemada en una chimenea es un subproducto. De igual manera, cuando usted metaboliza el alimento en energía, el oxígeno lo oxida (o quema) para producir energía. Este proceso no crea humo como sucede al quemar leña en una chimenea, pero sí produce subproductos peligrosos conocidos como radicales libres. Estos son moléculas que han liberado electrones errantes que causan daños en otras células.

Los radicales libres, considerados una clase de metralla molecular, pueden dañar las células e iniciar reacciones dentro del organismo. Dañan el ADN y en algunos casos hacen que las células sufran mutaciones, formando crecimientos cancerosos.

> *Hijo mío, está atento a mis palabras; inclina tu oído a mis razones. No se aparten de tus ojos; guárdalas en medio de tu corazón; porque son vida a los que las hallan, y medicina a todo su cuerpo.*
> PROVERBIOS 4.20-21

De manera asombrosa, los científicos han descubierto que el ADN en cada célula del cuerpo humano sufre diariamente entre mil y diez mil choques radicales libres. No obstante, si nuestros cuerpos carecen de un fuerte sistema antioxidante de defensa, entonces nuestro sistema se hacen cada vez más susceptible a dañar el ADN, y por consiguiente al cáncer.

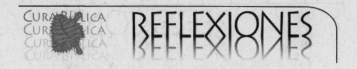
Cómo intimidar a las amenazas

Las «amenazas» que hemos visto no son la última palabra en nuestra salud. Como cristianos tenemos al Señor de nuestra parte, quien nos asegura que nada nos puede derrotar definitivamente, ni siquiera la misma muerte. He aquí cómo lo expresa el apóstol Pablo:

> Si Dios es por nosotros, ¿quién contra nosotros? El que no escatimó ni a su propio Hijo, sino que lo entregó por todos nosotros, ¿cómo no nos dará también con Él todas las cosas?
>
> ROMANOS 8.31-32

Piense ahora por algún tiempo en su nivel de fe en esta promesa, mientras la relaciona con su batalla contra el cáncer.

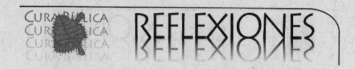

AMADO DIOS, yo creo. Ayúdame por favor en mi incredulidad de la siguiente manera:

_____

_____

_____

_____

_____

_____

_____

_____

_____

Gracias, Señor. Amén.

¿Qué debe hacer una persona?

Debido a que los agentes cancerígenos se incrementan a nuestro alrededor, podemos seguir las estrategias dadas por Dios para ganar la guerra contra sus efectos perjudiciales. Gracias a Él por habernos proporcionado métodos naturales y poder sobrenatural para triunfar. Por tanto, no desmaye. No se rinda. No sucumba ante el temor. El cáncer no es la última palabra... ¡La Palabra de Dios sí lo es!

Recuerde siempre que usted no está indefenso contra el cáncer. Ahora puede comenzar a dar algunos pasos prácticos y positivos para derrotarlo. Empiece simplemente poniendo en práctica mis «recetas» de cada capítulo. (Sin embargo, puesto que no puedo darle todas las respuestas para su situación particular, consulte siempre un médico para determinar el plan de prevención o tratamiento que más le convenga.)

El gran cantante cristiano, Pearl Bailey, dijo en una oportunidad: «Las personas ven todos los días a Dios; solo que no lo reconocen». En su batalla contra el cáncer, mire a Dios en todo lo que lo rodea. Reconozca su presencia en todo lo que hace, porque Él cuida de usted con un amor que se extiende con más profundidad que los océanos.

Dios es nuestro amparo y fortaleza, nuestro pronto auxilio en las tribulaciones. Por tanto, no temeremos, aunque la tierra sea removida, y se traspasen los montes al corazón del mar.

SALMO 46.1-2

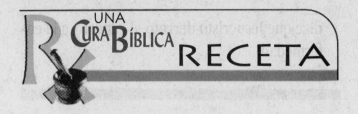
Dé primero algunos pasos

¿Está listo a dar algunos primeros pasos en la lucha contra el cáncer? He aquí un resumen de ciertos aspectos prácticos que ahora mismo puede comenzar a hacer. Revise los que le gustaría iniciar hoy:

❏ Empezaré a reconsiderar mi dieta y a pensar en hábitos alimentarios más saludables.

❏ Limitaré mis alimentos ricos en grasas, especialmente las carnes gordas.

❏ Evitaré el humo del cigarro y decidiré no fumar nunca o dejar de fumar.

❏ Me dedicaré a leer y memorizar la Palabra de Dios.

❏ Tomaré la determinación de seguir la fe y rechazar el temor, porque la Palabra de Dios

15

dice que Jesucristo derrotó al cáncer y a la enfermedad.

Capítulo 2

Obtenga fortaleza de los alimentos ricos en energía

¡Qué poderosa persona es nuestro Señor Jesucristo! Junto a todo su poder, en lo que más me gusta pensar es en la compasión profunda que Él usa para ejercitar su poder. Lea los evangelios y verá que Jesús va de un lugar a otro ofreciendo constantemente sanidad y perdón a todos los que se le acercan. Uno de mis relatos favoritos es esta historia de sanidad de una pavorosa enfermedad:

> Cuando descendió Jesús del monte, le seguía mucha gente. Y he aquí vino un leproso y se postró ante Él, diciendo: Señor, si quieres, puedes limpiarme. Jesús extendió la mano y le tocó, diciendo: Quiero; sé limpio. Y al instante su lepra desapareció.
>
> MATEO 8.1-3

Sanar a las personas es aun hoy día el deseo de Jesús. ¿Se ha postrado usted últimamente ante Él en busca de su sanidad, su compasión o su poder?

Jesús está listo para darle todas esas bendiciones. Quiero asegurarle en este breve capítulo que el Señor ya puso, con gran compasión, una enorme cantidad de poder en nuestros alimentos, ¡además del poder sanador para luchar contra el cáncer!

Su alimentación
y la energía divina

Sí, es verdad. Ya tenemos acceso a ciertos «alimentos ricos en energía» que pueden proporcionar a nuestros cuerpos enormes defensas contra el cáncer. Estas armas energéticas son poderosas defensas contra el cáncer y se les llama fitonutrientes. ¿Cuán buenos son? Imagine tan solo poder beber malteadas que disminuyan el colesterol, poder comer hamburguesas que le ayuden a luchar contra el cáncer y poder comer tartas de queso que le aplaquen las calenturas y el mal humor en la menopausia. Pues bien, en el orden creado de Dios existen las fuentes ideales de todo esto, y los científicos están comenzando a descubrirlas.

☑ UNA CURA BÍBLICA REALIDADES

Los fitoquímicos son la «nueva frontera nutricional», y sus investigaciones ya se han acelerado. En la época en que el 80% del cáncer común se relaciona con la dieta, el Instituto Nacional del Cáncer está tan convencido del potencial de los fitoquímicos, que ha destinado millones de dólares para que los científicos los analicen. En los alimentos que ingerimos existen decenas de miles de fitoquímicos, casi todos ellos en las frutas y las legumbres.

REALIDADES REALIDADES REALIDADES REALIDADES REALIDADES REALIDADES REALIDADES

Emocionante, ¿no es así? Quizás le gustaría saber más sobre las numerosas fuentes alimenticias energéticas de los fitonutrientes que usted necesita para vivir sano y luchar contra la enfermedad. Comenzaremos con los isoflavones mencionados arriba.

Los fitonutrientes y la conexión con la soya

¿Iso qué?

Sí, sé que es otro término extraño. Pero usted ya los está utilizando, ¿no es así? Los isoflavones son estrógenos naturales que se encuentran en la soya y sus derivados. Puesto que los investigadores del Instituto Nacional de Cáncer han informado las maravillosas propiedades para combatir el cáncer que tienen estos químicos, los recomiendo efusivamente. Usted puede obtener los suyos de estos alimentos a base de soya, que dan una amplia gama de treinta a cincuenta miligramos por porción:

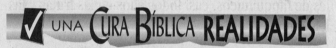

☑ UNA CURA BÍBLICA REALIDADES

Productos que tienen isoflavones

Soya seca tostada (1 onza)
Harina de soya (½ taza)
Pasta de harina de soya (¼ taza)
Proteína texturizada de soya (½ taza, cocinada)
Verduras amarillas y verdes o
soya negra (½ taza, cocinada)
Leche de soya común (1 taza)
Afrecho de soya (½ taza)
Tofú o queso de soya (½ taza)

REALIDADES REALIDADES REALIDADES REALIDADES REALIDADES REALIDADES REALIDADES

¿Realmente luchan estos alimentos en la guerra contra el cáncer? Por medio de investigaciones clínicas sabemos que las mujeres japonesas tienen cuatro veces menos cáncer de mama que las estadounidenses, y los hombres japoneses tienen cuatro veces menos riesgo de cáncer de la próstata que los estadounidenses. ¿Por qué el cáncer de mama y de próstata es mucho menor entre los japoneses que entre los estadounidenses? ¡Por los productos de la soya! Los japoneses consumen aproximadamente treinta veces más productos de soya que los estadounidenses.

Para comprender cómo la soya hace su asombrosa obra, usted debe saber que el cáncer crea nuevos vasos sanguíneos, para que las células continúen creciendo, alimentándose y descontrolándose en ellos. Este es un proceso llamado angiogénesis. Los potentes fitonutrientes de la soya im-

> *Aconteció un día que Jesús estaba enseñando, y estaban sentados los fariseos y doctores de la ley, los cuales habían venido de todas las aldeas de Galilea, de Judea y de Jerusalén; y el poder del Señor estaba con Él para sanar.*
>
> LUCAS 5.17

piden a menudo la formación de estos nuevos vasos sanguíneos y, como resultado, ¡los tumores se mueren de hambre!

He aquí detalladamente cómo funciona esto: La soya contiene fitoestrógenos, los cuales son fitonutrientes que tienen solo una milésima parte de la fuerza de los estrógenos. Sin embargo, tienden a bloquear los receptores de estrógeno en nuestras células, lo cual disminuye entonces el efecto productor de tumores en los elevados niveles de estrógeno. Por tanto, los fitoestrógenos de la soya en realidad anulan en las células de cáncer la capacidad de reproducirse y de convertirse en tumores.

Estos beneficios no se limitan a las mujeres. Para los hombres existe la aromatase, una enzima masculina que convierte la testosterona en estrógeno. Un estudio de 1989 realizado en ocho mil hawaianos mostró que quienes comían más queso de soya tenían las menores incidencias de cáncer a la próstata.

¿Ve por qué creo firmemente que todos debemos comer a diario alguna clase de alimento de soya? Por supuesto, hay diferentes fuentes de soya. Usted podría comenzar ingiriendo leche de soya, queso de soya, sopa de soya, extractos de proteína de soya, yogurt de soya, harina de soya, y aun tabletas de isoflavones (las cuales se pueden tomar como un sustituto). Creo sin embargo que la manera más fácil de obtener su soya de forma diaria es beber una malteada proteínica de soya a la que puede agregar una banana helada o un poco de aceite de linaza y hasta leche de soya. Si desea darse un trato especial, coma un dulce de soya con frutas:

UNA CURA BÍBLICA RECETA

HAGA UN BATIDO DE SOYA CON FRUTAS

2 tazas de bebida de soya bien fría con sabor a vainilla
1 taza de duraznos congelados en rodajitas
1 banana mediana, cortada en trozos
8 fresas medianas
¼ de cucharadita de canela molida

Licue la bebida de soya con los duraznos, la banana, las fresas y la canela hasta que esté suave y cremosa.
Alcanza para dos porciones.

Algunos otros salvavidas

¡Quiero recordarle que se mantenga orando y buscando a Dios a medida que hace estos cambios en su dieta! Aprópiese de la lección del profeta:

> Cuando mi alma desfallecía en mí, me acordé de Jehová, y mi oración llegó hasta ti en tu santo templo.
>
> JONÁS 2.7

Manténgase cada día en la vía del trono de la gracia, aun cuando no tenga ganas de orar; sus oraciones sí llegan hasta el Señor. Sé que puede ser difícil. Si usted tiene alguna clase de cáncer, el sufrimiento y la debilidad le pueden provocar crisis de desánimo.

> *Si se humillare mi pueblo, sobre el cual mi nombre es invocado, y oraren, y buscaren mi rostro, y se convirtieren de sus malos caminos; entonces yo oiré desde los cielos, y perdonaré sus pecados, y sanaré su tierra.*
>
> 2 CRÓNICAS 7.14

Los escritores de la Biblia aprendieron sobre los caminos de Dios del mismo modo en que usted y yo aprendemos acerca de Él. Ellos también a veces se sintieron desanimados.

David escribió:

> Claman los justos, y Jehová oye, y los libra de todas sus angustias. Cercano está Jehová a los quebrantados de corazón; y salva a los contritos de espíritu. Muchas son las aflicciones del justo, pero de todas ellas le librará Jehová.
>
> SALMO 34.17-19

LA CURA BÍBLICA Y USTED

¿Qué necesita usted?

La promesa de la Biblia es clara cuando se trata de orar por lo que necesitamos. Esto se aplica a todas las circunstancias, incluso cuando enfrentamos el cáncer y buscamos sanidad. Escuche las palabras de Jesús: «Yo os digo: Pedid, y se os dará; buscad, y hallaréis; llamad, y se os abrirá. Porque todo aquel que pide, recibe; y el que busca, halla; y al que llama, se le abrirá» (Lucas

11.9-10). Piense en lo que más necesita para aplicar estas palabras a su vida en estos días. Marque las líneas de abajo con la(s) letra(s) específica(s) que denota(n) su necesidad particular:

I= Necesito más INFORMACIÓN acerca de la salud y comprensión de la voluntad de Dios.

C= Necesito más CORAJE para enfrentar a mi enemigo, el cáncer.

V= Necesito más FUERZA DE VOLUNTAD para tener autodisciplina y tomar buenas decisiones.

F= Necesito más FE para creer en las promesas de Dios y perseverar en medio de mi aflicción:

___ Cuando escuche acerca de nuevos tratamientos, medicinas y terapias.

___ Cuando su médico le diga que necesita quimioterapia.

___ Cuando se sienta impaciente con el tiempo de Dios.

___ Cuando experimente otro contratiempo en la salud.

___ Cuando esté deprimido por el estrés y el dolor del cáncer.

___ Cuando deba movilizarse a otro lugar por razones de salud.

__ Cuando le preocupe enfermarse (o estar más enfermo).

__ Cuando no pueda comer lo que quiera.

__ Cuando tenga que hacer cambios en su estilo de vida debido a su enfermedad.

__ Otros:_____

- Piense: *¿Qué cosas son las que más me ayudan en mi lucha contra el cáncer, cuando estoy desanimado? ¿Qué pasos iniciales puedo dar exactamente ahora para ir al menos tras una de ellas?*

Le estoy diciendo sencillamente: Implemente en su dieta los cambios que le darán buena salud y confíe en la bondad del Señor para con usted respecto a todas las cosas. Además de los anteriores, le recomendaré rápidamente otro grupo de alimentos que contienen poderosos fitonutrientes: las verduras crucíferas. Dentro de estas maravillosas verduras están:

- El brécol
- El repollo
- Los repollitos de Bruselas

- La coliflor

Igual que la soya, las verduras crucíferas tienen numerosos compuestos fitonutrientes diferentes que incluyen los indoles. Estos pueden convertir el estrógeno de una forma fomentadora de cáncer a una forma preventiva. Lo hace al convertir el estradiol en estrone, lo cual también resulta en una disminución en el cáncer de mama.

Si usted detesta el sabor de las verduras crucíferas, ahora puede conseguir cápsulas de brócoli y tomar una o dos al día. También puede tomar cápsulas de «fitonutrientes de carbinol-indole», que se consiguen en tiendas naturistas o que las puede pedir por medio del Internet (www.living-healthier.com).

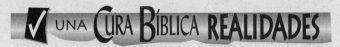

Fuentes alimenticias de sus fitonutrientes

Fitonutriente	Fuente alimenticia	Beneficios para su salud
Licopene	(Tomates)	Antioxidante prevención del cáncer protección del corazón
Sulforafane	(Brócoli)	Prevención del cáncer y desintoxicación celular
Polifenol	(Té verde)	Prevención del cáncer antibacterial desintoxicación
Organo-azufrado	(Ajo)	Mejoría del sistema inmunológico
Flavonoides	(Cebollas, manzanas)	Protección del corazón prevención del cáncer
Resveratroles	(Vino rojo)	Evita la formación del PGE2
Ácido elágico	(Fresas, uvas, nueces)	Propiedades anticancerígenas

Sepa algo más: los alimentos como brotes de trigo, alfalfa, cebada, espirulina, clorela y algas marinas son sumamente ricas en clorofila. Se ha descubierto que la clorofila tiene efectos anticancerígenos, puesto que protege al ADN de la perjudicial radiación. También se ha demostrado que estos alimentos tienen propiedades antivirales, antitumorales y anti-inflamatorias. Es más, tales alimentos en realidad pueden anular los cancerígenos en las comidas cocinadas y hasta en el humo del cigarrillo. Recomiendo a mis pacientes que beban de esta manera la clorofila que contienen estos alimentos ricos en energía:

UNA CURA BÍBLICA RECETA

MALTEADA DIARIA DEL DR. COLBERT

Tome una cucharada de cada uno de estos polvos y, con jugo de naranja, mézclelos en una batidora. Revuelva hasta que esté suave y cremoso.

- alfalfa
- cebada
- clorela
- trigo
- espirulina
- algas marinas

Beba esta mezcla diariamente.

Personalmente bebo este brebaje, junto con jugo de naranja recién exprimido, tan pronto me levanto cada mañana. También lo tomo en la tarde cuando llego del trabajo. ¿Y usted? ¿Hará la prueba?

Amigo, sé que se podría sentir un poco golpeado por el cáncer. Con seguridad esto es fácil y natural de comprender. ¿Hay también quebranto en

> *Por nada estéis afanosos, sino sean conocidas vuestras peticiones delante de Dios en toda oración y ruego, con acción de gracias.*
>
> FILIPENSES 4.6

su espíritu? Quizás hasta le haya venido una sensación de desesperanza. ¡Ánimo! Le ofrezco estas animadoras palabras para concluir este capítulo:

Dios utiliza lo roto. Es necesario romper la tierra para producir una cosecha, romper las nubes para producir lluvia, romper el grano para producir pan, romper el pan para dar fuerzas. Es el frasco de alabastro roto el que da perfume grato ... es Pedro, llorando amargamente, quien regresó con más poder que nunca.

VANCE HAVNER

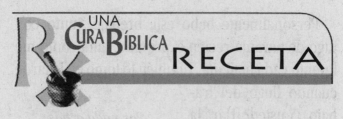

Escoja sus alimentos ricos en energía

¿Está usted comiendo alimentos ricos en energía? Revise en la siguiente lista cuáles come regularmente y encierre con un círculo los que debe comenzar a comer ¡AHORA MISMO!

Brécol	Repollo	Repollitos de Bruselas
Coliflor	Tomates	Ajo
Té verde	Manzanas	Brotes de trigo
Alfalfa	Cebada	Espirulina
Clorela	Algas marinas	Champiñones
Aceitunas	Fresas	Frambuesas
Uvas	Nueces	Frutas secas

Capítulo 3

¿Grasas saludables?

Imagínese clavando los dientes en un sabroso y jugoso bistec de tres centímetros de ancho. Mientras saborea el mordisco, usted unta mantequilla en la papa, encima le coloca un montón de crema agria, y se pone de nuevo al ataque. Continúa después con un exquisito y copioso helado de crema. ¿Qué podría ser mejor?

En realidad, esto de ninguna manera es tan grandioso para su salud. Para permanecer sano, usted tendrá que eliminar de raíz el bistec y el helado... además de algunas otras cosas.

No le sorprende, ¿verdad?

Por supuesto, nada de esto es nuevo para usted. En relación con la salud en general, sin duda usted habrá oído una y otra vez sobre los peligros de las grasas saturadas, del elevado nivel de azúcar y de las dietas ricas en sodio. Sin embargo, ¿sabe que algunas dietas están vinculadas con el incremento en la incidencia del cáncer? Esto es especialmente cierto con la dieta alta en grasa, la cual está muy relacionada con el cáncer del colon, el recto y la próstata. No obstante, hay mucha esperanza a este respecto, porque definitivamente usted puede reducir el riesgo de cáncer si sigue una dieta que incluye grandes proporciones de frutas, verduras, granos y frijoles, mientras limita las cantidades de carnes rojas, derivados de la leche y otros alimentos ricos en grasas. La Biblia recomienda claramente este estilo de alimentación:

> Dijo Dios: He aquí que os he dado toda planta
> que da semilla, que está sobre toda la tierra, y
> todo árbol en que hay fruto y que da semilla;
> os serán para comer.
>
> GÉNESIS 1.29

Al ingerir la clase de dieta que el Creador estipuló para nuestros cuerpos, construimos de manera natural un fuerte sistema inmunológico que nos defiende del cáncer. He aquí cómo sucede: Sabemos que los compuestos hormonales (prostaglandinas) afectan enormemente nuestro sistema inmunológico. (Cuando la mayoría de las personas escuchan la palabra *hormona* piensan en hormonas sexuales, como el estrógeno. Sin embargo, el organismo humano tiene centenares de hormonas que regulan todo, desde la función tiroidal hasta los niveles de azúcar en la sangre.) Existen formas muy diferentes de prostaglandinas; algunas son beneficiosas y otras son sumamente perjudiciales.

PGE_2 es de las prostaglandinas malas. Podría en algo parecerse a *La guerra de las galaxias*, pero PGE_2 no es un robot sino una prostaglandina peligrosa relacionada con la formación de cáncer de próstata, colon y mama. La ingestión de demasiada grasa poli-insaturada, como aceites de girasol, palma y maíz, ocasionarán un incremento de PGE_2. Un nivel elevado de PGE_2 puede aumentar en nosotros el riesgo de esas clases de cáncer. Además, ingerir insuficientes cantidades de aceite de pescado, poco aceite de linaza y pocos ácidos grasos esenciales como omega-3, también es causa del incremento de PGE_2. A la inversa, las dietas su-

> *Sáname, oh Jehová, y seré sano; sálvame, y seré salvo; porque tú eres mi alabanza.*
> JEREMÍAS 17.14

mamente bajas en grasa, o sin grasa, tienden también a incrementar el PGE$_2$ en nuestro organismo. Por eso es muy importante el correcto equilibrio de ácidos grasos esenciales.

¿Esencialmente acidificado?

El cuerpo no puede manufacturar los ácidos grasos esenciales (AGE) como omega-3, por lo que se deben consumir por medio de dietas o suplementos. Los AGE ayudan al organismo a reparar y crear nuevas células. Omega-3, en particular, parece ser muy eficaz en limitar la extensión del cáncer.

> Según un reciente descubrimiento, los ácidos grasos omega-3 crean realmente barreras en el cuerpo, dificultando a las células cancerígenas que salgan de un tumor primario y formen nuevas colonias. El cáncer que se extiende (metástasis) es el verdadero asesino.

Está claro que los AGE como el omega-3 son increíblemente beneficiosos. He aquí algunos alimentos omega-3 que debe incluir en su dieta, como un medio para prevenir y luchar contra el cáncer: nueces crudas, linaza y aceite de linaza, pescado (salmón, macarela, halibut, atún, arenque y bacalao) y aceite de pescado. Por supuesto, es importante saber qué grasas comer y cuáles evitar cuando se trata de prevenir aquellas prostaglandinas mencionadas arriba.

Disfrute las buenas grasas

En mi deseo de hacerle las cosas sencillas y prácticas, para su plan de alimentación me enfocaré tan solo en una fuente fantástica de grasa buena. Esta es la humilde aceituna con su fabuloso aceite dorado.

Aunque usted no lo crea, las aceitunas le pueden ayudar a combatir el cáncer. La grasa que se encuentra en ellas es una sustancia excelente y saludable que nuestros cuerpos

> *El Espíritu del Señor está sobre mí, por cuanto me ha ungido para dar buenas nuevas a los pobres; me ha enviado a sanar a los quebrantados de corazón; a pregonar libertad a los cautivos, y vista a los ciegos; a poner en libertad a los oprimidos; a predicar el año agradable del Señor.*
> LUCAS 4.18-19

necesitan. La dieta de los tiempos bíblicos incluía abundante aceite de oliva y otros alimentos mediterráneos que promueven la salud y la sanidad. Dios describió la tierra prometida para su pueblo, como un lugar que ofrecía nutritivas aceitunas:

> Jehová tu Dios te introduce en la buena tierra, tierra de arroyos, de aguas, de fuentes y de manantiales, que brotan en vegas y montes; tierra de trigo y cebada, de vides, higueras y granados; tierra de olivos, de aceite y de miel.
>
> DEUTERONOMIO 8.7-8

Las aceitunas y el aceite de oliva contienen una sustancia llamada *esqualene*, que tiene efectos anticancerígenos. En nuestros días, las mujeres griegas presentan solamente la tercera parte de la incidencia de cáncer de mama que las mujeres estadounidenses. Sin embargo, casi el 40% del consumo calórico en Grecia proviene de las grasas. Sin embargo, la mayor parte de su consumo de grasas proviene del aceite de oliva. Debido a estos hechos, cuando vaya a freír recomiendo utilizar un poco de aceite de oliva extra virgen y revolver constantemente.

Por cierto, siempre que una receta pida agregar alguna clase de aceite, ¿por qué no usar aceite de oliva extra virgen? Además, cuando usted se disponga a comer una ensalada, escoja un aderezo con base de aceite de oliva extra virgen y recuerde añadir muchas aceitunas a sus ensaladas y otros platos. Es bien sabido que las mujeres con dietas mediterráneas que contienen enormes cantidades de aceite de oliva y aceitunas, tienen un riesgo menor de cáncer de mama.

> *Cómo Dios ungió con el Espíritu Santo y con el poder a Jesús de Nazaret, y cómo este anduvo haciendo bienes y sanando a todos los oprimidos por el diablo, porque Dios estaba con Él.*
>
> HECHOS 10.38

Alimentos naturales mediterráneos de Dios

Aceite de oliva

Hay tres clases de aceite de oliva para cocinar y para poner en ensaladas o pastas:

Extra virgen: Recomiendo usar esta clase de

aceite de oliva cuando sea posible. Generalmente es el más puro y delicioso. Observe el color. Mientras más subido sea, más intenso es su sabor. Esta clase de aceite de oliva tiene la mayoría de sustancias que combaten el cáncer.

Puro o virgen: Es más pálido que el extra virgen y se utiliza generalmente para freír a temperatura media o baja.

Liviano: Este se usa a menudo por sus saludables beneficios para el corazón, pues contiene grasas mono-insaturadas sin el fuerte sabor de las aceitunas. Es bueno para freír a altas temperaturas.

REALIDADES REALIDADES REALIDADES REALIDADES REALIDADES REALIDADES REALIDADES

Evite las grasas perjudiciales

Ya mencioné las grasas perjudiciales, pero ¿cómo reconocerlas? Por lo general se les denomina saturadas y poli-saturadas. Puesto que están asociadas con muchos tipos diferentes de cáncer, aprenda a reconocer y a evitar estas clases peligrosas de grasas. Las grasas poli-saturadas residen principalmente en aceites de palma, girasol y maíz. Las grasas saturadas vienen de productos animales como leche entera, carne roja, cerdo,

piel de pollo y pavo, tocino, fiambres de cerdo, queso, helado y mantequilla. Aléjese de ellos todo lo que pue-da.

> *Recorrió Jesús toda Galilea, enseñando en las sinagogas de ellos, y predicando el evangelio del reino, y sanando toda enfermedad y toda dolencia en el pueblo.*
>
> MATEO 4.23

Evite particular-mente la margarina. ¿Le sorprende? Creo que las súper grasas son las grasas más perjudiciales. Son fa-bricadas por el hombre y creadas con aceite vege-tal hidrogenado. Dentro del procedimiento, el aceite se calienta a una temperatura elevada y lue-go se hace hervir hidrógeno dentro de él, hacien-do que el aceite vegetal líquido se endurezca y se vuelva un alimento hecho por el hombre llamado *margarina*. Por desgracia, la margarina se agre-ga a la mayoría de lo que horneamos, a los panes, a los pasteles y a muchos de nuestros alimentos procesados. Las grasas hidrogenadas no solo in-crementan el riesgo de enfermedades del corazón sino también el riesgo de cáncer. Por tanto, si us-ted desea untar una de las caras de su tostada con estos productos, prefiera mantequilla en vez de margarina.

Dios dijo hace mucho tiempo al pueblo de Israel:

Si oyeres atentamente la voz de Jehová tu Dios, e hicieres lo recto delante de sus ojos, y dieres oído a sus mandamientos, y guardares todos sus estatutos, ninguna enfermedad de las que envié a los egipcios te enviaré a ti; porque yo soy Jehová tu sanador.

ÉXODO 15.26

Esta promesa es también para nosotros. Él sigue siendo el Señor que nos sana hoy día. Y creo que todavía nos insta a oír atentamente su voz y a hacer lo recto. Ese debe ser nuestro enfoque respecto a todos los aspectos del diario vivir, incluyendo lo que comemos.

> *Mi Dios suplirá todo lo que os falta conforme a sus riquezas en gloria en Cristo Jesús*
> FILIPENSES 4.19

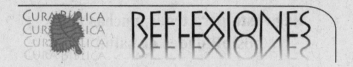
¿Cómo se aplica?

Piense cómo hoy día se aplica a usted Éxodo 15.26. ¿Ha considerado últimamente lo que significa seguir la dirección de Dios y hacer lo justo? Complete las frases siguientes y luego escriba una oración al Señor a la luz de sus respuestas.

- Sé que estoy escuchando la voz de Dios cuando...
- La última vez que esto sucedió, respondí...
- Me es muy difícil hacer lo recto cuando...

Querido Señor:
Te agradezco por...

_____.

Ayúdame por favor a...

_____

Amén.

Haga esto para tener muchas más posibilidades de salud

Cerraré este capítulo con dos mensajes sencillos de advertencia acerca de su consumo de grasas:

Primero, coma pescado. Recuerde que las grasas más saludables que puede comer son los ácidos grasos omega-3, los cuales provienen principalmente del pescado de aguas frías como el salmón, la macarela, el atún, el arenque y el bacalao. (Estos otros alimentos ricos en omega-3 tienen un efecto protector contra el cáncer: aceite de linaza, aceite de hígado de bacalao, hortalizas de color verde oscuro, brécol, col rizada, repollo, alcachofas.) Un estudio importante en Europa descubrió que los más bajos porcentajes de cáncer están asociados con el mayor consumo de pescado y aceite de pescado, mientras que aparentemente los mayores porcentajes se presentan con el consumo de grasas animales.

Mi segundo mensaje de advertencia es que duplique la dosis diaria de aceite de linaza. Este aceite es sumamente rico en el ácido graso omega-3 llamado ácido alfalinolénico. La linaza recién molida contiene una clase de fibra llamada lignan, la que también tiene efectos anticancerosos. Actúa de manera similar a la soya, pues anula la enzima que convierte en estrógeno a la testosterona u otras hormonas. Personalmente tomo una cucharada de aceite de linaza dos veces al día. Además, al menos una vez al día muelo cinco cucharaditas de linaza en un molinillo de café.

¿Cómo puede comer linaza molida? En cucharadas; agregue linaza molida a los cereales o en batido de frutas. Otra manera fácil de tener linaza en su dieta es agregarla molida a la harina para bizcochos, panes y otros productos horneados. En sus recetas puede reemplazar unas pocas cucharadas de harina con linaza molida, sin que cambie notoriamente el sabor o la textura de sus productos horneados. (Observación: No cocine con aceite de linaza. Este se oxida y forma una grasa muy peligrosa. También tire a la basura la botella después de haberlo usado durante un mes, pues el aceite es muy propenso a la oxidación después de abierto el envase.)

> *[El Señor] envió su palabra, y los sanó, y los libró de su ruina.*
> SALMO 107.20

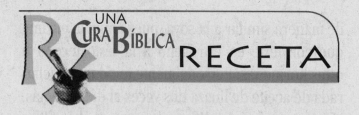

UNA CURA BÍBLICA RECETA

Cocina saludable

Enumere tres maneras en que incluirá el aceite de oliva en la preparación de sus alimentos:

1. _____

2. _____

3. _____

Describa cómo usará la linaza al hornear sus alimentos:

_____

_____

_____

_____

Ponga un círculo a los días de la semana en que comerá pescado:

Lun   Mar   Mie   Jue   Vie   Sab   Dom

Capítulo 4

Triunfe con fibra y suplementos

Si usted quiere ganar la guerra contra el cáncer, deberá comer las cosas que lo combaten. En este capítulo le ofreceré algunas de estas cosas, de modo que usted no tenga duda acerca de qué hacer. Por favor, no se sienta abrumado al considerar cada una de ellas. Dé un paso a la vez. Añada las cosas buenas que le faltan y elimine las que se han vuelto un hábito perjudicial. Pronto se dará cuenta de que sus hábitos alimentarios se están transformando.

> Ten misericordia de mí, oh Jehová, porque estoy enfermo; sáname, oh Jehová, porque mis huesos se estremecen.
>
> SALMO 6.2

Si este es también su clamor, recuerde que

47

Dios oye y contesta. Él también lo invita y lo ayuda a cambiar para bien, y además, Él está de su lado. Comencemos ahora con esa lista.

¡Llénese de fibra!

Escuche a los individuos en la televisión que le hablan de sus necesidades de fibra. ¡Tienen razón! La fibra es muy importante para evitar el cáncer porque envuelve los químicos que lo causan y ayuda a expulsarlos del cuerpo. Por ejemplo, hay estudios que muestran que las dietas altas en fibra hacen disminuir realmente el riesgo de cáncer de mama. El pueblo finlandés consume una dieta rica tanto en grasas como en fibra. Sin embargo, la incidencia de cáncer del pecho es mucho más baja allí que en otros países industrializados como Estados Unidos, donde las personas comen mucha grasa pero poca fibra.

Una dieta rica en fibra también hará bajar el estrógeno, envolviéndolo para sacarlo del cuerpo. Incrementa la cantidad de las deposiciones, lo cual acelera la eliminación y por consiguiente minimiza la cantidad de tiempo que las toxinas permanecen en contacto con las paredes del colon. Una clase de fibra que se encuentra en las paredes celulares de las frutas cítricas, llamada pectina cítrica moderada, es un potente luchador contra el cáncer. Esta sustancia puede cortar la enfermedad al evitar que las células del cáncer se adhieran al tejido. La pectina cítrica moderada, junto con productos de la soya, es excelente para impedir la extensión (metástasis) del cáncer.

✓ UNA CURA BÍBLICA REALIDADES

Siete fuentes básicas de fibra en su dieta

Recomiendo rotar las fuentes que enumero abajo, puesto que cada una tiene su propia función en ayudar a su cuerpo a prevenir el cáncer, especialmente el del colon. Tome siempre productos con fibra separadamente de otros medicamentos o suplementos, los cuales pueden disminuir la eficacia de la fibra. Las siete fuentes son:

- Salvado
- Celulosa (capas exteriores de verduras y frutas)
- Resina (de legumbres)
- Hemicelulosa (manzana, banano, maíz, frijol, remolacha, pimentón, cereales integrales)

- Lignina (nuez del Brasil, zanahoria, papa, fresa)
- Mucílagos (álside, consuelda, melena, linaza, calalú)
- Pectina (manzana, repollo, calalú, zanahoria, remolacha)

En las muy variadas formas de fibra se incluyen pisilio, salvado de avena, salvado de arroz, linaza molida, pectina cítrica moderada y otras. Encuentre su forma favorita de fibra y tómela diariamente. Personalmente prefiero la linaza recién molida. Sin embargo, usted podría utilizar productos de pisilio que puede comprar sin receta, como Fibra PerDiem, Matamucil o salvado de avena. Ahora veamos cómo batallar contra el cáncer usando estos suplementos: aminoácidos, vitaminas, minerales y hierbas.

Agregue este aminoácido

A lo largo de este libro hemos identificado las sustancias maravillosas que Dios ha creado para nuestra salud y prevención de enfermedades. La glutamina es una de las más destacadas. Este es el aminoácido más abundante, y se encuentra en el tejido muscular, en la sangre y en la médula espinal. Es también el único aminoácido que pasa fácilmente de la sangre al cerebro. La glutamina, un antioxidante poderoso, es sumamente valioso para la función del sistema inmunológico porque

> *Yo haré venir sanidad para ti, y sanaré tus heridas, dice Jehová; porque desechada te llamaron, diciendo: Esta es Sion, de la que nadie se acuerda.*
> JEREMÍAS 30.17

aumenta la actividad natural celular de eliminación. También corta la peligrosa prostaglandina PGE_2. Recomiendo tomar aproximadamente mil miligramos de L-glutamina treinta minutos antes de cada comida.

Los suplementos glutamínicos se consiguen en tiendas naturistas, aunque usted los puede obtener si consume ciertas plantas crudas, como espinaca y perejil. No deben consumirla personas con cirrosis hepática, problemas renales, síndrome de Reye o cualquier clase de desorden que pueda resultar en una acumulación de amoníaco en la sangre. Asegúrese de consultar a un médico antes de tomar este o cualquier otro suplemento.

Tómate tus vitaminas, querido...

Mamá siempre nos lo recordaba, ¡por tanto hagamos caso! Ciertas vitaminas son muy importantes para la operación del sistema inmunológico y la prevención del cáncer. He aquí su lista de las que debe tomar:

- *Vitamina A:* Aproximadamente 5.000 unidades internacionales al día.
- *Beta caroteno:* Aproximadamente 25.000 unidades internacionales al día.
- *Vitamina C:* De 500 a 1.000 miligramos, dos o tres veces al día.
- *Ácido fólico:* 800 a 1.000 microgramos al día. Esta podría ser la vitamina B en la prevención del cáncer. Es esencial para reparar el ADN. Los pacientes que consumen la mayor cantidad de ácido fólico tienen una reducción importante en el riesgo de desarrollar pólipos del colon. Tome diariamente esta vitamina para estimular la actividad inmunológica y asegurar la reparación necesaria del ADN.
- *Vitamina E:* Al menos 400 unidades internacionales por día. La vitamina E protege el timo, el cual es una de las principales glán-

dulas responsables de la función inmunológica. También ha demostrado que disminuye aproximadamente en 32% el porcentaje de cáncer prostático. Otros estudios vinculan un alto consumo de vitamina E en la disminución del cáncer de mama y del útero. Recomiendo al menos 400 unidades internacionales de vitamina E al día. Lo mejor es conseguir todas las cuatro formas de vitamina E, en las que se incluyen tocoferoles alfa, beta, gamma y delta, que se encuentran en la especial E. Usted puede encontrar la mayoría de estas vitaminas en una fórmula vitamínica integral. Al final de este libro damos información sobre cómo obtener multivitaminas de sanidad divina.

Preocúpese también de los minerales

Ciertos minerales son esenciales para su función inmunológica. Tanto el *zinc* como el *selenio* tienen gran importancia para un firme funcionamiento inmunológico. Por desgracia, mucho del suelo en los Estados Unidos tiene deficiencia en selenio. Las personas con un consumo bajo de selenio tienen un riesgo superior de desarrollar cáncer, especialmente del estómago y esófago. Algunas de las más elevadas incidencias de cáncer estomacal se encuentran en la China, en áreas donde los niveles de selenio en el suelo son los más bajos. Luche por consumir al menos 200 miligramos de selenio por día.

El *calcio* es otro mineral que puede evitar el desarrollo del cáncer. Es esencial para prevenir el cáncer del colon. El calcio puede anular los ácidos más activos y ayudar a sacarlos del cuerpo. Esto disminuye la cantidad de toxinas expuestas en las paredes del colon. Usted puede conseguir calcio de la leche y del queso descremados. También puede consumir suplementos de calcio (aproximadamente 1.000 miligramos al día para las mujeres premenopáusicas, y 1.500 diarios para las posmenopáusicas).

> *Al ponerse el sol, todos los que tenían enfermos de diversas enfermedades los traían a Él; y Él, poniendo las manos sobre cada uno de ellos, los sanaba.*
>
> LUCAS 4.40

El *IP$_6$*, conocido como insito hexafosfato, tiene fuertes funciones antitumorales. Puede obligar a las células cancerosas a madurar y a comportarse de alguna manera similar a las células normales. El IP$_6$ también puede fortalecer nuestro sistema inmunológico y fomentar la actividad de nuestras células naturales asesinas. Este poderoso antioxidante se encuentra en los cereales integrales, en las legumbres y en los granos de soya. Reside en las capas de salvado del arroz y de los granos de trigo. En el maíz, se encuentra en la parte del germen del grano.

Finalmente, el *cartílago de tiburón* también ha demostrado ser beneficioso para prevenir y tratar el cáncer. Aparentemente impide la angiogénesis, tanto en condiciones de laboratorio como en organismos vivos.

Salud por medio de hierbas

Ciertas hierbas tienen potentes efectos anticancerosos. El *romero* impide la formación de la peligrosa prostaglandina PGE$_2$ y estimula el proceso de desintoxicación de dos enzimas en el hígado. También se ha demostrado que el romero impide que los químicos que producen cáncer se adhieran a las células de ADN, además de impedir la formación de tumores.

Otra hierba importante es la *cúrcuma*, que evita la formación de la peligrosa prostaglandina PGE$_2$. Bloquea la formación de cáncer en todas sus etapas de desarrollo. Tome 300 miligramos de cúrcuma al día, o para un efecto mucho mayor, tómelos tres veces al día.

El *silimarín* es otra hierba potente que ya mencionamos. Tome una dosis de 175 miligramos de esta hierba dos veces al día.

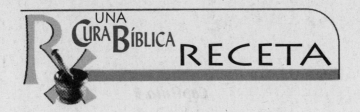

Luche con fibra contra el cáncer

Conseguiré mi fibra diaria de (enumere al menos cinco maneras):

1._____
2._____
3._____
4._____
5._____

Los suplementos que ingeriré son:

_____

_____

Las hierbas que consumiré son:

_____

_____

Capítulo 5

¡Decida desintoxicarse!

Cuando el gran rey David experimentó sanidad por la mano de Dios, levantó su corazón en alabanza, declarando: «Jehová, Dios mío, a ti clamé, y me sanaste» (Salmo 30.2). Espero que usted también esté levantando diariamente el corazón hacia el Señor. Sí, clame a Él siempre que necesite ayuda. Ni siquiera tiene que utilizar palabras, pues Víctor Hugo dijo en cierta ocasión: «Ciertos pensamientos son oraciones. Son momentos en que, cualquiera que sea la actitud del cuerpo, el alma está de rodillas».

Mientras busca al Señor en sus pensamientos y oraciones recuerde que, desde el punto de vista médico, en la restauración de la salud participa alguna clase de desintoxicación del cuerpo, para dar una vía al proceso restaurador de sanidad. Por tanto, en este capítulo ahondamos en el proceso de desintoxicación. Esta es una parte importante del arsenal de su cuerpo en la lucha contra el cáncer, que usted puede aprender a apoyar y fortalecer.

Saque la basura

Exactamente como usted saca la basura al borde de la acera todos los miércoles en la mañana (¿o es el viernes?), así su cuerpo debe expulsar de su sistema los diferentes desperdicios e impurezas. Sin embargo, este no es un hecho semanal; sucede todo el tiempo, principalmente por medio del trabajo de su hígado.

El hígado es el órgano más importante del cuerpo para desintoxicar todos los químicos dañinos que consumimos en nuestra dieta diaria. Elimina la toxicidad de sustancias perjudiciales como pesticidas, alimentos aditivos y contaminantes, entre muchas otras. Asegúrese por tanto de mantener la salud de su hígado para que le ayude a ganar la guerra contra el cáncer. Las lesiones en su hígado pueden resultar de la ingestión de alcohol, del sobrepeso, del abuso de drogas o químicos, o de una dieta inadecuada.

Además de desintoxicar, el hígado tiene otras funciones importantes en el metabolismo del cuerpo, como ayudar en la digestión y en la producción de energía. Cuando el cuerpo digiere proteínas (y por medio de la fermentación bacterial de los alimentos en los intestinos), se produce amoníaco. Junto con otras sustancias tóxicas en el organismo, el amoníaco se mezcla en el hígado con otras sustancias menos tóxicas y luego se elimina a través de los riñones.

Se debe recalcar que si el hígado no desintoxicara nuestro cuerpo, estaríamos llenos de toxinas como amoníaco, desperdicios metabólicos, residuos de insecticidas y otros químicos peligrosos. Por tanto, dependemos mucho de nuestro hígado para la buena salud. Este poderoso órgano de limpieza tiene un asombroso sistema de dos fases para neutralizar y eliminar las toxinas del cuerpo. Esto lo hace empleando varias enzimas desintoxicantes. He aquí cómo funciona el proceso:

Fase uno: Al pasar por el hígado, muchas toxinas se hacen solubles en el agua. Sin embargo, al hacerlo ocasiona que muchas de ellas en realidad se vuelvan más activas, lo que las hace más perju-

> *Dondequiera que entraba [Jesús], en aldeas, ciudades o campos, ponían en las calles a los que estaban enfermos, y le rogaban que les dejase tocar siquiera el borde de su manto; y todos los que le tocaban quedaban sanos.*
>
> MARCOS 6.56

diciales. En la fase uno del sistema de desintoxicación participan cerca de cien enzimas distintas.

Fase dos: Mientras la fase uno descompone las toxinas, haciéndolas más solubles al agua, la fase dos adhiere enzimas desintoxicantes especiales a las toxinas. A este proceso se le llama conjugación, y el engranaje debe estar sincronizado con la fase uno.

A la sustancia que sustenta estas enzimas y desintoxica el cuerpo se le denomina glutacione. Este es el antioxidante que más abunda en nuestro organismo y se produce de la proteína del suero, en el glutamín, en el cisteine-acetil y en los vegetales crucíferos, entre otras cosas. El glutacione también recicla antioxidantes como vitamina C y E, y es muy esencial en la función del sistema inmunológico.

Ahora que mi explicación técnica está completa, quiero detenerme aquí y preguntarle: ¿Estaría usted de acuerdo en que podríamos beneficiarnos al conocer las clases de nutrientes y químicos que ayudan en el proceso de desintoxicación? En este librito no me puedo referir a todas ellas. Sin embargo, consideremos dos de las sustancias más importantes que usted puede comenzar a poner hoy mismo en su dieta.

Consiga suficiente silimarín

El silimarín es una maravillosa creación de Dios. Llamada también alcachofa silvestre o cardo de María, es un antioxidante y flavonoide único que contiene poderosas sustancias protectoras del hígado (estimula incluso la producción de nuevas células del hígado). Su ingrediente activo es el silimarín.

Lo bueno del silimarín es que usted puede tomarlo en cápsulas. Si usted usa este producto para problemas del hígado relacionados con alcohol, hepatitis, cáncer o cirrosis, tome 200 miligramos tres veces al día (total 600 miligramos).

Usted deberá esperar al menos ocho semanas antes de determinar su utilidad. Si está usando este producto para desintoxicarse o como preventivo, serán suficientes 175 miligramos al día.

Junto con el silimarín, otros alimentos que estimulan la fase dos de desintoxicación son el brécol, la espinaca, las verduras crucíferas, el té verde, el té de cúrcuma, los repollitos de Bruselas, las fresas, las frambuesas y las uvas.

Agregue suficiente zinc

El zinc es un mineral esencial que se encuentra en ostras, cangrejos, carne de res (ternera), hígado, huevos, carne de aves, levadura de cerveza y pan integral, entre otras fuentes. Tiene que ver con la agudeza del gusto y el olfato, el crecimiento y desarrollo sexual, y es importante para el crecimiento del feto y la sanidad de las heridas. Su función más importante para el hígado es protegerlo del daño químico. En resumidas cuentas, con toda la basura que pasa por su hígado todos los días, este necesita ayuda para mantenerse sano.

Una manera en que sufre el hígado es por medio de la toxicidad de metales pesados en nuestros cuerpos, especialmente del mercurio. ¿Se está preguntando si tiene este problema? La siguiente es una lista de síntomas relacionados con la toxicidad del mercurio. Examínelos personalmente, y si su puntaje es alto, le recomiendo que consulte a su médico. Elevados niveles de mercurio en su organismo pueden interferir con la actividad enzimática y dar como resultado ceguera y parálisis.

Los metales pesados en el cuerpo pueden producir los siguientes síntomas:

- Depresión
- Mareos
- Enfermedades en las encías
- Insomnio
- Debilidad muscular

- Dermatitis
- Fatiga
- Pérdida de cabello
- Pérdida de la memoria
- Salivación excesiva

Si usted cree que esta clase de toxicidad puede ser su caso, debería desintoxicar su organismo del mercurio ingiriendo alimentos ricos en clorofila (como clorela) y suplementos con zinc. La deficiencia de zinc se ha asociado con diferentes clases de cáncer, entre ellos el de próstata, esófago y pulmones. Recomiendo tomar aproximadamente 30 miligramos diarios de zinc. (Observación: Tenga cuidado con el consumo de zinc. Si toma tanto hierro como zinc, hágalo a diferentes horas, puesto que ellos se interfieren entre sí. Además, tomar zinc en dosis más altas puede deprimir el sistema inmunológico.)

Ahora, un mensaje final acerca de la desintoxicación. Recuerde que somos personas integrales, más que solo cuerpos. Debido a esto, también estamos llamados a permanecer puros en nuestra mente y espíritu. ¿Cómo podríamos hacerlo sin meditar de día y de noche en nuestro Creador y en su Palabra? He hablado de la maravillosa limpieza de la basura mediante el funcionamiento del hígado en nuestros cuerpos. Sin embargo, las Escrituras también hablan de una limpieza del corazón y del alma.

> *Saliendo Jesús, vio una gran multitud, y tuvo compasión de ellos, y sanó a los que de ellos estaban enfermos.*
>
> MATEO 14.14

¡Deje que esto lo anime! Es el Señor quien limpia nuestro interior, porque no tenemos poder para hacerlo por nosotros mismos. Esa es una buena noticia; el Gran Médico hace un trabajo extraordinario cuando entra en nosotros y nos desintoxica.

Purifícame con hisopo, y seré limpio; lávame, y seré más blanco que la nieve.

SALMO 51.7

Si confesamos nuestros pecados, Él es fiel y justo para perdonar nuestros pecados, y limpiarnos de toda maldad.

1 JUAN 1.9

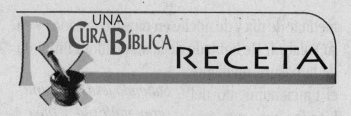

UNA CURA BÍBLICA RECETA

Proteja su hígado

Compruebe las cosas que hará para proteger su hígado en la prevención del cáncer:

☐ Tome silimarín

☐ Coma brécol, espinaca, legumbres crucíferas, té verde, té de cúrcuma, repollitos de Bruselas, fresas, frambuesas y uvas.

☐ Evite el excesivo consumo de alcohol.

☐ Evite alimentos y líquidos que contienen toxinas ambientales como pesticidas y metales pesados.

Capítulo 6

Antioxidantes al rescate

¡**C**uidado! ¡Se acaba de iniciar un incendio en su cocina! ¿Qué hace usted?

Si tiene un extintor cerca, sería absurdo no agarrarlo. Siempre vendrá muy bien cualquier cosa que ayude a extinguir el fuego.

Sin embargo, ¿qué combate el fuego de la veloz multiplicación de células corporales y del cáncer potencial que finalmente podría desencadenarse?

¡Extinga esos radicales libres!

La cura bíblica de Dios en la batalla contra el cáncer incluye un poderoso extintor de fuego en nuestros alimentos antioxidantes. Estos son sustancias asombrosas que ayudan a prevenir la oxidación que producen los radicales libres en nuestro organismo. Ahora un radical libre no es un terrorista que trata de asaltar con bombas incendiarias nuestra embajada; es más bien una molécula defectuosa que rocía metrallas moleculares que dañan nuestras células. Esto seguramente no es lo que Dios quiere que esté sucediendo en nuestro organismo.

Amado, yo deseo que tú seas prosperado en todas las cosas, y que tengas salud, así como prospera tu alma.

3 JUAN 2

Los radicales libres son los enemigos de la prosperidad corporal. Recuerde que los comparamos con el humo que suelta un incendio. Son moléculas que han perdido un electrón y que robarán un electrón (oxidación) de otro compuesto, inestabilizando a este último. Como consecuencia de esta reacción química, las partes vitales de la célula sufren daño. Según cálculos aproximados, las células en nuestro cuerpo sufren hasta diez mil ataques diarios por parte de los radicales libres.

Los agentes maravillosos de Dios, los antioxidantes, ayudan a prevenir el cáncer al obstaculizar y reparar las reacciones de los radicales libres. En palabras sencillas, un *antioxidante* es una vitamina, un mineral, una enzima, un foto-nutriente (nutriente de las plantas) o alimento que tiene la capacidad de atar y neutralizar los radicales libres. ¿Cómo lo hace? El antioxidante se empareja con el electrón que se está saliendo de órbita. De esa manera detiene una peligrosa reacción en cadena: el comienzo de la mutación de una célula que finalmente puede llegar a la formación de crecimientos cancerosos. Veamos un poco más de cerca algunos de los antioxidantes claves que usted puede conseguir ahora mismo:

Semilla de uva y corteza de pino. Entre los poderosos antioxidantes llamados proantocianidines, se encuentran el extracto de corteza de pino (el

> *Panal de miel son los dichos suaves; suavidad al alma y medicina para los huesos.*
> PROVERBIOS 16.24

cual es un picnogenol) y el extracto de semillas de uva. Estos extractos son veinte veces más potentes que la vitamina C, y cincuenta veces más potentes que la vitamina E en el rescate de radicales libres. Estos antioxidantes son también muy eficaces para mantener un saludable nivel de la proteína colágena estructural, que mantiene juntas a nuestras células.

El colágeno es como una goma que evita que nuestra piel se descuelgue y envejezca. Recomiendo tomar diariamente de 50 a 100 miligramos de semillas de uva o de corteza de pino, o de ambos. El aceite de semillas de uva, en particular, brinda beneficios maravillosos. No contiene colesterol ni sodio, y tiene un suave sabor a nueces que resalta el gusto en los alimentos. Es extraordinario para cocinar. Recuerde comprar solamente la variedad extraída en frío que no tiene conservantes.

Ácido lipoico. Este antioxidante es soluble en grasa y en agua. Ayuda a reciclar otros antioxidantes, entre ellos las vitaminas C y E, lo que incrementa sus funciones antioxidantes. Aunque los investigadores han hecho centenares de estudios (por más de cuarenta años) que revelan cómo el ácido lipoico vigoriza el metabolismo, todavía hay grandes expectativas acerca de esta sustancia parecida a la vitamina. Muchos estudios recientes se enfocan en cómo mejora el físico, cómo combate los radicales libres, cómo protege nuestro material genético, cómo desacelera el envejecimiento y cómo protege contra las enfermedades cardíacas y el cáncer.

Simplemente, no hay suficiente ácido alfalinoico en nuestro organismo, por tanto recomiendo de 50 a 100 miligramos diarios como medida de prevención contra las enfermedades ocasionadas por los ataques de radicales libres. Como rutina recomiendo a los diabéticos dosis más elevadas, de hasta 300 miligramos, dos o tres veces al día.

Coenzima Q$_{10}$ He aquí otro poderoso antioxidante que no solo es muy beneficioso para el corazón sino que también tiene gran influencia en el sistema inmunológico y puede prevenir el cáncer. Recomiendo al menos 50 miligramos al día como medida preventiva, y rutinariamente receto de 200 a 300 miligramos diarios a pacientes con cáncer.

Licopene. Otro potente antioxidante, licopene, reside en los pigmentos rojos de la toronja rosada, la sandía y los tomates. Un estudio hecho con profesionales de la salud, en que participaron cuarenta y siete mil pacientes, reveló una importante reducción en el cáncer de próstata asociado con altos niveles de ingestión de alimentos ricos en licopene. La mayor parte del consumo de licopene fue de tomates: salsa, jugo, pasta e ingredientes de pizza.

Los estudios también revelaron que los hombres que comieron diez o más porciones semanales de estas comidas a base

> *Será medicina a tu cuerpo, y refrigerio para tus huesos.*
>
> PROVERBIOS 3.8

de tomate, tuvieron 45% menos riesgo de cáncer de la próstata que los que no comieron esta cantidad.

Frutas y verduras amarillas. Los fitonutrientes son antioxidantes que provienen de plantas, y son algunos de los más potentes compuestos anticancerosos que existen. Usted fácilmente puede añadirlos a su dieta al comer ciertas frutas y verduras que se enumeran más adelante. Otros fitonutrientes poderosos son los carotenoides, que se encuentran en frutas y verduras amarillas. Estos vegetales están llenos de caroteno alfa y beta, y de luteína, la cual se encuentra en enormes cantidades en espinacas, col rizada y coles verdes. Protegen del cáncer, especialmente de mama. Coma algunos de estos alimentos diariamente: zanahoria, camote, calabacín, melón, maíz y zapallo.

Empiece con la humilde zanahoria

Sé que mis numerosas recomendaciones pueden parecer abrumadoras al principio, por tanto sugeriré sencillamente un punto de inicio para su consumo diario de antioxidantes. Empiece comiendo mayor cantidad de una de las más notables creaciones de Dios, la zanahoria. Las investigaciones han demostrado que la beta caroteno en la zanahoria nos ayuda en la visión nocturna, a bajar el colesterol y a batallar contra las enfermedades del corazón y el cáncer.

Tal vez la mejor manera de conseguir la dosis más alta de carotenoides es bebiendo diariamente de media taza a una taza de jugo fresco de zanahoria. Hago esto a diario a media mañana. ¿Tiene usted un extractor de jugos? Úselo. Procesar zanahorias en un extractor hace un perfecto coctel de zanahoria. El extractor separa las fibras de la zanahoria, liberando beta caroteno.

Cuando beba su apetitoso refrigerio extintor de radicales libres, recuerde esta animadora investigación relacionada con el beta caroteno. En un estudio realizado en 1.556 hombres de mediana edad, científicos del Instituto de Salud Pública de la Universidad de Texas en Houston, así como de dos centros médicos en Chicago, descubrieron que los hombres con los niveles más elevados de beta caroteno y vitamina C en sus dietas tenían 37% menos riesgo de morir de cáncer que los que tenían niveles más bajos de beta caroteno.

¡Esas son muy buenas noticias! Además, he aquí otra porción de buenas nuevas extraídas de la Palabra de Dios. La dejo con usted mientras piensa en dónde comprar el próximo paquete de zanahorias...

> No temas, porque yo estoy contigo; no desmayes, porque yo soy tu Dios que te esfuerzo; siempre te ayudaré, siempre te sustentaré con la diestra de mi justicia.
>
> ISAÍAS 41.10

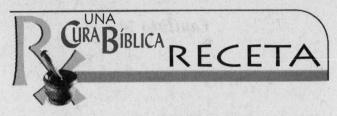

Reúna sus armas antioxidantes contra el cáncer

Ahora usted está listo para cargar su arsenal contra el cáncer con poderosos alimentos y suplementos que contienen antioxidantes. Evalúe cuánto está haciendo ahora y decida incrementar su consumo de antioxidantes en las semanas venideras. Ponga una «x» en la línea donde se encuentre ahora, y un «✓» en la línea donde desea estar en los días siguientes.

Consumo de zanahorias:

1 __ 2 __ 3 __ 4 __ 5 __ 6 __ 7__ 8 __

Nunca   A veces   A menudo

Consumo de alimentos que contienen licopene:

1 __ 2 __ 3 __ 4 __ 5 __ 6 __ 7__ 8 __

Nunca   A veces   A menudo

Ponga un círculo a los alimentos que comenzará a comer más a menudo:

Camote	zapallo	calabacín
melón	maíz	tomates
toronja rosada		melón

Controle su plan con suplementos y agréguelos a su consumo diario:

❑ Semilla de uva o corteza de pino

❑ Ácido lipoico   ❑ Coenzima Q_{10}

Capítulo 7

Revise su alma... y camine

Alguien dijo una vez que la mejor salida siempre está disponible. Esto es cierto en su lucha contra el cáncer. Usted puede formar un poderoso sistema inmunológico al combinar las sustancias naturales de Dios con sus recetas positivas para la mente, las emociones y el espíritu. Ninguna toxina podrá afianzarse en su cuerpo, y el temor no tendrá espacio en su mente.

La cura bíblica ofrece una respuesta valiente e intrépida para enfrentar el reto del cáncer. Esa respuesta es fe en las poderosas promesas de la Palabra viva de Dios.

Dé ahora cinco pasos

En este librito hemos hablado de varios alimentos y suplementos. El enfoque está en proteger y fortalecer su cuerpo físico. Sin embargo, ¿qué debe tomar para la mente y el espíritu (las otras dos partes de usted que afectan enormemente su bienestar)? Considere estas sugerencias:

Refúgiese en las Escrituras. La Palabra de Dios rompe el poder destructor de ciertas emociones mortales, como temor, ira, odio, resentimiento, amargura y vergüenza. Le animo a recitar, al menos tres veces al día y de manera regular, versículos relacionados con ellas. También lea y medite en pasajes bíblicos como 1 Corintios 13, el capítulo sobre el amor, puesto que no hay fuerza más grande en el universo que el poder del amor de Dios. Este es capaz de romper la esclavitud de cualquier emoción destructiva.

Tome actitudes positivas. Relacionada con la lectura bíblica está la práctica de vestirse de emociones positivas y saludables que hablan de amor, gozo, paz, paciencia, bondad, amabilidad y dominio propio. Sabemos que ciertas emociones están asociadas con la disminución de la función inmunológica y el aumento de los niveles de cortisol. Enfocar la vida con la actitud bíblica recetada le ayudará a evitar los efectos perjudiciales del estrés, el temor y la preocupación. Hace varias décadas, S. I. McMillen, escritor del famoso libro

Ninguna de estas enfermedades, confirmó lo que estoy expresando:

> ¡La paz no viene en pastillas! Esto es lamentable porque la ciencia médica reconoce que las emociones como miedo, tristeza, envidia, resentimiento y odio son responsables de la mayoría de nuestras enfermedades. El cálculo varía entre 60% y 100%.

Consagre los alimentos. Naturalmente, recomiendo que todos consagren sus alimentos antes de consumirlos. Creo que esto nos da cierto grado de protección, aun cuando comamos las clases de alimentos que no debamos comer. Por supuesto, ¡deshágase del hábito de consumir alimentos perjudiciales! Sin embargo, recuerde que usted NO es perfecto y que no estamos bajo la ley, sino bajo la gracia. A veces cometeremos errores.

Haga diariamente algún tipo de ejercicio. ¿Cuán a menudo hace ejercicios durante la semana? ¿Sabía usted que trotar, caminar o montar en bicicleta (o participar en cualquier clase de ejercicio regular y moderado) le ayuda a evitar el cáncer? ¡Es hora de levantarse de ese sofá y ponerse activo! El ejercicio regular es una de las mejores maneras de mantener buena salud. Además, tengo la sensación de que Dios se agrada en la salud de nuestros cuerpos:

[El Señor] da esfuerzo al cansado, y multiplica las fuerzas al que no tiene ningunas ... Los que esperan en Jehová tendrán nuevas fuerzas; levantarán alas como las águilas; correrán, y no se cansarán; caminarán, y no se fatigarán.

ISAÍAS 40.29,31

Según la Asociación Médica Estadounidense, las personas que hacen ejercicio regularmente tienen en general menor incidencia de cáncer. Lo grandioso acerca del ejercicio es que hace que los alimentos digeridos se movilicen con más rapidez por el colon. De esta manera no permanecen allí ni se fermentan, ocasionando potenciales irritaciones que producen cáncer. El ejercicio también disminuye el riesgo de cáncer endometrial y mamario al reducir la grasa en el organismo femenino (la grasa produce estrógeno, que facilita el crecimiento de algunas clases de cáncer).

Los aeróbicos son la mejor forma de ejercicio; entre estos están: caminar a paso ligero, montar en bicicleta, nadar o trotar. ¡Algunos médicos dicen que solo treinta minutos de ejercicio todos los días reducen el riesgo de cáncer en 75%! Como puede ver, las

> *[Dios] es quien perdona todas tus iniquidades, el que sana todas tus dolencias.*
> SALMO 103.3

células cancerosas son anaerobias, lo que significa que no prosperan en ambientes muy oxigenados. El ejercicio envía oxígeno a sus células, dando a su cuerpo mayor capacidad para enfrentar la guerra contra el cáncer.

Ría a carcajadas. Muchos de nosotros casi nunca reímos. Sin embargo, debemos hacerlo a menudo. En realidad, esta es una de las mejores maneras de prevenir el cáncer. Proverbios 17.22 dice: «El corazón alegre constituye buen remedio; mas el espíritu triste seca los huesos». La tensión excesiva es muy peligrosa porque aumenta nuestros niveles de colesterol, el cual sofoca el sistema inmunológico. Cuando se sofoca al sistema inmunológico, comienzan a formarse y a crecer células cancerosas.

Aunque no hay duda de que el ambiente y los genes juegan un papel importante en nuestra vulnerabilidad ante el cáncer y otras enfermedades, el medio emocional que creamos dentro de nuestros cuerpos puede activar mecanismos de destrucción o reparación.

Es verdad; nuestras emociones son como

> *El corazón alegre constituye buen remedio; mas el espíritu triste seca los huesos.*
>
> PROVERBIOS 17.22

las medicinas, hay buenas y malas. ¡Y la risa es realmente la mejor! Ver películas cómicas, asistir a clubes donde haya humor limpio y bueno, contar chistes y disfrutar sencillamente la vida es la mejor receta para estimular el sistema inmunológico. El humorista George Burns tenía cien años cuando murió. La mayor parte de sus cien años abusó del cigarrillo, el alcohol y las juergas. Quizás debido a su corazón alegre, sin embargo, pudo vivir tanto tiempo a pesar de su dieta tóxica de alcohol, cigarrillos y mala comida.

Llénese de valor... por el futuro

Además de enfocarse en todos los pasos nutritivos que puede dar para luchar contra el cáncer, es esencial mantener un corazón alegre. Como puede ver, la guerra contra el cáncer de ninguna manera significa un esfuerzo vano. Tan solo mantenga curiosidad por las cosas que puede hacer para prevenirlo. Persiga esas cosas; haga esos cambios; manténgase alegre en el amor de Dios. No tengo duda de que si hace esto, la gran promesa de Dios se hará realidad en su vida:

Nacerá tu luz como el alba, y tu salvación se dejará ver pronto; e irá tu justicia delante de ti, y la gloria de Jehová será tu retaguardia.

ISAÍAS 58.8

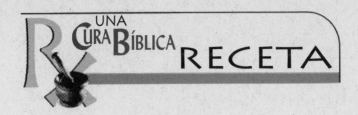

Revise su alma

Enumere tres pasajes bíblicos que hayan influido en su vida mientras leía este librito:

1. _____

2. _____

3. _____

Nombre tres características de actitudes positivas que desea que Dios desarrolle más en su vida.

_____

_____

_____

¿Qué clase de ejercicio se comprometerá a seguir de manera regular a partir de hoy?

_____

_____

Conclusión

El ingrediente más importante en su receta de sanidad bíblica es la fe en un Dios de incomprensible poder, influencia y amor. El poder divino ya está obrando en su cuerpo en este mismo instante, soplando vida en su corazón, mente y espíritu... porque fuera de Él no hay vida. El poder sanador de Dios ya está obrando en su cuerpo en este instante, sanando toda herida y todo rasguño... porque separados de su Espíritu ninguna sanidad se realiza. Más grandioso es aun el poder del amor de Dios para extender en este mismo momento su mano hasta la profundidad de sus necesidades en respuesta a su fe. El Señor lo ama más de lo que usted podría imaginarse. Si usted tiene cáncer, pídale en este mismo instante al Señor que lo toque, para ayudarlo y sanarlo.

DR. DON COLBERT

Un comentario sobre fuentes alternas...

Si usted está sufriendo de cáncer y no ha recibido resultados positivos en hospitales convencionales de cáncer, considere visitar los siguientes centros médicos alternativos del cáncer:

El Hospital Oasis es un centro cristiano en Tijuana, Méjico. El doctor Ernesto Contreras y su hijo, el doctor Francisco Contreras, son autoridades reconocidas tanto en terapias de cáncer convencionales como alternativas. El número telefónico gratis es 888-500-HOPE.

Otro hospital excelente para terapia alternativa del cáncer es el Hospital Biológico Estadounidense en Tijuana, Méjico. El número telefónico gratis es 800-227-4473.

El doctor Stanislaw Burzynski, de Houston, Texas, usa péptidos llamados antineoplastones, que son parcialmente eficaces contra el cáncer de mama. Su teléfono es 281-531-6464.

El Dr. Don Colbert nació en Tupelo, Mississippi. Asistió a la Escuela de Medicina Oral Roberts en Tulsa, Oklahoma, en donde recibió el título de bachiller en ciencias biológicas además de su título en medicina. El Dr. Colbert realizó su internado y residencia en el Hospital Florida en Orlando, Florida.

Si desea recibir más información sobre la sanidad natural y divina, o información sobre *Divine Health Nutritional Products®* [Productos nutritivos de salud divina], puede ponerse en contacto con el Dr. Colbert, en:

Dr. Don Colbert
1908 Boothe Circle
Longwood, FL 32750
Teléfono: 407-331-7007
El sitio del Dr. Colbert en la Internet es www.drcolbert.com.

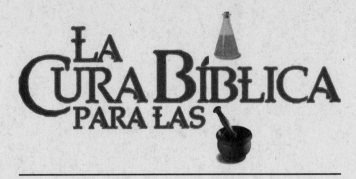

LA CURA BÍBLICA PARA LAS

ENFERMEDADES DEL CORAZÓN

VERDADES ANTIGUAS,

REMEDIOS NATURALES Y LOS

 ÚLTIMOS HALLAZGOS

PARA SU SALUD

DON COLBERT, DR. EN MED.

LIBRO 4

Hay esperanza para su corazón

La esperanza derrota a las estadísticas y le ayudará a vencer la amenaza de las enfermedades y los ataques al corazón. Casi medio millón de personas mueren anualmente en los Estados Unidos debido a las afecciones cardíacas, siendo los paros cardíacos el asesino número tres. En vez de convertirse en una de esas estadísticas, usted puede dar pasos positivos de manera natural y espiritual para derrotar las enfermedades del corazón. El riesgo de ataques y paros cardíacos se puede disminuir a través de cambios en su dieta y en su estilo de vida.

Es más, la enfermedad del corazón es una de las afecciones más tratables y evitables, a pesar de que causa *casi la mitad de todas las muertes* en los Estados Unidos. Esto significa que usted puede luchar, sobreponerse y ganar la batalla. Mediante cambios en el estilo de vida, buena nutrición, oración y lectura de la Biblia, usted puede responder con seguridad y esperanzas a esta enfermedad.

Los síntomas iniciales y las señales de alerta de la enfermedad del corazón no son una sentencia de muerte; son una advertencia de vida. Se requiere un cambio y se deben tomar pasos positivos. La manera en que usted vive y come no puede permanecer igual si quiere tener un corazón fuerte y saludable. Tenga valor y esperanza. Usted y Dios prevalecerán a medida que aprenda acerca de la cura bíblica para las afecciones cardíacas.

Este librito de cura bíblica le ayudará a mantener sano y en forma al templo que es su cuerpo, previniendo y venciendo las enfermedades del corazón. En estas páginas

descubrirá el plan divino de la salud para el cuerpo, el alma y el espíritu por medio de la medicina moderna, la buena nutrición y el poder medicinal de la Biblia y la oración.

Aunque usted padezca dolencias cardíacas, nunca es demasiado tarde para fortalecer su fe en Dios y buscar en Él de manera más ferviente la paz y la sanidad que necesita. En todo este librito encontrará pasajes bíblicos clave que le ayudarán a enfocarse en el poder sanador de Dios. Estos textos inspiradores guiarán sus oraciones y dirigirán sus pensamientos hacia el plan de sanidad divina para usted en su lucha contra las afecciones del corazón o para prevenirlas totalmente. También aprenderá con este pequeño libro sobre la cura bíblica, a vencer el mal cardíaco a través de los siguientes capítulos:

Oro porque estas sugerencias prácticas para la salud, la nutrición y la buena condición física le traigan una nueva totalidad a su vida. Ojalá estas sugerencias profundicen también su comunión con Dios y fortalezcan su capacidad para adorarle y servirle.

—DR. DON COLBERT

UNA ORACIÓN DE **CURA BÍBLICA**
PARA USTED

Padre celestial, abre mis ojos a los caminos naturales y espirituales con los cuales pueda vencer las enfermedades del corazón. Dame la perspicacia para aplicar con gran sabiduría todo lo que aprenda. Además, haz que tu paz more en mí y me libere de todo temor, ansiedad y preocupación mientras confío en tu voluntad soberana. En el nombre del Sanador, Jesús de Nazaret. Amén.

Capítulo 1

Esperanza de derrotar las estadísticas sobre las enfermedades del corazón

¿Se ha puesto usted a pensar en el maravilloso diseño y operación de su sistema cardiovascular? Es la más asombrosa autopista del cuerpo. Sus grandes arterias se parecen mucho a las carreteras interestatales, y las más pequeñas son como callecitas y caminos. La función principal del sistema es suministrar oxígeno y nutrientes a todas las células de su cuerpo, además de sacar los escombros y desperdicios celulares.

Su corazón late aproximadamente entre 85.000 y 115.000 veces al día. Casi 5.000 galones de sangre viajan 100.000 kilómetros por los vasos sanguíneos, entre los cuales están arterias, venas y capilares. Por consiguiente, si usted tiene una vida promedio su corazón latirá más de dos mil millones de veces y bombeará cien mil millones de galones de sangre. Este sistema de autopistas es realmente maravilloso.

¿No sería una buena idea mantener estas vías sin congestiones de tráfico?

¿Cómo tener una congestión mortal?

Sí, podríamos hablar de los problemas del corazón en términos de flujo vehicular... y congestión de tráfico. El peor colaborador de una fatal congestión potencial es un mal llamado *arteriosclerosis,* el cual ataca los vasos sanguíneos del corazón. Las coronarias son las arterias que suministran sangre y nutrientes al corazón. Estas son las arterias con más tensión del cuerpo, porque están comprimidas por la acción de bombeo del corazón.

La arteriosclerosis es el endurecimiento de esas arterias coronarias debido a la excesiva cantidad de placa. Esta placa contiene colesterol, calcio y otras materias grasas. Se podría comparar la placa con el óxido en una tubería. Cuando la placa se acumula en las arterias, disminuye el flujo sanguíneo a los órganos vitales como el corazón y el cerebro. Esta acumulación de placa puede llevar a una interrupción del flujo sanguíneo en una arteria del cerebro, ocasionando una parálisis. Un ataque cardíaco se da cuando el flujo sanguíneo se interrumpe en una arteria coronaria.

En general, entre las afecciones cardíacas también están las *insuficiencias por congestión en el corazón* (este no puede bombear suficiente sangre), la *cardiomiopatía* (enfermedad del músculo del corazón), la *arritmia* (alteración del ritmo cardíaco) y la *angina* (dolores de pecho). La angina suele ocurrir cuando las arterias coronarias están parcialmente bloqueadas. Tal bloqueo puede incluso provocar un ataque cardíaco.

Cómo aligerar el tráfico

Si la arteriosclerosis es la causa de una congestión fatal en el flujo sanguíneo, a usted le encantará saber que en su cuerpo hay fuerzas obrando para aligerar el tráfico. Para explicar mejor esto es necesario dividir el proceso en dos partes: 1) el problema de los radicales libres y 2) la manera en que nuestros cuerpos luchan contra los radicales libres con antioxidantes.

3

El problema: los radicales libres

Un *radical libre* no es un terrorista que intenta bombardear nuestra embajada sino más bien una molécula defectuosa que despide una metralla molecular, dañando las células de las arterias coronarias y otras células de nuestros cuerpos. Para prever este problema, piense en el proceso de oxidación. En una chimenea, la madera quemada y el humo son subproductos. De la misma manera, cuando usted metaboliza los alimentos en energía, el oxígeno los oxida (o quema) para producir energía. Este proceso no crea humo como lo hace la madera quemada en una chimenea, pero sí produce subproductos peligrosos conocidos como radicales libres. Estos son moléculas que han liberado electrones que ocasionan daños en otras células.

Estos electrones errantes pueden dañar el ADN en las células, y en algunas ocasiones provocan mutaciones en estas formando tumores cancerosos. Con relación a las afecciones cardíacas, el problema consiste

> *¿No sabéis que sois templo de Dios, y que el Espíritu de Dios mora en vosotros? Si alguno destruyere el templo de Dios, Dios le destruirá a él; porque el templo de Dios, el cual sois vosotros, santo es.*
>
> 1 CORINTIOS 3.16-17

en que los radicales libres causan estragos en las paredes de las arterias. Como usted sabe, las paredes de las arterias coronarias constan de células muy sensibles que fácilmente pueden sufrir daño a causa de los radicales libres producidos por el humo de cigarrillos, la hipertensión, el estrés excesivo, los altos niveles de colesterol y lipoproteína-a, etc.

Por consiguiente, los radicales libres son enemigos de nuestro corazón y de las células de nuestro cuerpo en general. Algunos cálculos aproximados sugieren que las células de nuestro cuerpo sufren más de diez mil golpes diarios a causa de estos radicales libres.

La solución: los antioxidantes

La cura bíblica de Dios para ganar la batalla contra los males del corazón incluye un arma poderosa contra los radicales libres: *los antioxidantes*. Estos son sustancias asombrosas que evitan la oxidación y bloquean o reparan las reacciones de los radicales libres en nuestro cuerpo.

El corazón es el órgano que más trabaja en el cuerpo. Puesto que las coronarias son las arterias que sufren más desgaste y roturas, también necesitan constante reparación. Debido a sus funciones reparadoras y bloqueadoras, los antioxidantes son muy importantes para prevenir las afecciones cardíacas. En los extractos de corteza de pino (que es pinogenol), y de semillas de uva, abundan poderosos antioxidantes llamados *proantocianidinas.*

Dentro de las paredes de las arterias ocurren millones de pequeñas roturas y de daños. Cuando el cuerpo no tiene cantidades adecuadas de antioxidantes, en especial las vitaminas C y E, para reparar las paredes de los vasos sanguíneos dañados, utiliza el colesterol y las lipoproteínas para repararlas. Esto forma chorros grasosos en los vasos sanguíneos, lo que lleva a la formación de lugares endurecidos forrados de placa.

Sin embargo, adecuadas cantidades de vitaminas C y E, de pinogenol, y de extracto de semillas de uvas, pueden evitar en primer lugar que se produzcan estas roturas.

Imagínelo de esta manera: Piense en reparar una casa después de que un tornado ha dañado el techo y derribado las paredes. Si usted no tiene dinero para hacer las reparaciones necesarias y tan solo hace remiendos con materiales baratos que consigue, la próxima tormenta destruirá su morada para siempre.

De la misma manera, si usted tiene antioxidantes inadecuados en su dieta y está dañando sus vasos sanguíneos con humo de cigarrillos, estrés o dieta grasosa, entonces su cuerpo reparará las paredes de sus vasos sanguíneos con un parche de colesterol, en vez de usar materiales adecuados. Por consiguiente se forma más placa. Si esto continúa por décadas, la placa de colesterol congestiona sus vasos sanguíneos creando arteriosclerosis, lo que puede provocar un ataque cardíaco. ¡Con seguridad esta no es la voluntad de Dios para usted!

> Amado, yo deseo que tú seas prosperado en todas las cosas, y que tengas salud, así como prospera tu alma.
>
> 3 Juan 2

No olvide su vitamina C para tener un corazón sano. Es un antioxidante esencial para reparar el daño en las arterias coronarias. Ayuda a incrementar la producción de colágeno y elastina, las cuales añaden estabilidad a los vasos sanguíneos de nuestro cuerpo. El colágeno producido sin vitamina C es más débil y hace que los vasos sanguíneos se vuelvan frágiles. La reducción extrema de reservas de vitamina C en nuestros cuerpos da como resultado el escorbuto. Esta enfermedad ocasiona una interrupción del colágeno que provoca averías en los vasos sanguíneos, lo que produce hemorragias.

✓ UNA CURA BÍBLICA REALIDADES

Muchos animales pueden crear su propia vitamina C. Este no es el caso con el hombre. Debemos reponerla diariamente a través de nuestra dieta. Por desgracia, mucho de lo que comemos es tan procesado, que en nuestro plato queda muy poca vitamina C. El maíz es una fuente importante de esta vitamina, pero muchas personas son alérgicas a él. Aunque la mayoría de nosotros pudiera tener suficiente vitamina C para evitar el escorbuto, no tenemos la suficiente para ganar la guerra contra la arteriosclerosis.

REALIDADES REALIDADES REALIDADES REALIDADES REALIDADES REALIDADES REALIDADES

En el próximo capítulo hablaremos más acerca de los beneficios de la vitamina C.

Viva con fe y esperanza

Según las estadísticas de la Asociación Estadounidense del Corazón (1996), una de cada dos muertes en los Estados Unidos se relaciona con las afecciones cardíacas. No obstante, la noticia alentadora es que de los doce millones de estadounidenses que han sufrido de angina (dolor en el pecho), ataques al corazón y otras formas de males coronarios, la mayoría aún están vivos. Además, de 1986 a 1996 bajó en un 27% la proporción de muertes provocadas por enfermedades cardíacas coronarias.

Aunque estas estadísticas son alentadoras, también podemos ser optimistas debido a que todas las afecciones del corazón se encuentran entre las enfermedades degenerativas que se pueden evitar más fácilmente. Además, podemos tener gran esperanza en la realidad de que Dios es nuestro Sanador (Éxodo 15.26). Los cambios en nutrición y estilo de vida son la base para mantener tales dolencias a la raya. La oración es una gran fuente para levantar nuestra esperanza y abrir nuestras vidas al poder sanador de Dios.

Los mayores contribuyentes a las enfermedades del corazón son una dieta malsana, la falta de ejercicio y la obesidad. Es claro que estos tres factores están dentro de nuestro control. Además, usted puede tomar la decisión de poner su fe y su confianza en que el Espíritu de Dios le ayudará a implementar los pasos que necesita para comer de manera saludable, hacer ejercicio y perder peso si tiene sobrepeso.

Sí, hay esperanza para este sistema asombroso y gran trabajador de autopistas en su cuerpo. Este puede mantener a los nutrientes fluyendo por años y años sin interrupciones. Por tanto, le animo a vivir cada día en fe y esperanza, mientras ahora mismo da algunos pasos importantes de prevención. Aprópiese de esta esperanza:

> Alma mía, en Dios solamente reposa, porque de Él es mi esperanza. Él solamente es mi roca y mi salvación. Es mi refugio, no resbalaré.
>
> SALMO 62.5-6

En los capítulos siguientes usted aprenderá que es posible derrotar a nuestro más importante asesino.

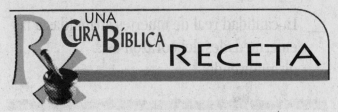

¿Cuál es su manera de pensar?

Califique entre (1) y (5) los factores que le dan esperanza, siendo (1) los más importantes y (5) los menos importantes:

___ Dios es mi fortaleza, mi sanador y la roca de mi esperanza.

___ La buena nutrición puede reducir el riesgo de ataques cardíacos.

___ La fe y la oración levantan la esperanza en el Dios que me guía a tomar sanas decisiones acerca de la dieta y la nutrición.

___ Las estadísticas muestran que las afecciones cardíacas se encuentran entre las enfermedades que más se pueden evitar.

___ La cantidad real de muertes atribuidas a las enfermedades del corazón está disminuyendo.

Capítulo 2

Esperanza de vencer el riesgo de las afecciones cardíacas

Usted debe tomar algunas decisiones importantes. Se puede colocar a sí mismo en un gran riesgo de tener un ataque cardíaco o ahora mismo puede dar pasos para reducir ese riesgo. Dios ha puesto a su alcance información y algunas fuentes poderosas para vivir de manera saludable. Sin embargo, es su decisión utilizar lo que sabe y dar pasos positivos en los reinos espiritual y natural para prevenir males cardíacos.

✔ UNA CURA BÍBLICA REALIDADES

Una sencilla señal de advertencia de que hay alguna afección cardíaca es una raya diagonal en los lóbulos

13

de las orejas. Si se tienen rayas en los lóbulos de las orejas, hay muchas probabilidades de que haya arteriosclerosis en las arterias coronarias.[1]

En este capítulo usted aprenderá acerca de los factores que lo ponen en riesgo y qué hacer con relación a ellos. Tome ahora la decisión de poner en práctica lo que aprende.

¿Un poco preocupado?

Un factor importante que afecta su riesgo de afección cardíaca es tener sobrepeso. ¿Está usted preocupado por su peso? Este podría ser establecido parcialmente por herencia. Es quizás una condición hereditaria sobre la cual usted tiene poco control.

Sin embargo, he aquí la buena noticia: Mi experiencia médica me dice que no importa en qué condición esté hoy día su corazón, hay esperanza de salud y recuperación en el futuro. Esto es así, aunque sus padres o sus abuelos hayan sufrido de enfermedades del corazón. Siguiendo únicamente la sencilla lista de recomendaciones en este capítulo, descubrirá que las arterias obstruidas y un corazón débil se pueden cambiar radicalmente sin cirugía. Recuerde además la Palabra de Dios con relación a todo lo que estoy diciendo. El Señor tiene en mente la salud y la sanidad para usted, exactamente como lo dijera hace mucho tiempo el profeta:

> Yo haré venir sanidad para ti, y sanaré tus heridas, dice Jehová.
>
> JEREMÍAS 30.17

Por supuesto, si usted en realidad quiere revertir la afección cardíaca, o prevenirla, tendrá que cambiar la manera de comer, de ejercitarse y hasta de pensar. Pero no intente de una vez cambiar por completo su estilo de vida. Dé solo algunos pasos nuevos, día a día, hacia un corazón más saludable.

UNA ORACIÓN DE CURA BÍBLICA PARA USTED

Dios todopoderoso, así como puedes darme espiritualmente un nuevo corazón, ayúdame a fortalecer y a cuidar mi corazón natural, y a dar pasos de salud y prevención por medio de una dieta correcta,

nutrición, complementos y ejercicio. Ayú-
dame a través de tu Espíritu a ser sabio
para poner en práctica el conocimiento
que me has dado por medio de tu gracia.
Amén.

Primero, otra lección sobre los antioxidantes

En el capítulo anterior hablé del problema causado por los radicales libres deambulando por su cuerpo. Mencioné que los antioxidantes son la solución, pero estoy seguro de que le gustaría tener más detalles, ¿no es así? Por tanto, en primer lugar resalto que para minimizar la cantidad de daño a las paredes de sus vasos sanguíneos coronarios (el *endotelio*), usted debe consumir cantidades adecuadas de antioxidantes, especialmente estos:

- Vitamina C (1.000 - 3.000 mg al día)
- Vitamina E (400 - 800 U.I. por día)
- Extracto de semillas de uvas (50 - 200 mg por día)
- Extracto de corteza de pino (50 - 200 mg al día)

- Beta caroteno (25.000 U.I. por día)
- Selenio (200 mcg al día)

Al añadir cantidades adecuadas de vitamina C a su dieta, usted incrementa la producción de colágeno y elastina, que fortalecen sus arterias. La vitamina C es responsable de la regeneración de la vitamina E oxidada en el cuerpo. En lenguaje sencillo, la vitamina E es mucho más efectiva en nuestros cuerpos cuando está presente la vitamina C.

La vitamina E mejora nuestra circulación, promueve la coagulación de la sangre, reduce la presión arterial y fortalece las paredes de sus capilares.

La vitamina C también ayuda a evitar que el colesterol se oxide, función esta que está directamente relacionada con la prevención de la arteriosclerosis. Sepa que el colesterol oxidado

> *.Dios dijo: He aquí que os he dado toda planta que da semilla, que está sobre toda la tierra, y todo árbol en que hay fruto y que da semilla; os serán para comer. Y a toda bestia de la tierra, y a todas las aves de los cielos, y a todo lo que se arrastra sobre la tierra, en que hay vida, toda planta verde les será para comer. Y fue así.*
> GÉNESIS 1.29-30

17

proviene de alimentos procesados, productos animales (como carne roja y huevos revueltos) y químicos en el ambiente (como pesticidas, DDT, cloro y flúor). El estrés también puede ocasionar colesterol regular que se convertirá en colesterol oxidado.

Cuando usted come lo adecuado y deja de comer lo que no debe, está contribuyendo a su salud en más de una manera. También está fortaleciendo la vida del Espíritu en su interior al honrar a quien usted «le pertenece».

> ¿Ignoráis que vuestro cuerpo es templo del Espíritu Santo, el cual está en vosotros, el cual tenéis de Dios, y que no sois vuestros? Porque habéis sido comprados por precio; glorificad, pues, a Dios en vuestro cuerpo.
>
> 1 CORINTIOS 6.19-20

Más cosas que usted puede hacer

Ahora le enumeraré algunas otras cosas que puede hacer para ayudarle a minimizar su riesgo de tener una enfermedad cardíaca. Piense que son cinco pasos para tener una vida más larga.

Limite su consumo de grasas. ¡A este respecto dé un paso dramático lo más pronto posible! Reduzca de manera especial su consumo de grasas saturadas que se encuentran en la carne roja, de cerdo (especialmente tocino), leche entera, queso, mantequilla, helado, alimentos fritos y piel de pollo. Aun más peligrosas para la salud de su corazón son las grasas hidrogenadas que se encuentran en margarinas, mantequilla de maní, alimentos procesados, pasteles, galletas y donas o rosquillas. Estas grasas se encuentran hasta en muchos productos llamados «naturales». Recomiendo limitar el consumo de grasa a menos del 30% de calorías diarias.

¿Sabía usted que la Biblia prohíbe el consumo de grasas? Dios ordenó: «Estatuto perpetuo será por vuestras edades, dondequiera que habitéis, que ninguna grosura ni ninguna sangre comeréis» (Levítico 3.17).

Dios creó nuestros cuerpos, y Él sabe cómo han sido diseñados para funcionar mejor. Es probable que este versículo se refiera a las peligrosas grasas llamadas *lipoproteínas de baja densidad (LBD)*. Las grasas buenas que usted debe consumir son los *ácidos grasos omega-3,* entre los cuales se encuentran el aceite de linaza y los pescados de mar, como salmón, atún, halibut, bacalao y macarela. En general, mientras más aceites omega-3 consume una persona, menos afecciones de las arterias coronarias experimenta.

Usted disminuye el riesgo de desarrollar arteriosclerosis al sustituir la mantequilla y la crema con aceite de oliva extra virgen. Esta es sin duda la razón de que a la dieta mediterránea, que está llena de aceites de oliva, se le asocie con el más bajo riesgo de afecciones cardíacas. Típicamente esta dieta es de la siguiente manera:

La dieta mediterránea

La mayoría de los siguientes ingredientes, que son parte de la dieta mediterránea, son de consumo diario:

- *Aceite de oliva.* Reemplaza a la mayoría de las grasas, aceites, mantequilla y margarina. Se usa en ensaladas y para cocinar. El aceite extra virgen de oliva eleva los niveles de colesterol bueno (*lipoproteínas de alta densidad, LAD)* y fortalece el sistema inmunológico.
- *Panes.* Consumidos diariamente y preparados como hogazas negras, consistentes y crujientes. Coma pan integral y evite el procesado.

- *Pastas, arroz, alcuzcuz, bulgur, papas.* Servidos frecuentemente con verduras frescas y hierbas sofritas en aceite de oliva. A veces se sirven con pequeñas cantidades de carne magra (sin grasa). Es preferible el arroz integral.

- *Granos.* Tales como salvado de trigo (media taza, cuatro o cinco veces por semana), consumido de modo regular; brotes (media taza) u otros cereales que contienen salvado de avena (un tercio de taza).

- *Frutas.* Preferiblemente crudas, dos o tres pedazos al día; y frutos secos, especialmente nueces y almendras, al menos diez por día.

- *Frijoles.* Se incluyen los pintos, norteños, marinos y colorados. Los caldos de frijoles y de lentejas son muy populares (preparados con una pequeña cantidad de aceite de oliva). Consuma al menos media taza de frijoles, tres a cuatro veces por semana.

- *Verduras.* Verdes oscuras. Especialmente en ensaladas, coma al menos una porción diaria de las siguientes: repollo, brócoli, coliflor, nabos verdes, hojas de mostaza, zanahorias, espinaca o boniatos.

- *Queso y yogur.* El queso puede rallarse en las sopas o como postre se puede combinar un pequeño trozo con frutas. Utilice las variedades reducidas de grasa. (Los quesos totalmente sin grasa a menudo saben a caucho.) El mejor yogur es sin grasa, pero no congelado.

Incluya los siguientes alimentos en su dieta solamente algunas veces por semana:

- *Pescado.* Los pescados más saludables son los de aguas frías, como el bacalao, el salmón y la macarela. Son ricos en aceites grasos omega-3.
- *Aves de corral.* Cómalas dos o tres veces por semana. Consuma pechuga (carne blanca) sin piel.
- *Huevos.* Coma solo en pequeñas cantidades (dos o tres veces por semana).
- *Carnes rojas.* Rara vez, tres veces al mes como promedio. Utilice solo cortes magros. Úselas en pequeñas cantidades como aditivo para sazonar sopa o pasta. (Observación: la severa restricción de carne roja en la dieta mediterránea es una innovación radical en la dieta estadounidense; sin embargo, contribuye en gran manera a los bajos porcentajes

de cáncer y afecciones cardíacas en estas naciones.)

Vayamos al comportamiento clase A

¿Es usted de la clase A? Lo es si a menudo es impaciente, sumamente competitivo y muy agresivo en todo lo que hace. Las personas clase A tienen doble riesgo de enfermedades del corazón comparadas con las que no son de la clase A. Se sabe que el enojo excesivo y constante, la preocupación, el estrés y la ansiedad elevan los niveles de adrenalina, aumentan la presión arterial y por consiguiente ejercen pesadas cargas sobre el corazón y el sistema circulatorio. El riesgo de afecciones cardíacas (especialmente ataque al corazón) se incrementa en sujetos clase A.

> *Del fruto de la boca del hombre se llenará su vientre; se saciará del producto de sus labios. La muerte y la vida están en poder de la lengua, y el que la ama comerá de sus frutos.*
> PROVERBIOS 18.20-21

La humorista Lily Tomlin lo dice con gracia: «El problema con la carrera de ratas es que aunque usted gane, sigue siendo una rata». Muchos de nosotros estamos tan atrapados en la carrera por salir adelante, que dejamos atrás nuestra salud. Nuestros corazones sufren bajo el estrés y la tensión de intentar colocarnos en la cima y en el primer lugar de toda fila.

LA CURA BÍBLICA Y USTED

Examine personalmente los comportamientos de la clase A por las descripciones siguientes que lo describen a usted con exactitud:

❑ Me siento con tensión y presionado por terminar lo que comienzo.

❑ Me es difícil relajarme.

❑ Me molesta cuando no logro terminar una tarea en el tiempo que le he asignado.

❑ Mi vida es más fácil cuando los demás hacen su trabajo de modo correcto.

❑ Me incomoda estar sentado frente a una luz roja muy prolongada.

❑ Me molestan las personas que no saben lo que quieren.

❑ Los pasatiempos como pescar o jugar bolos no son suficientemente activos para mí.

❏ Adquirir activos y tener seguridad económica es importante para mí.

❏ Hago a un lado las actividades familiares por reuniones importantes.

❏ Deseo ser adecuado y capaz en todos los modos posibles.

Mientras más casillas raye, más se consolida como una personalidad clase A. Estas personalidades generalmente sienten urgencia por lo que están haciendo, se enojan al frustrarse, y expresan conducta agresiva, hostil o competitiva. En general están insatisfechos con su propio desempeño y con el de los demás. Las personalidades clase A necesitan descansar, trabajar en sus técnicas de comunicación, divertirse y disfrutar lo que Dios ha creado, incluyendo a otras personas.

Estatuto perpetuo será por vuestras edades, dondequiera que habitéis, que ninguna grosura ni ninguna sangre comeréis.

LEVÍTICO 3.17

Las personalidades clase A siempre tienen prisa e intentan lograr muchas actividades o tareas en una cantidad fija de tiempo. Tienden a acelerar las actividades diarias (apurando la conversación y terminando las frases de otros en una plática; caminando y comiendo rápidamente; haciendo dos o tres tareas al mismo tiempo) y a menudo metiéndose en dos o tres conversaciones a la vez. Por desgracia, también desarrollan un impulso hacia la autodestrucción (por lo general de manera inconsciente). Sin embargo, este impulso parece ayudarles a aliviar su estrés, puesto que esperan finalmente escapar a la rutina de la vida.

La cura bíblica ofrece algunos consejos importantes para las personalidades clase A. Por ejemplo, considere la sabia receta de Jesús en Mateo 6.19-34. ¿Por qué no lee ahora mismo ese pasaje, enfocándose especialmente en los versículos 32-34?

Vuestro Padre celestial sabe que tenéis necesidad de todas estas cosas. Mas buscad primeramente el reino de Dios y su justicia, y todas estas cosas os serán añadidas. Así que, no os afanéis por el día de mañana, porque el día de mañana traerá su propio afán. Basta a cada día su propio mal.

¡No fume!

Si usted es fumador, ¡la modificación más importante de su estilo de vida en la prevención de la arteriosclerosis es dejar de fumar! Sin embargo, es necesario que quienes no fuman eviten el humo de los fumadores. El humo de los cigarrillos llena el aire con más de cuatro mil químicos, cincuenta de los cuales ocasionan cáncer. Estos químicos desatan importantes reacciones radicales libres, las cuales dañan las paredes de las arterias o perjudican al colesterol saludable y forman colesterol oxidado. Fumar también hace que las plaquetas sanguíneas se amontonen y así se eleven los niveles fibrinógenos, lo cual incrementa su riesgo de ataque y paro cardíaco.

Reduzca el estrés

¿Quién discute que nuestras emociones nos afectan físicamente? Cuando estamos con demasiada tensión suceden cambios destructivos en la composición de nuestro sistema cerebral y circulatorio. Por tanto, reducir el estrés hace más que darle salud emocional. Hace también que usted sea más sano físicamente.

Haga ejercicio de manera regular

El ritmo cardíaco promedio en un corazón en malas condiciones de descanso es entre 75 y 85 latidos por minuto. Un corazón en buenas condiciones palpita aproximadamente sesenta veces por minuto. Puesto que el corazón en malas condiciones palpita cerca de veinte veces más por minuto, ¡esto significa que las palpitaciones extras son mil doscientas por hora, casi veintinueve mil por día y más de diez millones al año!

Naturalmente, sería magnífico si su corazón pudiera trabajar un poco menos durante su vida. La manera de bajar su ritmo cardíaco es hacer ejercicio físico de manera regular, al menos durante treinta minutos cuatro veces por semana.

✔ UNA CURA BÍBLICA REALIDADES

Un individuo que espera la muerte no está inquieto por muchos de los factores de tensión que trastornan a los demás. No le preocupa que los pollos de su vecino estén escarbando en su jardín; su artritis no empeora porque suban los impuestos de la casa; su presión arterial no aumenta aunque su jefe lo despida;

28

no le da migraña debido a que su esposa que-
mó su tostada; y su colitis ulcerosa no empeora aunque el mercado de valores caiga
diez puntos. El alma crucificada no está frus-
trada. El hombre que diaria, deliberada, y
alegremente se presenta a sí mismo como un
sacrificio vivo, se puede adaptar de modo excelente a las situaciones más graves y, junto a
Pablo, ser más que vencedor.

REALIDADES REALIDADES REALIDADES REALIDADES REALIDADES REALIDADES REALIDADES

Finalmente, un mejor modo de vivir

El apóstol Pablo dijo en 1 Corintios 15.31: «Cada
día muero». Es más, él llevaba lo que se podría
llamar una vida crucificada. Esta es una manera
de abordar cada día en paz, sabiendo que nuestra
vida y nuestro futuro están en manos de Dios, sabiendo que le hemos entregado nuestro ego y
todo lo que nos debería importar mucho menos
que el Reino de Dios. Recomiendo en gran manera este estilo de vida. Es bueno para el corazón y
para el alma.

Lo más maravilloso acerca de la vida crucificada es que podemos hacerla nuestra en cualquier
momento.

Decidamos simplemente ajustar nuestro enfoque. Al enfrentar el estrés potencial, la preocupación inminente o la ansiedad intrusa, podemos recordarnos que estamos crucificados con Cristo. Entonces descansamos en su amor.

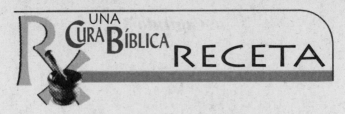

Primeros pasos saludables

Usted encuentra hoy la esperanza de un corazón más saludable al dar estos sencillos pasos iniciales. Marque los que esté dando ahora y subraye los que debe comenzar de inmediato.

❑ Tome vitaminas C y E.

❑ Limite la grasa.

❑ Siga la dieta mediterránea.

❑ Reduzca el estrés.

❑ No fume.

❑ Deje de preocuparse tanto.

❑ Haga ejercicio regularmente.

❑ Consulte a su médico o a su nutricionista.

❑ Ore pidiendo a Dios sanidad y guía.

Capítulo 3

Esperanza de un colesterol más bajo

Usted se sienta en la fría silla metálica mientras observa a su médico que lee los resultados de su examen de sangre. Él frunce el ceño y usted se pone cada vez más nervioso. El médico finalmente dice: «Su nivel de LBD está muy por encima de 250 y temo que sus niveles de lipoproteína-a estén en 40. Me parece que usted está en peligro de sufrir un ataque cardíaco, a menos que haga algo con su colesterol».

Usted se reclina en la silla, mientras hace girar la cabeza de un lado al otro. *¿Qué debo hacer ahora?* Su primer paso es orar, pidiendo a Dios que su poder sanador lo toque físicamente y que su sabiduría guíe sus pasos. Dios no solo ha prometido sanarlo (Éxodo 15.26) sino que también ha prometido estar a su lado en cualquier circunstancia de su vida (Salmo 23; Hebreos 13.5).

Dios es su fortaleza y su escudo. Recuerde su promesa: «No te desampararé, ni te dejaré». De manera que podemos decir confiadamente: «El Señor es mi ayudador; no temeré lo que me pueda hacer el hombre» (Hebreos 13.5-6).

Cómo luchar contra el colesterol asesino

En realidad, su diagnóstico natural y espiritual es optimista. Usted tiene mucho dominio sobre el colesterol que fluye por sus arterias, y por consiguiente tiene un enorme poder para estimular las arterias y mantenerlas saludables, así como para mantener un corazón sano. Aunque tenga afecciones cardíacas, se pueden cambiar radicalmente a las arterias obstruidas sin necesidad de cirugía. Además, Dios está obrando en usted para fortalecer su esperanza y sanar su cuerpo.

> *Si oyeres atentamente la voz de Jehová tu Dios, e hicieres lo recto delante de sus ojos, y dieres oído a sus mandamientos, y guardares todos sus estatutos, ninguna enfermedad de las que envié a los egipcios te enviaré a ti; porque yo soy Jehová tu sanador.*
> ÉXODO 15.26

Comience comprendiendo que la salud de su corazón depende de la salud de sus arterias. Sí, el colesterol es el enemigo, pero no todo colesterol es malo. Hay dos clases diferentes luchando en sus arterias: LAD (lipoproteína de alta densidad), que es la forma beneficiosa, y LBD (lipoproteína de baja densidad), que es la forma maligna. El colesterol LBD es el enemigo productor de placa, al que si se le permite, puede provocar finalmente un ataque cardíaco. Sin embargo, usted tiene un heroico guerrero lanzando ataques contra este asesino. El LAD combate el colesterol malo en una búsqueda incansable por mantener a sus arterias saludables y libres de placa.

Pues bien, ¿qué hacer con esa lipoproteína que mencionó su médico? El colesterol es transportado en la sangre por esta forma de proteína. Hay muchas clases diferentes de lipoproteínas, incluyendo la LAD y la LBD, pero la peor es la *lipoproteína-a*. Sus altos niveles se asocian con un riesgo diez veces mayor de ataque cardíaco. Esto se debe a que la lipoproteína-a tiene una extraña capacidad de adherirse a las paredes de las arterias. Si sus niveles de lipoproteína-a se han medido por debajo de veinte, entonces es menor su riesgo de ataque al corazón. No obstante, ¡los niveles por encima de cuarenta están asociados con un peligroso riesgo de enfermedades cardíacas!

El colesterol alto se debe generalmente a factores dietéticos y de estilo de vida, pero también se puede deber a afecciones genéticas como la *hipercolesterolemia familiar* (excesiva cantidad de colesterol en la sangre). La más importante receta para bajar los niveles de colesterol son las pautas dietéticas. Para evitar o reducir el colesterol alto, usted debería comer menos grasas saturadas y menos colesterol, además de reducir su consumo de productos animales en general. También debería disminuir la cantidad de alimentos procesados y evitar el azúcar. Los alimentos ricos en fibra, como granos integrales, frutas, verduras y legumbres, son útiles para bajar el colesterol. Mantener su peso físico ideal también es importante para bajar su nivel de suero de colesterol.

Seamos más específicos con relación a lo que usted puede hacer respecto a sus niveles de colesterol. Consulte a su médico antes de dar estos pasos. Los estudiaremos como un proceso de dos pasos.

Paso #1: Hágalo con dieta

Este primer paso es fácil y económico. No requiere elevados honorarios médicos ni le costará un viaje al quirófano. Solo revise su dieta y haga el esfuerzo de evitar alimentos fritos, carnes rojas, salchichas y otras carnes curadas. Reduzca también el consumo de huevos, productos lácteos muy grasos, mantequilla, crema, manteca y otras grasas saturadas. Finalmente, reduzca y luego elimine los alimentos azucarados como helado, tortas, pasteles, galletas, caramelos, así como el pan blanco, alimentos procesados, cereales refinados, papas fritas y otras comidas rápidas, alimentos salados y bebidas gaseosas.

¡Existe gran cantidad de alimentos maravillosos que en este proceso usted puede agregar a su dieta! Coma principalmente frutas, verduras y granos integrales. Disfrute también de carnes magras como pechuga de pollo, pechuga de pavo y pescado (pero recuerde quitarle la piel al pollo y al pavo). Usar aceite de oliva extra virgen y aceite de canola en vez de otros aceites vegetales también beneficia su salud.

> *A Jehová vuestro Dios serviréis, y Él bendecirá tu pan y tus aguas; y yo quitaré toda enfermedad de en medio de ti.*
> ÉXODO 23.25

Una dieta rica en fibra puede realmente ayudarle a vencer las afecciones cardíacas, porque la fibra envuelve al colesterol malo para ser excreta- do a través del colon. Personalmente consumo cinco cucharaditas, dos o tres veces al día, de linaza fresca triturada en un molinillo de café. En esta forma la linaza se puede consumir rociándola sobre sus alimentos; también podría usar corteza de pisila, salvado de avena o pectina cítrica modificada.

A todos mis pacientes con colesterol alto también receto una cucharadita de aceite de linaza, una o dos veces al día.

Y no olvide los ácidos grasos omega-3, tales como el aceite de pescado. Estos bajan los niveles de *triglicéridos* y el LBD. Además los aceites de canola y oliva contienen ácido oleico, el cual es una clase de ácido graso mucho menos propenso al perjuicio de los radicales libres. Por esto probablemente las personas que consumen dieta mediterránea, que contiene grandes cantidades de aceite de oliva, tienen muchísimas menos enfermedades cardíacas. Recomiendo tres (500 mg) cápsulas de aceite de pescado, tres veces al día con las comidas. Estas cápsulas deben contener ácidos grasos omega-3 combinados con EPH y DHA. Usted quizás deba tomar enzimas pancreáticas para digerir de modo adecuado el aceite de pescado.

Finalmente asegúrese de que su dieta contenga suficiente magnesio y potasio. Estos dos minerales son muy importantes para el funcionamiento saludable del sistema cardiovascular. Muchas personas en los Estados Unidos tienen deficiencia en magnesio, debido a que comen demasiados alimentos procesados y pocas frutas y verduras.

El magnesio se encuentra principalmente en las semillas, frutos secos, granos integrales y vegetales de hoja verde. Sin embargo, el promedio de los estadounidenses no come estos alimentos. El magnesio dilata las arterias coronarias, mejorando el flujo sanguíneo y oxigenando el corazón. También ayuda a prevenir la arritmia. Entre las mejores formas del magnesio están el glicinato, taurato y aspartato. El consumo diario recomendado de magnesio es de 350 miligramos para hombres y 280 para mujeres. Pero las mujeres embarazadas deben consumir 320 miligramos diarios en sus dietas.

El magnesio debe estar balanceado con potasio para que las contracciones del músculo del corazón estén reguladas de modo adecuado. Los investigadores de un instituto de salud en Israel descubrieron que los niveles de potasio son sumamente bajos entre los pacientes con arritmias cardíacas, lo cual llevó a los expertos médicos a la conclusión de que el potasio es un mineral importante para el funcionamiento saludable del corazón.

La mejor manera de obtener el potasio que usted necesita es de las fuentes dietéticas como carnes magras, vegetales crudos, frutas (especialmente cítricas, bananas y aguacate), papas y hojas de diente de león. No tome suplementos de potasio sin consultar primero a su médico.

¿Cuánta oposición?

Cuando las personas se confrontan con la necesidad de hacer cambios importantes (especialmente en sus hábitos alimentarios), a menudo experimentan mucha oposición interior. Así lo dijo el apóstol Pablo: «Lo que hago, no lo entiendo; pues no hago lo que quiero, sino lo que aborrezco, eso hago» (Romanos 7.15). Mediante el Espíritu de Dios tendremos la fortaleza para realizar cambios y para soportarlos. Afortunadamente, Pablo no terminó allí su pensamiento. Continuó diciendo: «¿Quién me librará de este cuerpo de muerte? Gracias doy a Dios, por Jesucristo Señor nuestro» (vv. 24-25).

Dios comprendió exactamente lo que enfrentaríamos en esta vida. Sabía muy bien que la fuerza de voluntad, la fortaleza física y la resistencia emocional débiles cambiarían continuamente en nosotros. Por tanto nos proveyó la respuesta completa por medio de Jesucristo. Si usted intenta hacerlo solo, es posible que fracase. Pero si le pide

> *No nos ha dado Dios espíritu de cobardía, sino de poder, de amor y de dominio propio.*
> 2 TIMOTEO 1.7

ayuda a Dios, ¡Él no le fallará! El Señor fortalecerá su deseo de hacer lo correcto y su determinación para conseguirlo. Luego Él le dará el poder para hacer que suceda. ¡Jesucristo es TODO lo que necesita!

✔ UNA CURA BÍBLICA REALIDADES

Haga una lista de todas las debilidades en las que necesita ayuda divina para vencerlas. Póngale fecha a cada una.

1. _____

2. _____

3. _____

4. _____

5. _____

Ahora, vuelva a leer la lista y dé gracias anticipadas a Dios por ayudarle. Cuando sea respondida su petición de ayuda, tache la necesidad y escriba la fecha en que recibió la respuesta. Usted podría quedar gratamente sorprendido de ver cuán fiel es Dios en realidad. Este será un registro maravilloso de la bondad de Dios en su vida.

REALIDADES REALIDADES REALIDADES REALIDADES REALIDADES REALIDADES REALIDADES

Paso #2: Ponga a prueba la terapia nutricional

Si esta dieta funciona, usted no necesita este paso. Sin embargo, si su dieta no es muy eficaz para reducir su colesterol, quizás desee comenzar la terapia nutricional. Consulte a su médico, pero he aquí algunas de mis recomendaciones:

- *Vitamina B / Niacina.* La niacina es una vitamina B (B_3) que baja el colesterol LBD malo y aumenta el LAD bueno. En la forma de inositol hexaniacinate, la niacina disminuye el colesterol LBD, la lipoproteína-a y los triglicéridos. Ninguna de las medicinas en el mercado para bajar el colesterol puede bajar la lipoproteína-a, ¡pero la vitamina B niacina la puede bajar a niveles hasta de 36%! Empiece con 500 miligramos de inositol hexaniacinate, tres veces al día y aumente hasta 1000 miligramos, tres veces al día.

Es necesario advertirle que si padece enfermedades del hígado o tiene elevadas las enzimas del hígado, no debería usar la niacina. Si toma niacina o inositol hexaniacinate, haga que un médico examine cada tres meses las funciones de su hígado. No tome niacina con otros medicamentos para disminuir el colesterol, como Mevacor, Lipitor, Zocor y Pravachol. Además, la niacina se debe utilizar con precaución en los diabéticos, puesto que puede afectar el control de azúcar en la sangre.

La pantetina es una forma de B_5 que participa en el transporte de grasas hacia las células y desde las células. Puede bajar el colesterol, los triglicéridos y el colesterol LBD. Al tomar pantetina se eleva el nivel de colesterol LAD. La pantetina en realidad inhibe la producción de colesterol y permite que las grasas sean usadas como energía. Los diabéticos se pueden tratar con pantetina porque no interfiere con la insulina.

• *Vitamina C.* Esta vitamina aumenta los niveles de LAD y ayuda a bajar el de la lipoproteína-a. Se debe tomar en una dosis aproximada de mil miligramos, tres veces al día. Prefiero la forma neutralizada de vitamina C. Por desgracia, muchas personas son alérgicas a esta vitamina, por lo que se debe insensibilizar con T.N.E.A. (Técnicas de Nambudripad para eliminar alergias.) Solo médicos entrenados en esta técnica especializada utilizan esta terapia. Es natural, sin químicos, no causa dolores y al mismo tiempo es un método no agresivo de eliminar alergias.

- *Vitamina E.* Esta vitamina es muy importante para prevenir la arteriosclerosis, porque evita que los radicales libres dañen los vasos sanguíneos. Los bajos niveles de vitamina E en la sangre predicen más un ataque cardíaco, que la presión alta o que el exceso de colesterol en la sangre. El consumo diario recomendado para la vitamina E es de doce unidades internacionales para las mujeres (8 mg) y quince para los hombres (10 mg).

Dos estudios muestran lo maravillosa que es la vitamina E para reducir las enfermedades del corazón. El primero se hizo con más de 87.000 enfermeras. Mostró que quienes tomaron cien unidades internacionales diariamente por más de dos años tenían 41% menos peligro de enfermarse del corazón que aquellas que no utilizaron vitamina E. El otro estudio se hizo con 156 hombres a quienes operaron con el procedimiento de desvío coronario. Los que habían tomado más de cien unidades internacionales de vitamina E desarrollaron menos enfermedades de las arterias coronarias que quienes tomaron menos de cien unidades internacionales de la misma vitamina.

- *Preparados de ajo.* Estos pueden bajar los niveles de suero de colesterol así como los niveles de LBD. Los niveles de LAD se aumentan, pero los triglicéridos se reducen. El ajo se debe consumir en una dosis de 400 miligramos, tres veces al día, o un equivalente de 4.000 microgramos de alicín potencial A, tomado tres veces al día.
- *Gugulípido.* Este es un extracto del árbol muculmirra de la India. Este producto disminuye tanto el colesterol LBD como los triglicéridos, así como aumenta los niveles de colesterol LAD. La dosis normal de gugulípido es 500 miligramos, tres veces al día.

Conserve la bendición

Cualquiera que haya perdido la buena salud le dirá a usted que esta es un regalo maravilloso de Dios. Muchos de nosotros somos culpables de derrochar este tesoro al no cuidar nuestros cuerpos como deberíamos. Vivimos lamentándonos cuando perdemos la salud. ¿No es mucho mejor tomar decisiones de vida saludable antes de perder nuestra buena salud?

«Examina tu salud; y si la tienes, alaba a Dios. Después de una buena conciencia, valora tu salud». Estas fueron las palabras del escritor inglés Izaak Walton. También dijo que la salud es una bendición de Dios que el dinero no puede comprar. Es cierto. Todo el dinero del mundo no le puede reemplazar su buena salud una vez perdida. Sea agradecido por el regalo de la buena salud que usted tiene, y renueve su compromiso de conservarla. ¡Este es un tesoro precioso!

Guarda el buen depósito por el Espíritu Santo que mora en nosotros.

2 TIMOTEO 1.14

45

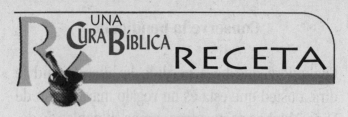

Cómo ganar la guerra contra el colesterol elevado

Trace un círculo cuando haya dado estos pasos:

Disminuyo mi consumo de alimentos procesados y aumento mi consumo de alimentos ricos en fibra.

    Ahora   Después   Nunca

Elimino alimentos grasosos y fritos de mi dieta y los reemplazo con frutas y vegetales.

    Ahora   Después   Nunca

Aumento el uso de vitaminas C y E.

    Ahora   Después   Nunca

Como ajo o tomo suplementos de ajo.

    Ahora   Después   Nunca

Utilizo otros suplementos, tales como gugulípido y pantetina.

    Ahora   Después   `Nunca

Si usted trazó un círculo en todos los AHORA, tenga esperanza. Está comenzando a ganar la guerra contra las afecciones cardíacas.

Capítulo 4

Esperanza de que termine la angina

Usted no tiene que vivir con el sufrimiento de la angina. El Señor le dio medios naturales y espirituales para que su angina se acabe. En este capítulo exploraremos muchos caminos naturales que Dios ha creado para vencer este mal, y levantaremos la esperanza con los medios espirituales que Dios da para nuestra sanidad.

La oración del salmista se puede convertir hoy día en la suya: «A mí, afligido y miserable, tu salvación, oh Dios, me ponga en alto. Alabaré yo el nombre de Dios con cántico, lo exaltaré con alabanza» (Salmo 69.29-30). El Señor comprende su dolor y quiere liberarlo y sanarlo. Reclame esta promesa de cura bíblica: «Jehová lo sustentará sobre el lecho del dolor; mullirás toda su cama en su enfermedad» (Salmo 41.3). Busque la sanidad de Dios a través de esta oración.

Una oración de Cura Bíblica
PARA USTED

Dios todopoderoso, quita el dolor de angina que hay en mi corazón. Dame sabiduría mientras doy pasos en lo natural para que termine este dolor. Toca el músculo de mi corazón con tu poder sanador y cuídame en esta enfermedad, en este sufrimiento y en esta molestia. Sáname, Señor, para tu gloria y por el bien de tu nombre. Amén.

¿Lo está derribando el dolor?

Algunos creen que la fe en Dios viene de una gran emoción y que es algo que solo unos pocos poseen. Están equivocados. La fe es una decisión de creer en la Palabra de Dios, a pesar de que todo lo demás esté en contra... incluso su dolor. Eso no significa que deba pretender que su dolor no está allí. En vez de eso, usted decide creer en el poder sanador de Dios.

Una de las más dolorosas formas de afecciones cardíacas es la angina, enfermedad está que ocasiona dolor espasmódico y sofocante en el pecho.

Produce muchas molestias y a menudo provoca ansiedad en quienes la sufren. La tensión desata una presión parecida al dolor de angina. Esto se debe a la falta de oxígeno en el músculo del corazón. Muchas veces la angina es la primera señal de un inminente ataque cardíaco.

Uno de los problemas básicos de la angina y de otros males del corazón es la pobre circulación provocada por la arteriosclerosis que impide a nuestros cuerpos el flujo de sangre, y en consecuencia de oxígeno. En el presente capítulo analizaremos esto más adelante.

¿Cuál es la causa de este déficit de oxígeno? El corazón utiliza la grasa como su fuente primordial de combustible. Sin embargo, cuando se envía demasiada grasa al corazón, los ácidos grasos se comienzan a acumular dentro de las arterias coronarias. El corazón no recibe el adecuado flujo sanguíneo debi-

> *Bendice, alma mía, a Jehová, y bendiga todo mi ser su santo nombre. Bendice, alma mía, a Jehová, y no olvides ninguno de sus beneficios. Él es quien perdona todas tus iniquidades, el que sana todas tus dolencias.*
> SALMO 103.1-3

do a la placa que se levanta. Esto, junto con la falta de oxígeno, provoca el dolor.

Dé gracias a Dios que usted puede dar pasos positivos para ganar la batalla contra esta dolorosa condición. Los siguientes nutrientes ayudan a convertir los ácidos grasos en energía. Consulte con su médico y analicen juntos cómo le pueden ayudar estos nutrientes:

Carnitina. Este nutriente ayuda a transportar los ácidos grasos dentro de las células para que se conviertan en energía. Esto evita que se produzcan ácidos grasos metabólicos tóxicos. El descenso de carnitina ocasiona una disminución en la producción de energía. Se debe consumir L-carnitina en una dosis de 500 miligramos, tres veces al día.

Coenzima Q$_{10}$. Este antioxidante es muy útil en la producción de energía. Ayuda a bajar la frecuencia de los ataques de angina al ocasionar un incremento en la fuerza de las contracciones del corazón. Se debe tomar una dosis aproximada de 100 miligramos, dos o tres veces al día.

Espino. Esta es una hierba que mejora el flujo sanguíneo, y en consecuencia, el oxígeno hacia el corazón, al dilatar las arterias coronarias. Es muy eficaz en el tratamiento de arritmia e insuficiencia cardíacas. Recomiendo tomar una cápsula de 100 a 300 miligramos de extracto de hierbas tres veces al día.

Kela. Esta es otra hierba que se ha usado por miles de años en el tratamiento de enfermedades del corazón. Ayuda a dilatar las arterias coronarias y por consiguiente a aliviar la angina. Tome una dosis de 100 miligramos, tres veces al día.

Magnesio. Este mineral es muy importante para prevenir la angina causada por espasmos de la arteria coronaria. Se debe consumir en una dosis de 400 miligramos, tres veces al día. (Observación: Si tomar magnesio le provoca diarrea, disminuya su dosis, o comience con 400 miligramos al día y aumente la dosis gradualmente hasta 400 miligramos tres veces al día.)

Algo más sobre el magnesio: Si usted sufre de arritmia o insuficiencia del corazón, el magnesio le debe ayudar. Es más, la deficiencia de este mineral es muy común en quienes sufren insuficiencia cardíaca. Ciertos medicamentos convencionales para el tratamiento de la insuficiencia cardíaca, como el Lanoxín y varios diuréticos, pueden reducir los niveles de magnesio.

Todos los individuos que han experimentado insuficiencia cardíaca deben tomar suplementos con magnesio. También es provechoso en el tratamiento de la arritmia, incluyendo la fibrilación auricular, de PVC y los síntomas de prolapso de la válvula mitral.

La medicina superior

Todos estos enfoques naturales le aprovecharán enormemente. Pero lo que más le beneficiará es su fe en Dios. Él es un maravilloso creador con poder e imaginación sin límites; sin embargo, lo ama a usted más profundamente de lo que podría imaginar. No se le ocurra pensar que su salud no le importa a Dios. A Él le importa todo acerca de usted. ¡La Biblia dice que hasta tiene contados los cabellos de su cabeza! (véase Lucas 12.7) Él cuida profundamente cada detalle infinito en su vida, y su poder va más allá de toda comprensión. Empiece a hablar de sus bendiciones y a reclamar su sanidad.

Bendice, alma mía, a Jehová, y bendiga todo mi ser su santo nombre. Bendice, alma mía, a Jehová, y no olvides ninguno de sus beneficios. Él es quien perdona todas tus iniquidades, el que sana todas tus dolencias; el que rescata del hoyo tu vida, el que te corona de favores y misericordias; el que sacia de bien tu boca de modo que te rejuvenezcas como el águila.

SALMO 103.1-5

Estamos atribulados en todo, mas no angustiados; en apuros, mas no desesperados; perseguidos, mas no desamparados; derribados, pero no destruidos; llevando en el cuerpo siempre por todas partes la muerte de Jesús, para que también la vida de Jesús se manifieste en nuestros cuerpos.

2 CORINTIOS 4.8-10

Ahora bien, si usted ya está usando los nutrientes mencionados y mantiene su relación íntima con el Señor, tal vez podría pensar en otra clase de terapia para tratar su angina.

¿Ha considerado la terapia de quelación?

En 1956 el Dr. Norman Clarke trató con AEDT (ácido etileno diamine tetraacético) a un obrero que presentaba lesiones provocadas por intoxicación con plomo. Después que el paciente terminó su tratamiento, el doctor observó que también había desaparecido la angina en el hombre. Pronto otros médicos siguieron los pasos del Dr. Clarke, y en 1972 se formó la Universidad Estadounidense para el Avance de la Medicina. Sus funciones eran educar médicos y proveer investigaciones adicionales en la terapia de quelación.

La terapia de quelación utiliza AEDT junto con vitaminas y minerales para mejorar el flujo sanguíneo y para purgar al cuerpo de metales pesados tóxicos. Inicialmente se pensaba que el AEDT destapaba las arterias al sacar el calcio de la placa. Ahora sabemos que mejora el flujo sanguíneo mediante la eliminación de hierro, cobre, plomo, cadmio y otros metales tóxicos del cuerpo. Los médicos que administran esta terapia reconocen que la arteriosclerosis no solo afecta las arterias del corazón, sino también a las arterias y capilares más pequeños de todo el organismo, incluyendo los dedos de las manos y de los pies. En otras palabras, la terapia mejora el flujo sanguíneo en todo el organismo, mientras que los angioplastos y los desvíos coronarios injertados

> *Sé vivir humildemente, y sé tener abundancia; en todo y por todo estoy enseñado, así para estar saciado como para tener hambre, así para tener abundancia como para padecer necesidad. Todo lo puedo en Cristo que me fortalece.*
> FILIPENSES 4.12-13

tratan solamente pequeñas áreas de arteriosclerosis.

Los médicos descubrieron que pacientes que
sufren de arteriosclerosis e intoxicación con plomo reportan sorprendentes beneficios con la terapia de quelación. En estos beneficios se encuentran: 1) los pacientes pudieron caminar más; 2)
quienes sufrían de angina pudieron ejercitarse
con más energía sin desarrollar dolores de pecho;
3) los pacientes con dolores en las piernas, provocados por la mala circulación, ya no experimentaron dolor y pudieron caminar más antes de
que apareciera el dolor. Junto con estos beneficios que alivian los síntomas está el hecho de que
el AEDT también restaura la producción normal
de prostaciclina (hormona prostaglandina que
previene los coágulos sanguíneos y los espasmos
arteriales) y mejora el flujo sanguíneo aun en arterias afectadas.

El AEDT también puede reducir la producción
de radicales libres, ¡los cuales atacan nuestras estructuras celulares y debilitan en gran manera
nuestros sistemas inmunológicos! Creo que la
persona con mala circulación, y que padece toxicidad por metales pesados (como cadmio y plomo), debería utilizar la terapia de quelación al
menos una vez por semana, por veinte o cuarenta

tratamientos, para luego continuarla una vez al mes como mantenimiento.

¿Mira usted hacia el futuro?

Uno de los problemas básicos que se presentan con la angina y otras enfermedades cardíacas, es la mala circulación debido a la arteriosclerosis. Esta ocasiona una disminución del suministro sanguíneo a órganos vitales del cuerpo como el cerebro, el corazón o los riñones. A su vez, la mala circulación hace que se forme más placa, la cual crea un círculo vicioso que finalmente lleva a un paro y ataque cardíaco, a insuficiencia renal o a posible amputación de una extremidad.

Como ayuda le recomiendo que siga el plan balanceado de carbohidratos, proteínas y grasas. Le sugiero que se tome un momento para ir al apéndice A en el final de este libro y revise ese plan. Dios conoce el dolor de pecho que usted siente y le ha dado medios espirituales y naturales para acabar con este mal y caminar en la salud divina. Su deber ahora es caminar con fe y aplicar el conocimiento que tiene. Mientras escribe su receta de cura bíblica, recuerde la promesa sanadora de Dios: «Yo haré venir sanidad para ti, y sanaré tus heridas» (Jeremías 30.17).

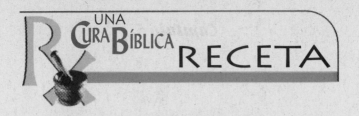

UNA
CURA BÍBLICA RECETA

Marque el tiempo con Dios

¡Es hora de dejar de pensar en la medicina por un instante! Tome algunos minutos en silencio, dirija sus pensamientos al Señor y medite en cada uno de los versículos siguientes. Al hacerlo, permanezca en silencio y tranquilo ante el Señor y considere las respuestas que obtenga ante la presencia de Él. ¿Cómo revelan estas respuestas los verdaderos deseos de su corazón? ¿Sus necesidades más apremiantes? ¿Sus más grandes desafíos mientras confronta la afección cardíaca? Simplemente subraye las frases que más se aplican a su situación, y luego ore a Dios pidiéndole que supla sus necesidades y sane su cuerpo.

Lea estos versículos:

- Isaías 41.10
- Filipenses 3.20-21
- 1 Pedro 5.10-11

Si es posible, durante la semana siguiente hable de sus marcas bíblicas con un miembro de la familia, un amigo o un pastor. Mediten juntos y anímense uno al otro.

Capítulo 5

Esperanza de vencer la hipertensión

Quizás usted acaba de descubrir que tiene alta presión sanguínea *(hipertensión)*, o tal vez ya esté tomando medicamentos contra ella. Frecuentemente se denomina a la hipertensión como el asesino silencioso, debido a que en muchas ocasiones pasan varios años sin detectarla.

Tengo buenas noticias para usted. Dios ha creado una cantidad de medios naturales para bajar su presión alta o para mantenerla dentro de los límites normales. Los exploraremos juntos. Consulte a su médico antes de dar cualquier nuevo paso. Asegúrese además de consultar con Dios en la búsqueda del poder sanador y de la guía para su vida.

Una oración de Cura Bíblica para usted

Dios Todopoderoso, sana mi cuerpo y baja mi presión sanguínea. Que mi corazón y todo mi sistema circulatorio sean sanos en el nombre de Jesús. Señor, te pido tu guía en los pasos correctos que debo tomar para bajar mi presión arterial y para vivir por fe, no por dudas; por esperanza, no por desaliento; y para vivir en divina sanidad, no en enfermedad. En el nombre de Jesús. Amén.

Revise su presión energizing

Usted necesita saber si tiene presión alta. Si no trata este mal, con los años podría ocasionarle tanto daño a su corazón y a sus arterias, que tendría un gran riesgo de ataques y paros cardíacos.

Según estudios, se calcula que uno de cada cuatro adultos en LOS Estados Unidos está luchando contra la presión alta, y que más deL 30% están totalmente inconscientes de su mal. Muchos de estos individuos no muestran ninguna clase de síntoma y a menudo pasan años sin diagnóstico ni tratamiento.

Someterse regularmente a una revisión de su presión arterial le puede ayudar a recibir a tiempo el diagnóstico y el tratamiento, lo cual reduce en gran manera los riesgos de complicaciones futuras.

Pues bien, ¿tiene usted presión alta? Le recomiendo que vea a su médico para averiguarlo. Sin embargo, es posible que obtenga una cifra aproximada de su presión arterial en la máquina de su farmacia local. He aquí cómo se define por números la presión sanguínea alta o hipertensión.

☑ UNA CURA BÍBLICA REALIDADES

Categorías para los niveles de presión arterial en los adultos

- *La hipertensión dentro de los límites* se define como presión arterial sistólica entre 120 y 160, y diastólica entre 90 y 94.
- *La hipertensión suave* se define como sistólica entre 140 y 160, y diastólica entre 95 y 104.
- *La hipertensión moderada* se define como sistólica entre 140 y 180, y diastólica entre 105 y 114.

- *La hipertensión grave* se define como sistólica más de 160 y diastólica más de 115.

En general, si usted tiene una lectura sistólica de más de 140 y diastólica de más de 90, debería pensar más detenidamente en el asunto. Muchos casos de presión alta se pueden controlar totalmente por medio de dieta y de cambios en el estilo de vida. No obstante, los pacientes con hipertensión grave deberían tomar medicinas contra la hipertensión, tales como un inhibidor ACE. El Comité de la Junta Nacional para la Detección, Evaluación y Tratamiento de la Presión Alta recomienda que se usen terapias sin medicamentos para tratar la hipertensión dentro de los límites y la hipertensión suave. Casi la mitad de las personas con presión alta caen dentro de esta categoría.[1]

Si usted descubre que tiene presión alta, no se desanime. Puede averiguar con facilidad cuán grave es su mal, para luego aprender lo que debe hacer.

Baje y controle su presión sanguínea

¿Por qué bajar y controlar su presión arterial? Por una razón: Controlar la presión alta puede evitarle insuficiencias cardíacas. Esta forma de afección cardíaca se debe por lo general a una debilidad en el músculo del corazón que lo incapacita para bombear de modo eficaz. La causa podría ser un ataque cardíaco anterior, hipertensión por mucho tiempo o una cardiomiopatía (enfermedad en el músculo del corazón).

Entre los síntomas están la debilidad extrema, fatiga y falta de aliento, especialmente después de hacer ejercicio suave o moderado. La insuficiencia cardíaca es muy común en la población anciana y a menudo se la trata con Lasix, un diurético fuerte. Sin embargo, el uso de Lasix a veces causa una deficiencia de tiamina. Si usted es un paciente

> *Por nada estéis afanosos, sino sean conocidas vuestras peticiones delante de Dios en toda oración y ruego, con acción de gracias. Y la paz de Dios, que sobrepasa todo entendimiento, guardará vuestros corazones y vuestros pensamientos en Cristo Jesús.*
>
> FILIPENSES 4.6-7

de insuficiencia cardíaca tratándose con Lasix, tome abundantes cantidades de vitaminas del complejo B, especialmente tiamina, en una dosis mínima de 200 miligramos al día. Los individuos con insuficiencia cardíaca también deben limitar sus fluidos. (Es importante mantenerse bajo el cuidado de un cardiólogo y un buen médico nutricionista en su lucha contra esta enfermedad.)

Como ocurre con la mayoría de las afecciones que involucran la salud del sistema cardiovascular, ciertas decisiones en el estilo de vida juegan un papel importante en la prevención y el control de la hipertensión. Estas decisiones incluyen dejar de fumar y de beber, limitar el estrés, hacer ejercicio y no consumir cafeína. Entre los hábitos alimentarios que contribuyen a la hipertensión están: comer mucha sal, azúcar y grasas saturadas; no consumir suficiente fibra; y no tomar suficiente potasio, magnesio y calcio.

Por medio de la ayuda de Cristo, usted puede hacer cambios en su estilo de vida para bajar su presión arterial. Usted no está solo. Él le dará ánimo y poder mediante su Espíritu, no solo para tomar decisiones saludables sobre cómo vivir y qué comer, sino también para continuar con su decisión. Tómese tiempo hoy día para decirse a menudo este versículo en voz alta y reclame la fortaleza del Señor en su nuevo estilo de vida: «Todo lo puedo en Cristo que me fortalece» (Filipenses 4.13).

Tome específicamente al menos los cuatro pasos siguientes para mantener a raya a la hipertensión:

1. Mantenga su peso ideal

Conservar su peso ideal es uno de los factores más importantes para bajar la presión arterial. Si usted debe perder peso le recomiendo el plan balanceado de carbohidratos, proteínas y grasas que doy al final de este libro.

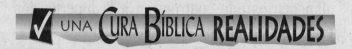

Claves para perder peso

- Beba diariamente medio galón de agua embotellada o filtrada. Lo mejor es beber dos vasos de ocho onzas media hora antes de cada comida, o uno a dos vasos de ocho onzas dos horas y media después de cada comida.
- Consulte con su médico un plan regular de ejercicios físicos.

- Evite el azúcar.
- Coma frutas; sin embargo, evite los jugos de frutas.
- Evite el alcohol.
- Evite todos los alimentos fritos.
- Evite, o disminuya dramáticamente, las féculas. Entre estas se encuentran todos los panes, galletas, donas, papas, pastas, arroz, maíz y frijoles negros, pintos o colorados. Limite también el consumo de bananos.
- Coma frutas frescas; verduras al vapor, sofritas o crudas; carnes magras; ensaladas, preferiblemente con aceite extra virgen de oliva y vinagre; frutas secas (almendras, nueces, avellanas, maní orgánico) y semillas.
- Use suplementos fibrosos, como Fiber Plus, Perdiem Fiber o cualquier otra fibra sin NutraSweet o azúcar.
- Si está estreñido tome dos cucharadas al día de leche de magnesia.
- Como refrigerio, prefiera Iron Man Bars, Zone Bars o Balance Bars. Mis refrigerios favoritos son las barras balanceadas con yogur, miel y maní. Las puede conseguir en una tienda naturista.
- No coma después de las siete de la noche.
- Hágase revisar por su médico o nutricionista antes de comenzar cualquier nuevo plan.

2. Transforme su dieta

Usted tendrá que dejar algunas cosas y agregar otras. Empiece comiendo más frutas y verduras. Las plantas tienen grandes cantidades de potasio y pocas de sodio. También le dan ácidos grasos esenciales, fibra, calcio, magnesio y vitamina C. Consumir alimentos frescos y naturales, incluyendo cantidades de frutas y verduras, le da maravillosos beneficios a la persona hipertensa.

Además, ¿por qué no comenzar a usar un extractor de jugos? Extraiga y beba una o dos veces al día jugos de zanahorias, manzanas, perejil y apio. Beba al menos media taza al día de jugo de apio orgánico, pues se ha descubierto que el apio puede bajar la presión arterial.

Otros alimentos que podrían ayudarle a bajar su presión sanguínea son:

- ajo y cebolla

- vegetales de hojas verdes

- salmón

- macarela y otros pescados de agua fría

- alimentos ricos en fibra como granos integrales y legumbres

He aquí algunos otros pasos importantes que puede seguir para bajar su presión arterial:

Aumente el consumo de potasio y disminuya el de sal, porque una dieta rica en sodio y baja en potasio está asociada con la hipertensión. La mayor parte del potasio se encuentra dentro de las células del cuerpo, mientras que la mayor parte del sodio se encuentra fuera de ellas. Los alimentos procesados contienen elevadas cantidades de sodio, y durante el proceso de cocción el sodio se aumenta aun más.

> *Dios no nos ha dado espíritu de cobardía, sino de poder, de amor y de dominio propio.*
> 2 TIMOTEO 1.7

Los estadounidenses agregan solamente una pequeña cantidad de sodio del salero a sus comidas, por tanto la mayor parte viene de los alimentos procesados que compramos y de la sal que agregamos al cocinarlos. Reduzca su consumo de alimentos procesados y de sal. Al consumo de estos alimentos se debe que la mayoría de estadounidenses consuman dos veces más sodio que potasio. Deberíamos consumir cinco veces más potasio que sodio. La única manera de asegurar este equilibrio es usar el extractor de jugos y verduras, y tomar regularmente jugos de frutas y verduras.[2]

Usted también podría tomar suplementos de potasio mientras disminuye el consumo de alimentos procesados. Un buen medio de conseguir su potasio está en la marca *NoSalt* (o cualquier otra variedad similar de sustituto de la sal), que contiene 530 miligramos de potasio por cada sexta parte de cucharadita. Usted puede tomar de uno a tres gramos de sales potásicas al día. Una dosis de 400 miligramos de magnesio tres veces al día también podría bajar la presión sanguínea. Consulte siempre a su médico antes de tomar magnesio o potasio.

> *No os afanéis por vuestra vida, qué habéis de comer o qué habéis de beber; ni por vuestro cuerpo, qué habéis de vestir. ¿No es la vida más que el alimento, y el cuerpo más que el vestido? Mirad las aves del cielo, que no siembran, ni siegan, ni recogen en graneros; y vuestro Padre celestial las alimenta. ¿No valéis vosotros mucho más que ellas?*
>
> MATEO 6.25-26

La *vitamina C* también baja la presión arterial porque ayuda al cuerpo a eliminar metales pesados como plomo. El consumo diario recomendado para los adultos es de 60 miligramos; sin embargo, recomiendo entre 100 y 300 miligramos al día.

El *ajo* también baja la presión sanguínea. Recomiendo tomar una dosis de 400 miligramos tres veces al día, o 4.000 microgramos de contenido de alicín tres veces al día.

La *vitamina B$_6$* también puede ayudar a bajar la presión arterial debido a sus efectos diuréticos o a la reducción de los niveles de norepinefrín. La dosis de B$_6$ es de 50 a 100 miligramos por día.

Los *aceites de pescado y de linaza* también son eficaces para mantener bajos los niveles de presión arterial. Una tableta de aceite de linaza, una o dos veces al día, o tres cápsulas de aceite de pescado tres veces al día, son muy eficaces para bajar la presión.

La *coenzima Q$_{10}$*, en una dosis de 100 a 200 miligramos al día, también puede reducir la presión arterial.

Las *tabletas de espárrago* ayudan a reducir la presión arterial. El espárrago es un diurético natural que se toma en una dosis de dos tabletas, tres veces al día.

La *terapia de quelación* también ayuda a bajar la presión al envolver los metales pesados, como plomo y cadmio, para que el cuerpo pueda desecharlos a través de los riñones. He sido testigo de presiones sanguíneas reducidas dramáticamente después que las personas se someten a tratamientos con terapia de quelación.

Estos cambios dietéticos y de estilo de vida impactarán dramáticamente su presión arterial. Después de consultar a su médico intente una combinación de estas recomendaciones y descubra nueva esperanza para vencer la presión.

3. Haga ejercicios regularmente

¿Cuándo fue la última vez que usted salió de casa y caminó, trotó o montó en bicicleta por los alrededores? O, ¿está participando en alguna clase de ejercicio regular y moderado? ¡Es tiempo de pararse de esa silla y volverse activo! El ejercicio regular es uno de los mejores medios de mantener la buena salud. El ejercicio bombea oxígeno a las células, lo que da a su cuerpo capacidad extra para ganar la guerra contra las afecciones cardíacas. Por supuesto, cualquier programa de ejercicios debe estar bajo la supervisión de su médico.

4. Baje el estrés

Un paso natural para reducir el estrés es tomar 70 miligramos de kava tres veces al día, o 5-HTP (hidroxi-L-triptofán), 50 a 100 miligramos, tres veces al día con las comidas. El 5-HTP no se debe tomar con otros antidepresivos como Prozac, Zolft o Paxil.

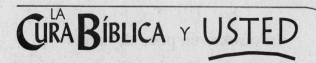

Baje el estrés

Baje el estrés meditando en la Palabra de Dios, especialmente en pasajes acerca de la paz, como este: «Sed llenos del Espíritu, hablando entre vosotros con salmos, con himnos y cánticos espirituales, cantando y alabando al Señor en vuestros corazones; dando siempre gracias por todo al Dios y Padre, en el nombre de nuestro Señor Jesucristo» (Efesios 5.18-20).

Además, usted puede reducir el estrés viviendo más para otros. Llevar una existencia menos egoísta significa menor preocupación y menor política dominadora hacia los acontecimientos de

71

la vida. Pablo llevó una vida crucificada al yo: «Con Cristo estoy juntamente crucificado, y ya no vivo yo, mas vive Cristo en mí; y lo que ahora vivo en la carne, lo vivo en la fe del Hijo de Dios, el cual me amó y se entregó a sí mismo por mí» (Gálatas 2.20). Pregúntese hoy día: «¿Cómo podría amar a otros y vivir para Cristo y no para mí mismo?» Déjese de enfocarse en sí mismo y en sus problemas, y ponga los ojos en Cristo (Hebreos 12.1-2).

Le ofrezco un poco de ánimo

Acabamos de llegar al final de este librito sobre las afecciones cardíacas. Espero que haya encontrado alguna esperanza y ánimo en estas páginas. Sé que tener dolencias cardíacas de cualquier clase puede ser algo terrible, pero los principios médicos y bíblicos en este folleto pueden en realidad establecer la diferencia. Quiero animarle, sin embargo, a buscar en Dios la fortaleza y la sabiduría para comenzar a dar los primeros pasos hacia el cambio. Aunque su sistema cardiovascular esté relativamente sano en este momento, hacer algunos de los cambios nutricionales que recomiendo influirá por completo en su futuro.

Pero cualquiera que sea su situación, recuerde por favor que su vida, con todas sus alegrías y tristezas, está siempre adherida al propio corazón de Dios. ¡A Él le importa su corazón! Por tanto, confíe en su bondad para hoy, para mañana y para cada día siguiente. Él se ocupa de usted, y su promesa es que nunca lo dejará. (Véase Mateo 28.20.) Esta es la más grande promesa que usted pudo haber tenido.

Confíe en el Señor

Alza sobre nosotros, oh Jehová, la luz de tu rostro. Tú diste alegría a mi corazón mayor que la de ellos cuando abundaba su grano y su mosto. En paz me acostaré, y asimismo dormiré; porque solo tú, Jehová, me haces vivir confiado.

SALMO 4.6-8

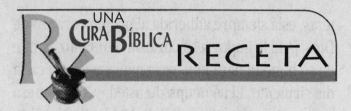

Resumen de su progreso

A la luz de lo que ha aprendido, enumere tres cosas que NO está haciendo ahora y que debe hacer para disminuir el riesgo de las afecciones cardíacas en su futuro:

1. _____

2. _____

3. _____

Enumere tres cosas que ESTÁ haciendo bien y que debe continuar haciendo:

1. _____

2. _____

3. _____

Anote tres pasajes bíblicos que le levantan la esperanza mientras vence las dolencias cardíacas:

_____

_____

El plan balanceado de carbohidratos, proteínas y grasas

No existe la dieta perfecta para todo el mundo. Un régimen que es saludable para una persona puede en realidad ser peligroso para otra debido a alergias, sensibilidades, tipos de sangre, molestias gastrointestinales y otros factores.

La dieta de la mayor parte del pueblo estadounidense contiene excesiva cantidad de grasa, azúcar, sal y almidón, y tiene una gran escasez de fibra. La clave para un final estilo de vida saludable se encuentra en comer principalmente frutas, verduras, granos integrales, frutos secos, semillas, frijoles, legumbres y carnes magras.

Evite el azúcar blanco y la harina refinada; evite las grasas, entre ellas las hidrogenadas, las saturadas y las poli-insaturadas procesadas al calor, tales como fiambres de cerdo, carnes curadas y salchichas; y evite alimentos con mucha sal. Limite también su consumo de carnes rojas, prefiriendo los cortes más magros.

El plan nutritivo que recomiendo a mis pacientes es el programa balanceado de carbohidratos, proteínas y grasas. He aquí cómo funciona. Cada vez que coma debe combinar alimentos en una proporción de 40% de carbohidratos, 30% de proteínas y 30% de grasas.

Este programa equilibra la proporción adecuada de carbohidratos, proteínas y grasas, y por consiguiente controla la insulina.

Los elevados niveles de insulina disminuyen el rendimiento físico y es uno de los principales indicadores que se usan para evaluar el riesgo de desarrollar afecciones cardíacas. Para simplificar este programa enumeraré las categorías y los grupos de alimentos, y luego demostraré cómo usar los grupos durante el día. Veamos algunas comparaciones.

- Un grupo de proteínas es igual a siete gramos de proteína, los cuales equivalen aproximadamente a una onza de carnes, tales como res o ternera, pechuga de pollo, pechuga de pavo, etc.

- Un grupo de carbohidratos es igual a nueve gramos de carbohidratos, los cuales equivalen a media rebanada de pan, un cuarto de rosquilla, un quinto de taza de arroz, un tercio de un banano, media manzana o un cuarto de taza de pasta. Más adelante explicaré esto más detalladamente.
- Un grupo de grasas es igual a gramo y medio de grasa, lo cual equivale a un tercio de cucharada de aceite de oliva, seis maníes, tres almendras, una cucharada de aguacate, etc.

Usted estará consumiendo porciones muy superiores al tamaño de cada grupo individual de alimentos. Es más, la mujer sedentaria promedio come tres grupos de alimentos en cada comida, más un grupo a media mañana, uno a media tarde y uno en la noche. Una mujer activa que hace ejercicio tres o cuatro veces por semana, como mínimo treinta minutos, podría consumir cuatro grupos con cada comida y un grupo entre comidas y en la noche.

Un hombre sedentario podría tener cuatro grupos de alimentos en cada comida y uno entre comidas y en la noche; mientras que un hombre activo que hace ejercicio al menos treinta minutos, tres o cuatro veces por semana, podría tener de cinco a seis grupos con cada comida y uno entre comidas y en la noche.

Analicemos los diferentes grupos de alimentos... comenzando con la proteína.

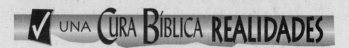

Grupos de proteínas

(Aproximadamente siete gramos de proteína por cada grupo)

Carnes

Una onza de pechuga de pollo o de pavo, sin piel, o pollo de granja. O una onza de carne oscura de pavo sin piel, carne oscura de pollo sin piel, hamburguesa con menos de 10% de grasa, chuletas magras de cerdo, jamón sin grasa, tocino canadiense sin grasa, carne magra de cordero o de ternera. Observación: No recomiendo comer regularmente cerdo y jamón. Si un individuo tiene una enfermedad degenerativa debe evitar completamente estas carnes.

Pescado

Coma onza y media de los siguientes:

Salmón	Macarela
Orange roughy	Pargo
Lenguado	Mahi-mahi
rucha	Halibut
Mero	

Huevos, productos lácteos y proteína de soya

Huevos; un huevo entero o tres claras de huevo
Productos lácteo; suna onza de queso bajo en grasa, un cuarto de taza de requesón bajo en grasa
Proteína de soya; un tercio de onza de polvo proteínico, un cuarto de hamburguesa de soya, tres onzas de tofu

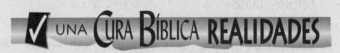

UNA CURA BÍBLICA REALIDADES

Grupos de carbohidratos

(Aproximadamente nueve gramos de carbohidratos por cada grupo)

Frutas

Una mandarina, limón, lima, kiwi o durazno
Media manzana, naranja, toronja, pera o nectarina
Un tercio de banano
Una taza de fresas, frambuesas
Un tercio de taza de sandía cortada en cubitos, melón cortado en cubitos
Media taza de melón blanco cortado en cubitos, cerezas, moras, arándanos, uvas, piñas cortadas en cubitos, papaya
Un tercio de compota de manzana, mango

Jugos

Un cuarto de uva, piña

Un tercio de manzana, toronja, naranja, limón
Tres cuartos de taza de V8

Verduras cocidas
Un octavo de taza de frijoles cocidos
Un quinto de taza de papas o de puré de papas
Un cuarto de taza de lentejas, frijoles negros, frijoles
colorados, frijoles blancos, frijoles pintos, frijoles
refritos, maíz
Un tercio de taza de guisantes, papa horneada
Una taza de espárragos, habichuelas, zanahorias
Taza y cuarto de brócoli, espinaca, calabaza
Taza y un tercio de repollo
Taza y media de calabacín, repollitos de Bruselas,
berenjena
Taza y tres cuartos de nabos verdes
Dos tazas de coliflor, col rizada

Vegetales crudos
Un pepino
Dos tomates
Una taza de cebolla (picada), guisantes
Taza y media de brócoli
Dos tazas de coliflor
Dos tazas y media de apio, pimentón verde (picado)
Tres tazas de repollo, champiñones (picados)
Cuatro tazas de lechuga romana (picada), pepino
(en rebanadas)
Seis tazas de espinaca

Granos

Un quinto de taza de arroz integral o blanco
Un quinto de taza de pasta cocida
Un tercio de taza de harina de avena cocida (o media onza de avena entera), o sémola de maíz
Un cuarto de rosquilla, panecillo inglés
Medio biscocho, barquillo, o la mitad de un panqué de diez centímetros, tortilla de harina
Media onza de cereal seco
Un queque de arroz o tortilla de maíz
Cuatro galletas saladas

Productos ricos en azúcar

Media cucharadita de miel o de melaza
Dos cucharadas de sirope (jarabe) de arce
Dos cucharaditas de salsa de tomate, gelatina (preferiblemente de fructosa)

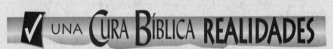

Grupos de grasas

Un tercio de cucharada de mantequilla de almendras, aceite de olivas, aceite de canola, aceite de linaza
Un tercio de cucharada de mantequilla de maní natural

Una cucharada de aceite de oliva y aderezo de vina-
gre, mayonesa, nueces picadas
Una cucharadita de aguacate, guacamole
Una nuez macadamia entera
Cucharadita y media de almendras (rebajada)
Tres almendras, aceitunas, pistachos, castañas
 Seis maníes

Lo básico

Un ejemplo de una comida con los cuatro grupos
de alimentos sería: Cuatro onzas de pollo (igual a
cuatro grupos de proteína); una taza de espárragos cocidos, una lechuga y una taza de frijoles colorados (todo junto equivale a cuatro grupos de
carbohidratos); una cucharada de aceite de oliva
y aderezo de vinagre (igual a cuatro grupos de
grasa).

Para simplificar aun más este plan de alimentación, piense en la palma de su mano e imagínese
colocando una pieza de proteína (como un pedazo de pollo, pavo, pescado o carne roja magra)
del tamaño de ella. A continuación ahueque las
manos e imagínese poniendo en ellas la cantidad
de verduras o frutas que puede contener. Debería
agregar doce almendras, doce castañas o doce

pistachos o veinticuatro maníes. Usted está tomando los ingredientes para su alimentación sana.

Lo mejor es limitar dramáticamente las féculas, entre ellas pan, rosquillas, galletas, pasta, arroz, galletas saladas, rosetas de maíz, frijoles secos, cereales, maíz, papas, papas fritas, tortillas y cualquier otro producto feculoso. Recomiendo comer durante el día abundante desayuno, almuerzo y merienda y refrigerios suaves a media mañana, media tarde y noche. Consuma la comida de la noche antes de las siete de la noche.

Las personas con enfermedades degenerativas como afecciones cardíacas, presión arterial alta, colesterol alto, diabetes, hipoglicemia, cáncer, o los pacientes que desean salud óptima, deberían seguir cuidadosamente el programa balanceado de carbohidratos, proteínas y grasas.

Si este programa le parece demasiado complicado, sencillamente siga estas instrucciones básicas:

1. Reduzca el consumo de alimentos ricos en féculas: pan, galletas, rosquillas, galletas saladas, maíz, rosetas de maíz, papas, boniato, papas fritas, pastas, arroz, frijoles y bananos. Mejor aun, elimínelas por completo.

2. Evite todo alimento elaborado con azúcar blanca, como caramelos, galletas, pasteles, tortas y donas. Si debe usar azúcar, prefiera Sweet Balance o Stevia, dulcificantes hechos de la fruta kiwi. Prefiera la fruta entera en vez de los jugos de frutas.

3. Incremente su consumo de vegetales no feculosos como espinaca, lechuga, repollo, brócoli, espárragos, frijoles tiernos y coliflor.

4. Prefiera las proteínas saludables como pechuga de pavo y de pollo, pescado, carne de res orgánica, requesón bajo en grasa, etc. Seleccione alimentos sanos como nueces, semillas, aceite de linaza, aceite de oliva extra virgen o pequeñas cantidades de mantequilla orgánica. Use aceite de oliva extra virgen y vinagre como aderezo de ensaladas. Prefiera las grasas saludables que hemos enumerado en vez de las poli-insaturadas, saturadas e hidrogenadas.

5. Consuma tres comidas al día que consistan de fruta, verduras no feculentas, carne magra y grasa buena. También debería comer

un refrigerio sano a media mañana, a media tarde y en la noche.

Estoy seguro de que al seguir estas pautas experimentará un aumento de energía y mejorará su salud.

La terapia de quelación

Existen diversas opiniones acerca de la terapia de quelación. He aquí la declaración oficial de la Asociación Estadounidense del Cáncer, puesta en la Internet en la página www.americanheart.org en 1999.

La Asociación Estadounidense del Cáncer ha revisado la literatura disponible para el uso de quelación (ácido etilenodiamino tetraacético, E.D.T.A. por sus siglas en inglés) en el tratamiento de las afecciones cardíacas arterioscleróticas. No se encontró ninguna evidencia científica que demuestre algún beneficio de esta clase de terapia.

La terapia de quelación es un tratamiento reconocido para metales pesados (como plomo) intoxicantes. Inyectado en la sangre, el EDTA envuelve los metales y permite que sean desalojados del cuerpo en la orina. Hasta el presente no ha habido estudios científicos adecuados, controlados y publicados que apoyen de manera científica y metodológica esta terapia. La Administración de

Alimentos y Fármacos de los Estados Unidos (FDA, por sus siglas en inglés), los institutos nacionales de salud (NIH, por sus siglas en inglés) y el Instituto Estadounidense de Cardiología concuerdan en este punto con la AHA (Asociación Estadounidense de la Salud). Además, usar esta forma de tratamiento aún no demostrado podría privar a los pacientes de los beneficios bien establecidos de muchos otros métodos valiosos para tratar esas enfermedades.

Un estudio reciente de la terapia de quelación, usando metodología actualmente aprobada de manera científica, determinó que la terapia de quelación del E.D.T.A. no era más eficaz que un placebo (píldora de azúcar) para tratar a hombres y mujeres con afección vascular secundaria en las piernas (claudicación intermitente).

Por consiguiente, todavía no hay evidencia científica que demuestre ningún beneficio de esta clase de terapia.

Hay sin embargo multitudes de testimonios individuales que apoyan esta terapia. Si usted está considerando usarla, le animo a hacer su propia investigación acerca de ella y a sacar sus propias conclusiones de lo mejor para usted. Si presenta intoxicación aguda por metales pesados, como demasiadas cantidades de plomo, cadmio, etc., en un examen de seis horas de orina después de aplicarse un agente quelación como DMSA O

EDTA, entonces quizás se debería beneficiar de la terapia de quelación. Si tiene alta intoxicación con metales pesados, junto con afección vascular secundaria o complicaciones a la arteria coronaria, es posible que estas enfermedades se puedan mejorar con el quelación de los metales pesados.

El doctor Colbert nació en Tupelo, Mississippi. Asistió al Instituto de Medicina Oral Roberts en Tulsa, Oklahoma, donde obtuvo una licenciatura de ciencias en biología, además de su doctorado en medicina. El doctor Colbert terminó su internado y residencia en el Florida Hospital de Orlando, Florida.

Si desea mayor información sobre sanidad divina y natural, o sobre *Divine Health Nutritional Products®*, puede ponerse en contacto con el doctor Colbert:

DR. DON COLBERT
1908 Boothe Circle
Longwood, FL 32750
Teléfono 407-331-7007
www.drcolbert.com.

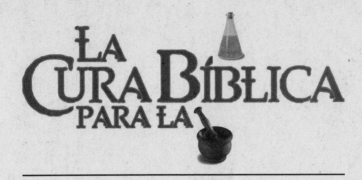

LA CURA BÍBLICA PARA LA

DIABETES

VERDADES ANTIGUAS,

REMEDIOS NATURALES Y LOS

 ÚLTIMOS HALLAZGOS

PARA SU SALUD

DON COLBERT, DR. EN MED.

LIBRO 5

Hay esperanza para la diabetes

Dios desea que usted se sienta mejor y que viva más años, y Él le ayudará a que alcance ese objetivo. Al tomar en sus manos este librito de cura bíblica, ha dado el primer paso emocionante hacia la energía renovada, la salud y el vigor.

Usted puede verse frente al más grande reto físico de su vida. Pero con fe en Dios y una buena nutrición, combinada con remedios naturales alternos de avanzada, ¡estoy convencido que será su mayor victoria! Dios reveló su voluntad divina para cada uno de nosotros por medio del apóstol Juan, quien escribió: «Amado, yo deseo que tú seas prosperado en todas las cosas, *y que tengas salud, así como prospera tu alma*» (3 Juan 2, énfasis añadido).

Casi dos mil años más tarde, más de 15,7 millones de estadounidenses sufren de una enfermedad llamada diabetes, ¡y una tercera parte de ellos ni siquiera lo saben! Esta enfermedad es la séptima causa mayor de muerte en los Estados Unidos.[1]

No hay duda de que nos estamos perdiendo lo mejor que Dios tiene para nosotros. Pero, ¿cómo? Un vistazo más de cerca revela algunas respuestas esperanzadoras. Como usted ve, su cuerpo es una obra «maravillosa y formidable», y contiene una glándula especializada llamada páncreas. Esta glándula segrega enzimas digestivas y hormonas vitales que regulan la cantidad de azúcar en la sangre.

La más conocida de estas hormonas es la insulina. El cuerpo convierte el alimento que comemos en una forma de azúcar llamada glucosa, y la distribuye a las células del cuerpo mediante el torrente sanguíneo. Cada célula es una estructura contenida en sí misma con un ambiente delicado, así que las paredes de la célula no permiten que las substancias externas entre sin una «llave» o «portero» que les abra el paso. La insulina es la llave del cuerpo que permite que la glucosa salga de la sangre y entre en una célula.

Bajo circunstancias normales, el páncreas maneja eficientemente el nivel de azúcar en nuestra sangre día tras días, y año tras año, sin incidentes. Francamente, la mayoría de las personas rara vez piensa en su páncreas, a menos que surja algún problema. Cuando el páncreas produce muy poca insulina, puede resultar una forma de diabetes. Probablemente usted conoce a alguien que padece de diabetes y que tiene que inyectarse insulina todos los días; tal vez usted sea uno de esos diabéticos. Estos individuos tienen que vigilar con todo cuidado lo que comen para evitar que les dé un ataque diabético o algo peor. Un buen tratamiento médico, una buena nutrición y otras opciones saludables en el modo de vida pueden ser útiles en el primer tipo de diabetes.

Pocas personas se dan cuenta de que existen dos diferentes tipos de diabetes. Un segundo tipo de esta dolencia, de la que hablaremos en detalle más adelante, se puede prevenir por completo o controlarla con éxito mediante una dieta saludable y alternativas sabias en la forma de vida. Sin que importe cuál tipo de diabetes tenga usted o algún ser querido suyo, Dios puede sanarlo por completo sin esfuerzo ni dificultad. He conocido muchas personas que se han curado por completo de la diabetes mediante el poder divino que obra milagros. También he sido testigo de muchos otros cuyas vidas han mejorado dramáticamente mediante opciones saludables en su estilo de vida y tratamientos naturales.

Así que, al empezar a leer las páginas de este libro, ¡alístese a sentirse mejor! Este librito de cura bíblica está lleno de esperanza y ánimo para que usted comprenda cómo mantener su cuerpo en buena condición y saludable. En este libro usted

> *descubrirá el plan divino de salud*
> *para el cuerpo, el alma y el espíritu,*
> *por medio de la medicina moderna,*
> *la buena nutrición y el poder medicinal*
> *de la Biblia y la oración.*

En todo este libro usted hallará pasajes bíblicos clave que le ayudarán a concentrarse en el poder sanador de Dios.

Estas promesas divinas darán poder a su oración y redirigirán sus pensamientos para que se alineen con el plan divino de salud para usted; un plan que incluye victoria sobre la diabetes o su prevención completa. En este libro de cura bíblica aprenderá cómo sobreponerse a la diabetes en los siguiente capítulos:

Hay mucho que podemos hacer para prevenir o derrotar a la diabetes. Ahora es el momento de apresurarse a la batalla con confianza fresca, determinación renovada y el maravilloso conocimiento de que Dios es real, que está vivo y que su poder es más grande que cualquier enfermedad o dolencia.

Es mi oración que estas sugerencias prácticas para la salud, nutrición y condicionamiento físico le den salud a su vida. Que profundicen su comunión con Dios y fortalezcan su capacidad para adorarle y servirle.

DON COLBERT, Dr. en Medicina

UNA ORACIÓN DE CURA BÍBLICA
PARA USTED

Amado Padre celestial: Tú has declarado en tu Palabra que he sido sanado por las llagas que tu Hijo, Jesucristo, recibió en sus espaldas. Tu palabra dice que: «Mas Él herido fue por nuestras rebeliones, molido por nuestros pecados; el castigo de nuestra paz fue sobre Él, y por su llaga fuimos nosotros curados» (Isaías 53:5).

Padre, tu Hijo Jesús nos ha dado la autoridad de usar su nombre cuando oramos. Este es el mismo nombre mediante el cual creaste los cielos y la tierra hace mucho tiempo. En ese precioso nombre declaro que tu Palabra es verdad: Estoy curado por las heridas que Jesús llevó en sus espaldas. Sea que deba esperar un minuto, una semana, un año o toda una vida para que mi salud física sea completa, por fe te alabaré por ella como si ya estuviera completa. Te agradezco por un páncreas sano que produce y regula apropiadamente los niveles de insulina en mi cuerpo. Ayúdame a tomar decisiones sabias y seguir las pautas de tu Palabra respecto a las opciones de alimentos, estilo de vida, oración y vida mental saturada con tu Palabra viva. Gracias por oír y contestar mi oración para que yo sea libre para servirte con toda mi mente, cuerpo, alma y fuerza. Amén.

Capítulo 1

Conozca a su enemigo

Tengo buenas noticias para usted: No solo que Dios sanó a los enfermos en los días de la Biblia, ¡sino que todavía sana hoy! También nos ha dado una abundancia de principios bíblicos y conocimiento médico invaluable sobre el cuerpo humano. Usted puede controlar los síntomas y efectos potencialmente dañinos de la diabetes al mismo tiempo que busca a Dios por curación total. Usted está destinado a ser más que víctima. ¡Usted está destinado a triunfar en esta batalla!

Su primera orden de batalla es *conocer a su enemigo*. Mida sus fuerzas y planee su derrota. El enemigo llamado diabetes se presenta en dos formas.

Diabetes Tipo 1

La diabetes Tipo 1 depende de la insulina. En este tipo el páncreas no puede hacer insulina. Aproximadamente entre el 10% y el 20% de los diabéticos tienen diabetes Tipo 1, y requieren insulina toda su vida.[1] Esta forma de enfermedad por lo general ataca durante la niñez.

Los individuos que luchan con la forma de diabetes que depende de insulina se beneficiarán grandemente con la información sobre la nutrición y las verdades bíblicas que se incluyen en este libro. Continúe siguiendo el consejo de su médico, o consúltele antes de hacer cualquier cambio en su estilo de vida o en su nutrición. Además, determine creer en que Dios, quien creó su páncreas en primer lugar, le tocará milagrosamente con su poder sanador. La palabra de

> *¿No sabéis que sois templo de Dios, y que el Espíritu de Dios mora en vosotros? Si alguno destruyere el templo de Dios, Dios le destruirá a él; porque el templo de Dios, el cual sois vosotros, santo es.*
> 1 CORINTIOS 3:16-17

Dios dice: «porque nada hay imposible para Dios» (Lucas 1.37).

Recuerde que la fe no es sentimiento o emoción; fe es una decisión. Pídale específicamente al Señor que sane su páncreas y restaure la capacidad de ese órgano para fabricar insulina o, si es necesario, pídale que cree lo que nunca estuvo allí para empezar. No deje que el desaliento le atrape; ¡para el Creador es tan fácil hacer un nuevo páncreas como reparar uno dañado!

Diabetes Tipo 2

La diabetes Tipo 2 no depende de insulina. En la diabetes Tipo 2 el páncreas hace insulina, pero el cuerpo no puede usarla apropiadamente. A esta forma de la enfermedad algunas veces se la llama diabetes de ataque adulto porque sus víctimas tienden a contraerla en su edad adulta. Sin embargo, el gusto de los Estados Unidos por una dieta de elevado contenido de azúcar y de grasa parece haber removido la barrera de la edad. La comunidad médica ahora informa que esta forma de diabetes es responsable por un creciente número de casos juveniles.

Con esta forma de diabetes, los niveles de insulina en la sangre por lo general son elevados (lo que significa que el páncreas está produciendo más insulina que lo normal). Al mismo tiempo las células sanguíneas son resistentes a la insulina porque los receptores de insulina en la superficie de estas células no funcionan apropiadamente. Ya no reconocen ni aceptan la insulina como una llave, de modo que se necesita más insulina para «forzar el asunto» para que el azúcar pueda pasar de la sangre a las células que están muriéndose de hambre. Eso significa que se necesita una cantidad excesiva de insulina para mantener el azúcar en la sangre en un nivel normal. Cuando el sistema falla, los niveles de azúcar en la sangre se elevan peligrosamente (a esto se llama hiperglicemia) mientras que las células del cuerpo se mueren por falta del azúcar de la sangre que las rodea.

Aproximadamente entre el 80% y el 90% de diabéticos son del Tipo 2, y la resistencia a la insulina es uno de los más grandes enemigos para su salud si Dios no los sana de inmediato. Este es por lo general un problema muy manejable, pero se complica por el hecho de que la obesidad es uno de los factores más importantes que conducen a la resistencia a la insulina. Eso quiere decir que las personas obesas con diabetes Tipo 2 deben librar una batalla en dos frentes: deben bajar de peso a niveles seguros mientras que también vigilan cuidadosamente y controlan los niveles de azúcar en su cuerpo. Esto quiere decir también que los diabéticos de Tipo 2 requieren:

- una dieta baja en almidón
- una dieta sin azúcar

Síntomas que usted no debe ignorar

Como con la mayoría de las enfermedades, es muy importante detectar la diabetes lo más temprano posible. Los enemigos silenciosos algunas veces inflingen el daño más grande. Afortunadamente la diabetes Tipo 2 tiene algunos síntomas inconfundibles que pueden indicarle que hay un problema que necesita atención:

- frecuencia urinaria
- sed extrema
- irritabilidad, fatiga y con frecuencia sentirse mal del estómago
- sobrepeso (definido como del 20% al 30% más arriba del peso ideal para su esqueleto, estatura y edad)

- aumento del apetito
- infecciones repetidas o difíciles de sanar en la piel, encías, vagina o vejiga
- visión borrosa
- hormigueo o pérdida de sensación en las manos o los pies
- piel seca y con picor

Algunos de estos síntomas pueden ocurrir de tiempo en tiempo sencillamente porque usted bebe demasiado líquido una noche, come alimentos picantes o se queda despierto hasta muy tarde. Sin embargo, si usted experimenta uno o más de estos síntomas regularmente, pida una cita con su médico y pídale su diagnóstico en cuanto a sus síntomas. Entonces puede aplicar a su situación las verdades de la Palabra de Dios. Sobre todo, no se deje ganar por el temor o la apatía. Jamás confunda la ignorancia o el temor por verdadera espiritualidad.

Tratable y vencible

Como con la mayoría de las enfermedades, serias complicaciones en la salud ocurren cuando alguien con diabetes no hace nada respecto a esta enfermedad tratable y vencible. Las complicaciones más serias de la diabetes incluyen la retinopatía diabética (desorden de la retina que es la principal causa de ceguera en los Estados Unidos), cataratas, neuropatía diabética (degeneración del sistema nervioso periférico que conduce a hormigueo, adormecimiento, dolor y debilidad, por lo general en las extremidades, tales como las piernas y los pies), enfermedad renal y arteriosclerosis, que es un estrechamiento de las arterias debido a los depósitos grasosos en las paredes de ellas.

> *Y dijo Dios: He aquí que os he dado toda planta que da semilla, que está sobre toda la tierra, y todo árbol en que hay fruto y que da semilla; os serán para comer. Y a toda bestia de la tierra, y a todas las aves de los cielos, y a todo lo que se arrastra sobre la tierra, en que hay vida, toda planta verde les será para comer. Y fue así.*
> GÉNESIS 1.29-30

Puesto que la diabetes afecta severamente el sistema circulatorio, puede hacer daño o sobrecargar a muchos de los órganos principales y sistemas que interactúan con el sistema circulatorio o dependen de este para su energía (alimento), eliminación de desperdicios y oxígeno. Los diabéticos, particularmente los que no controlan su insulina y niveles de azúcar en la sangre mediante una dieta apropiada, ejercicio y opciones de estilo de vida, son mucho más propensos a sufrir de enfermedades del corazón, ataques cardíacos, enfermedades renales (una de las principales causas de muerte de los diabéticos), úlceras diabéticas en los pies (por lo general debido a pobre circulación de la sangre) y enfermedades de los nervios periféricos de los pies.

Evite estas complicaciones de salud

El Instituto Nacional de Salud dice que la diabetes contribuye a las siguientes enfermedades y complicaciones de salud:[2]

- *Enfermedades cardíacas.* Esta es la principal causa de muertes relativas a la diabetes. Los adultos con diabetes mueren de enfermedades del corazón en proporción de dos a cuatro veces más alta que los adultos sin diabetes, porque la enfermedad acelera la deterioración de los vasos sanguíneos y puede estorbar grandemente el flujo de la sangre a los músculos del corazón que dependen del oxígeno.

- *Apoplejía.* El riesgo de apoplejía es de dos a cuatro veces mayor en los diabéticos porque la enfermedad afecta el sistema circulatorio total mientras que a la vez aumenta el riesgo de coágulos en la sangre en áreas sensibles, tales como el cerebro.

- *Presión arterial alta.* Se calcula que entre el 60% y el 65% de los diabéticos tienen presión arterial alta. La causa debería ser obvia, considerando los efectos de la diabetes sobre el sistema cardiovascular y circulatorio que ya se mencionó.

- *Ceguera.* La diabetes es la causa principal de nuevos casos de ceguera en adultos entre los veinte y sesenta y cuatro años de edad. La retinopatía causa de 12.000 a 24.000 casos nuevos de ceguera cada año. Estas condiciones brotan de la actividad aumentada del «sarro sanguíneo» promovida por la diabetes, cuando las partículas de sarro compuestas de grasa y otros depósitos invaden y bloquean las diminutas arterias y capilares del ojo. El flujo sanguíneo no puede llegar a las células, y a la larga mueren, causando ceguera.

- *Enfermedades renales.* La diabetes es la causa principal para la enfermedad renal de etapa final, que es responsable por alrededor del 40% de nuevos casos. En 1995, 27.851 personas con diabetes desarrollaron enfermedades renales avanzadas. El mismo año, un total de 98.872 personas con diabetes se sometieron a diálisis o tuvieron trasplantes de riñones.

- *Daño al sistema nervioso.* Alrededor del 60% al 70% de las personas con diabetes sufren de daño al sistema nervioso (llamada neuropatía diabética) de forma moderada a severa, lo que con frecuencia incluye sensación limitada o dolor en los pies o las manos, digestión retardada de la comida en el estómago, síndrome de túnel carpal y otros problemas nerviosos.

- *Amputaciones.* Formas severas de enfermedades diabéticas de los nervios son una causa principal de las amputaciones de las extremidades inferiores. Más de la mitad de las amputaciones de miembros inferiores en los Estados Unidos ocurren entre diabéticos.

Desde 1933 hasta 1995, se realizaron cada año alrededor de 67.000 amputaciones entre diabéticos. Las extremidades inferiores son más susceptibles a los problemas circulatorios causados por la diabetes sencillamente porque están más lejos del corazón. Los nutrientes y el oxígeno del torrente sanguíneo deben abrirse paso hasta una distancia mucho mayor entre vasos sanguíneos y capilares para nutrir las células de los pies y los dedos de los pies.

- *Enfermedades dentales.* Las enfermedades dentales, en forma de enfermedades periodontales (tipo de enfermedad de las encías que puede resultar en la pérdida de los dientes), ocurre con mayor frecuencia y severidad entre diabéticos. Se ha informado que la enfermedad periodontal ocurre entre el 30% de las personas de diecinueve años o mayor con diabetes Tipo 1, dependiente de insulina.

- *Complicaciones en el embarazo.* La proporción de deformaciones congénitas en los bebés nacidos de mujeres con diabetes preexistente varía de 0% al 5% entre mujeres que recibieron atención previa a la concepción.

11

La proporción sube al 10% entre las mujeres que no recibieron atención previa a la concepción. Entre el 3% y el 5% de embarazos entre las mujeres con diabetes resulta en la muerte del recién nacido. En los embarazos en mujeres que no sufren de diabetes esta proporción es del 1,5%.

- *Gripe y neumonía.* Los diabéticos son también más susceptibles a la gripe y a la neumonía.

Las buenas noticias

Después de leer todas estas complicaciones sombrías, tal vez se sienta como el diminuto David cuando se enfrentó al gigante de casi tres metros llamado Goliat. No se deje ganar por el miedo. Estas son las complicaciones que con mayor frecuencia afectan a los que sufren de diabetes Tipo 1 cuyos niveles de azúcar en la sangre no están controlados mediante dieta y ejercicio apropiados.

Frente a estos hechos médicos, su meta es aprovechar la riqueza de la sabiduría de la Palabra de Dios y del conocimiento médico que Él nos ha dado a través de los siglos, para evitar esas complicaciones por completo al tomar decisiones sabias. Más importante todavía, su objetivo primordial es echar mano de la sanidad que Jesús le trajo cuando sufrió bajo el látigo romano.

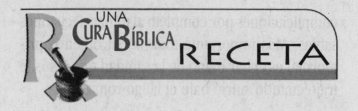

Edificador de fe

Mas Él herido fue por nuestras rebeliones, molido por nuestros pecados; el castigo de nuestra paz fue sobre Él, y por su llaga fuimos nosotros curados.

Isaías 53.5

Escriba este versículo e inserte su propio nombre en él: «Mas Él herido fue por las rebeliones de _____ , molido por los pecados de _____ ; el castigo de la paz de _____ fue sobre Él, y por su llaga _____ fue curado».

Escriba una oración personal a Jesucristo agradeciéndole por haber cambiado su salud por su dolor. Agradézcale por tomar sobre su propio cuerpo el poder de la enfermedad para poder comprar la curación de su diabetes.

_____

_____

_____

Capítulo 2

Luche contra la diabetes con una buena nutrición

El mismo Dios que con habilidad diseñó su cuerpo como una increíble maquinaria viva y creó su páncreas para que produzca insulina, también diseñó el cuerpo humano para que opere en su máxima eficiencia y salud cuando se le suple de una nutrición apropiada. Si usted es diabético, ¡lo que come hace toda la diferencia en el mundo!

Pídale a Dios que le dé una nueva manera de ver a la nutrición. Se sorprenderá de la manera en que su pensamiento comenzará a cambiar en cuanto a la comida. Primero, y lo más importante, usted debe evitar comer alimentos con *alto índice de glicemia*.

¿Qué es el índice de glicemia?

El índice de glicemia mide la rapidez con que los varios carbohidratos entran en el torrente sanguí-

15

neo. Si el índice de glicemia para un alimento dado es alto, este elevará su nivel de azúcar en la sangre mucho más rápido (esto es malo). Un alto nivel de azúcar en la sangre, a su vez, elevará la cantidad de insulina que será secretada por los diabéticos de Tipo 2 para reducir el nivel de azúcar en la sangre a su punto de equilibrio.

El pan blanco tiene un índice de glicemia de 95. En términos generales, mientras más procesado es un alimento, más alto será su índice de glicemia. Esto se debe a que los alimentos procesados por lo general se desdoblan mucho más rápido durante la digestión. Por ejemplo, el pan francés tiene un índice de glicemia muy alto porque es procesado más que otros panes. Los frijoles refritos tienen un índice de glicemia más alto que los frijoles negros regulares o los frijoles colorados.

> *Por nada estéis afanosos, sino sean conocidas vuestras peticiones delante de Dios en toda oración y ruego, con acción de gracias. Y la paz de Dios, que sobrepasa todo entendimiento, guardará vuestros corazones y vuestros pensamientos en Cristo Jesús.*

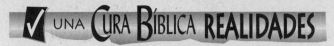

Índice de glicemia de carbohidratos selectos

Mientras más alto es el índice de glicemia, más significativo será el efecto de un alimento en particular sobre el azúcar en su sangre. Haga lo mejor que pueda por evitar alimentos con números elevados.

Glucosa	100	Papas horneadas	95
Pan muy blanco	95	Papas majadas (puré)	90
Miel	90	Zanahorias	85
Cereal de maíz, palomitas de maíz	85	Cereal refinado azucarado	70
Barra de chocolate, barra de caramelo	70	Papas hervidas	70
Galletas de dulce	70	Maíz	70
Arroz blanco	70		
Pan mixto (mitad blanco, mitad grano entero)	65	Remolachas	65
Bananos	60	Mermelada	55
Fideos blancos	55	Pan de grano entero	50
Arroz de trigo	50	Guisantes (arvejas)	50
Cereal completo (sin azúcar)	50	Cereal de avena	40
Jugo fresco de frutas (sin azúcar)	40	Pan de centeno	40
Fideos de trigo	40	Productos lácteos	35
Frijoles secos	30	Lentejas	30
Garbanzos	30	Fruta fresca	30
Mermelada de fruta (sin azúcar)	25	Fructosa	20
Chocolate negro (más de 60% de cacao)	22	Soya	15

Vegetales tiernos, tomates, limones, hongos . . . . menos de 15[1]

Los alimentos con alto índice de glicemia (es decir de 70 o más) son capaces de elevar rápidamente el azúcar en la sangre y por consiguiente los niveles de insulina. Los alimentos con altos niveles de índice de glicemia que usted debe evitar incluyen las papas instantáneas, arroz instantáneo, pan francés, pan blanco, maíz, avena, arroz blanco, pan de centeno, cereales (tales como hojuelas de maíz o arroz esponjoso), papas al horno, papas majadas, zanahorias cocinadas, glucosa (azúcar que se halla naturalmente en alimentos, tales como las frutas), miel, sacarosa (azúcar extraída naturalmente de la caña de azúcar y la remolacha), pasas, fruta seca, caramelos, galletas de sal, galletas de dulce, helados y confituras. Si usted es diabético, debe comer muy rara vez estos alimentos, o bien evitarlos por completo.

Las tortas de arroz esponjoso tienen uno de los más altos índices de glicemia, sin embargo, las personas que están en dieta los comen comúnmente. Recuerde que los alimentos de alto índice de glicemia y carbohidratos de alta densidad elevan velozmente el azúcar en la sangre, lo que eleva los niveles de insulina. Cuando esto ocurre por un tiempo prolongado, el flujo de insulina producido hace que las células de la sangre se hagan resistentes a recibirla. Se podría decir que estos alimentos de alto índice de glicemia son más dañinos que un veneno para el individuo propenso a la diabetes Tipo 2.

En las etapas tempranas de la diabetes Tipo 2, el páncreas siempre produce demasiada insulina. Conforme avanza la enfermedad, las células pancreáticas que producen insulina a la larga se agotan debido al exceso de trabajo. Los individuos con historia familiar de diabetes son mucho más propensos a contraer diabetes Tipo 2. Los patrones genéticos tanto como los hábitos alimenticios son transmitidos en familia. Después de años de comer alimentos de alto índice de glicemia, los altos niveles de insulina en los cuerpos de estos individuos finalmente se las cobran. Si esto describe a su familia, la clave para conservar su

> *Si oyeres atentamente la voz de Jehová tu Dios, e hicieres lo recto delante de sus ojos, y dieres oído a sus mandamientos, y guardares todos sus estatutos, ninguna enfermedad de las que envié a los egipcios te enviaré a ti; porque yo soy Jehová tu sanador.*
> ÉXODO 15.26

salud es evitar los alimentos de alto índice de glicemia.

Si usted ya es un diabético Tipo 2, su páncreas tal vez esté produciendo algo así como cuatro veces más insulina que un páncreas sin diabetes. La clave para corregir la resistencia de las células sanguíneas a la insulina es seguir la dieta apropiada. Usted debe reducir o evitar los almidones de alta densidad y alto índice de glicemia, tales como panes, arroz blanco, papas y maíz, y reducir las grasas, incluyendo las grasas saturadas y alimentos fritos. Si lo hace, sus células en realidad se recuperarán. Empezarán a recuperar su sensibilidad a la insulina. Usted tiene la clave.

> *Por tanto os digo: No os afanéis por vuestra vida, qué habéis de comer o qué habéis de beber; ni por vuestro cuerpo, qué habéis de vestir. ¿No es la vida más que el alimento, y el cuerpo más que el vestido? Mirad las aves del cielo, que no siembran, ni siegan, ni recogen en graneros; y vuestro Padre celestial las alimenta. ¿No valéis vosotros mucho más que ellas?*
>
> MATEO 6.25-26

La Biblia y las grasas

Interesantemente, la Biblia condena el comer grasas. Dios ordena: «Estatuto perpetuo será por vuestras edades, dondequiera que habitéis, que ninguna grosura ni ninguna sangre comeréis» (Levítico 3.17). Dios creó nuestros cuerpos y sabe cómo han sido diseñados para que funcionen mejor. Le animo a que use aceite de oliva extra virgen en lugar de mantequilla, crema y otras grasas. Asimismo, siempre escoja porciones de carne baja en grasa.

La fantástica fibra

Otra manera importante en que usted puede batallar contra la diabetes mediante la nutrición es aumentar la fibra en su dieta. La fibra dietética es extremadamente importante para ayudarle a controlar la diabetes. La fibra reduce la rapidez de la digestión y la absorción de carbohidratos. Esto

> *Mas a Jehová vuestro Dios serviréis, y él bendecirá tu pan y tus aguas; y yo quitaré toda enfermedad de en medio de ti.*
> ÉXODO 23.25

permite que el azúcar en la sangre suba más gradualmente.

Si usted tiene diabetes, la mayoría de las calorías de los carbohidratos que debe comer deben proceder de frutas y vegetales. Las frutas y vegetales contienen grandes cantidades de fibra. Mientras más fibra soluble haya en su dieta, mejor control del azúcar en la sangre tendrá su cuerpo.

Las fibras solubles en agua se hallan en el cereal de avena, semillas tales como el pisilio (ingrediente primordial del producto llamado Metamucil), frutas y hortalizas (especialmente manzanas y peras), frijoles y nueces. Usted debe tratar de ingerir por lo menos de 30 a 35 gramos de fibra al día. Debe también ingerir la fibra con las comidas para prevenir la elevación rápida de azúcar en la sangre.

Muchos alimentos contienen fibra dietética (la parte del alimento que resiste la digestión en el cuerpo). Comer alimentos de alto contenido de fibra no solo le ayuda a aliviar algunos problemas de la diabetes, sino que también le ayuda a reducir el colesterol e incluso prevenir las enfermedades del corazón y ciertos tipos de cáncer.

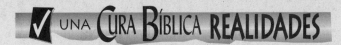

UNA CURA BÍBLICA REALIDADES

Cómo aumentar la fibra en su dieta

Usted puede tratar las siguientes ideas para aumentar la fibra en su dieta.

- Coma por lo menos cinco porciones de frutas y vegetales cada día. Las frutas y vegetales de alto contenido de fibra incluyen:

manzanas	guisantes	brécol
espinaca	bayas	peras
col de Bruselas	frijoles (todo tipo)	nabos
ciruelas pasas	zanahorias	lentejas

- Reemplace el pan blanco con pan de grano entero y cereales. Coma arroz moreno en lugar de arroz blanco. Ejemplos de estos alimentos incluyen:

panqués de salvado   avena   arroz moreno
Cereales de granos múltiples, cocinados o secos
pan de trigo completo o de grano completo

- Coma cereal de afrecho en el desayuno. Verifique en las etiquetas de los paquetes las cantidades de fibra dietética en cada marca. Algunos cereales pueden tener menos fibra de la que usted piensa.
- Añada ¼ de taza de salvado de trigo (afrecho) a alimentos tales como el cereal cocinado y la compota de manzana.
- Coma frijoles cocinados unas cuantas veces a la semana.

REALIDADES REALIDADES REALIDADES REALIDADES REALIDADES REALIDADES REALIDADES

Una palabra de advertencia

Hacer pequeños cambios en su dieta a través de un período de tiempo le ayuda a prevenir la hinchazón, calambres y gases. Empiece añadiendo a su dieta uno de los artículos indicados arriba, luego espere varios días o incluso una semana antes de hacer otro cambio. Si un cambio parece que no le resulta, pruebe otro diferente.

Es importante beber más líquidos cuando aumenta la fibra que come. Beba por lo menos dos vasos adicionales de agua al día cuando aumenta su consumo de fibra.

Esta información le provee de un vistazo global respecto a la fibra dietética y tal vez no se aplique a todas las personas. Hable con su médico familiar para ver cuánta de esta información se aplica a usted, y para conseguir mayor información sobre el tema. En el capítulo 4 he incluido algunos consejos sobre cómo planear menús para ayudarle a aumentar su consumo de fibra al planear sus comidas.

¿Qué, respecto al pan?

A los estadounidenses les encanta el pan, el café y

los perros calientes. Sin embargo, el procesamiento del pan blanco elimina todo el afrecho y el germen, junto con aproximadamente el 80% de los nutrientes, y virtualmente toda la fibra. La harina de castilla destruye incluso más vitaminas. Se le añaden azúcar y grasas hidrogenadas, junto con vitaminas manufacturadas. Al final lo que usted tiene es un producto que es puro almidón, despojado de la fibra y del valor nutritivo de los granos enteros. Añada agua al pan blanco, y lo que se forma es una sustancia pegajosa, como goma. ¿Es de sorprenderse que ese alimento exige el doble de tiempo para que el cuerpo lo elimine?

> *Estatuto perpetuo será por vuestras edades, dondequiera que habitéis, que ninguna grosura ni ninguna sangre comeréis.*
> LEVÍTICO 3.17

El romance de los Estados Unidos con los alimentos procesados, tales como panes, papas y otros granos, es una de las principales razones por las que vemos que la diabetes aumenta cada año en proporciones alarmantes.

Hoy las mejores selecciones de pan son los panes que se venden en las tiendas de alimentos saludables. Personalmente prefiero el pan Ezequiel, que está hecho de retoños de trigo, cebada y otros granos.

Recuerde que aun cuando los panes que se venden en el supermercado digan ser panes de grano entero, también contienen azúcar y grasas hidrogenadas, y son procesados de manera tal que todavía tienen un índice de glicemia considerablemente alto. Por consiguiente, si mis pacientes diabéticos piden pan, les recomiendo que coman solo una cantidad pequeña de pan de retoños, tales como el pan Ezequiel, en la mañana o en el almuerzo. A continuación consta una receta para el pan Ezequiel. Pruébela. ¡Su sabor le encantará!

> *Sé vivir humildemente, y sé tener abundancia; en todo y por todo estoy enseñado, así para estar saciado como para tener hambre, así para tener abundancia como para padecer necesidad. Todo lo puedo en Cristo que me fortalece.*
>
> FILIPENSES 4.12-13

2½ tazas de trigo entero
1½ tazas de centeno entero
½ taza de cebada
¼ taza de millo
¼ taza de lentejas
2 cucharadas de frijoles grandes norteños
(blancos, sin cocinar)
2 cucharadas de frijoles colorados (sin cocinar)
2 cucharadas de frijoles pintos (sin cocinar)

En un recipiente grande mida y combine todos los ingredientes anteriores. Esto hace 8 tazas de harina. Use cuatro tazas por porción de pan. Vierta estos ingredientes en un molino de harina y muélalos. La harina debe tener la consistencia de la harina regular. La harina gruesa puede causar problemas de digestión. Mida cuatro tazas de harina. Guarde en el congelador las otras 4 tazas de harina para usarlas en el futuro.

En un recipiente pequeño mida 1 taza de agua tibia (de 40 a 45° C). Añada al agua, revolviendo para que se disuelva, 1 cucharadita de miel y 2 cucharadas de levadura. Póngala a un lado y deje que la levadura leude por cinco a diez minutos.

En un recipiente grande para mezclar, combine lo siguiente:

Harina
¼ de taza de aceite de oliva extra virgen
½ taza de miel
1 taza de agua tibia

Añada la levadura a esta mezcla. Revuelva hasta que todo quede bien mezclado. La mezcla debe tener la consistencia de pan de maíz ligeramente pesado. Extienda parejo en una lata de 30 cm x 40 cm x 3 cm (aprox. 11" x 15" x 1"), engrasada con aceite de oliva. Deje que la mezcla crezca en un lugar abrigado por 1 hora. Hornéela a 190º C (375º F) por aproximadamente 30 minutos. Compruebe si ya está listo. El pan no debe ser esponjoso; debe tener la consistencia del pan de maíz horneado.

Si no tiene molino de harina puede ordenar la harina Ezequiel a través de algún catálogo de productos para hornear, tal como el Catálogo Baker (1-800-827-6836). Si se usan esas harinas, no obstante, la textura del pan será enteramente diferente de la receta que antecede.

Una palabra final

En resumen, la dieta apropiada sigue siendo la piedra angular para tratar la diabetes. Si usted es un diabético Tipo 1 debe evitar totalmente el azúcar y limitar dramáticamente los almidones. Limite igualmente las frutas, porque también puede elevar dramáticamente el azúcar en la sangre. Alimentos de alto contenido de fibra, tales como las leguminosas (frijoles) y hortalizas (zanahorias sin cocinar) le ayudarán a reducir el azúcar en la sangre. Los diabéticos Tipo 1 deben también evitar los jugos de frutas. Su dieta debe ser vigilada estrechamente por su médico o dietista.

Sin embargo, los diabéticos Tipo 2 se pueden beneficiar de las frutas que tienen alto contenido de fibra, tales como manzanas y peras, si se las usa conservadoramente.

El más importante consejo dietético es evitar el azúcar y limitar dramáticamente los almidones de alta densidad, incluyendo el pan, fideos, papas, maíz, arroz blanco y otros alimentos altamente procesados.

Busque la ayuda de Dios

Su Creador, el Dios de infinito poder e imaginación creativa ilimitada, es también quien le ayudará en esta vida si se lo permite. Su genio creador le rodea a usted todos los días. Dios no espera que usted sea perfecto, sino que lo reciba en su vida. ¿Ha sentido alguna vez que lo ha arruinado todo por la manera en que come y la manera en que vive? Dios está listo para perdonarle y ayudarle a hacerlo mejor. Su poder para perdonar es tan grande como su poder para amar. Nunca olvide cuánto le ama.

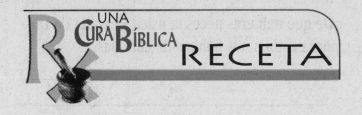

Hacia un nuevo estilo de vida nutritivo

Haga una lista de los cinco alimentos problemáticos según su propio índice de glicemia:

_____

_____

_____

_____

_____

Haga una lista de cinco alimentos saludables selectos que usted comerá esta semana en lugar de los anteriores:

_____

_____

_____

_____

_____

¿De qué maneras necesita usted la ayuda de Dios
para cambiar sus hábitos de comidas?

_____

_____

_____

_____

_____

Escriba una oración de cura bíblica pidiéndole a
Dios ayuda para hacer estos cambios.

_____

_____

_____

_____

_____

_____

_____

_____

_____

Capítulo 3

Luche contra la diabetes con ejercicio

Su cuerpo, la morada del Espíritu de Dios, necesita que se lo proteja y se lo mantenga saludable. Usted debe armarse de valor y batallar continuamente contra la diabetes, porque ella puede debilitar y hacerle daño a otros órganos en su cuerpo.

No puedo martillar lo suficiente la importancia de vencer su diabetes con el ejercicio. El ejercicio rinde beneficios especiales para los diabéticos. Al ayudar a los músculos a que tomen glucosa del torrente sanguíneo y la usen como energía, el ejercicio previene la acumulación de azúcar en la sangre. Al quemar calorías, el ejercicio ayuda a controlar el peso, factor importante para vigilar la diabetes Tipo 2.

El ejercicio es extremadamente importante

para los diabéticos Tipo 1 y Tipo 2. Todos los diabéticos deben consultar con su médico antes de empezar algún programa de ejercicio físico. Empiece caminando a paso rápido tres o cuatro veces a la semana, por lo menos veinte minutos cada vez. Luego camine a un paso que sea cómodo para usted. Sin embargo, debe caminar con un paso lo suficientemente ágil como para que no pueda cantar, pero no tan rápido como para que no pueda hablar.

El siguiente es un programa de caminatas que le ayudará a empezar. No mire a la caminata como un trabajo. Más bien, véala como un tiempo especial para estar a solas con Dios, rodeado de las maravillas de su creación.

> *Bendice, alma mía, a Jehová, Y bendiga todo mi ser su santo nombre. Bendice, alma mía, a Jehová, Y no olvides ninguno de sus beneficios. Él es quien perdona todas tus iniquidades,*
> *El que sana todas tus dolencias.*
> SALMO 103.1-3

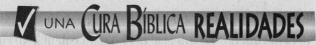

Un programa sencillo de caminata

(Nota: Cada columna indica la cantidad de minutos que debe caminar. Complete tres sesiones de ejercicios cada semana. Si halla que un patrón semanal en particular lo cansa demasiado, repítalo antes de pasar al siguiente. No tiene que completar el programa de caminata en doce semanas.)

Semana	Andar	Paso vivo	Andar	minutos
1.	5.	5.	5.	15
2.	5.	7.	5.	17
3.	5.	9.	5.	19
4.	5.	11.	5.	21
5.	5.	13.	5.	23
6.	5.	15.	5.	25
7.	5.	18.	5.	28
8.	5.	20.	5.	30
9.	5.	23.	5.	33
10.	5.	26.	5.	36
11.	5.	28.	5.	38
12.	5.	30.	5.	40

Semana 13 y siguientes: Compruebe su pulso periódicamente para ve si está ejercitándose dentro de su zona propuesta. Conforme mejore su condición física, procure hacer el ejercicio dentro del rango más alto de su zona propuesta. Gradualmente aumente el tiempo de andar a paso vivo de 30 a 60 minutos, tres o cuatro veces a la semana. Recuerde que su meta es lograr los beneficios que está buscando y disfrutar de su actividad.

También puede obtener un monitor de los latidos del corazón que se sujeta al pecho para calcular su ritmo cardíaco.

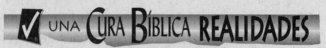

Su ritmo cardíaco predicho

Calcule su ritmo cardíaco predicho con esta fórmula:
220 menos [su edad] = _____
x ,65 = _____ x ,80 = _____
Calcule la zona propuesta para su corazón con esta fórmula:
220 menos [su edad] = _____
x ,65 = _____
[Este es su mínimo.]
220 menos [su edad] = _____
x ,80 = _____
[Este es su máximo.]

Este ejemplo puede ayudarle: Para calcular la zona propuesta del corazón para un hombre de 40 años, reste la edad (40) de 220 (220-40 = 180). Multiplique 180 por ,65 lo que da 117. Luego multiplique 180 por ,80, lo que da 144. La zona propuesta de un hombre de 40 años es entre 117 y 144 latidos por minuto.

REALIDADES REALIDADES REALIDADES REALIDADES REALIDADES REALIDADES REALIDADES

Una vez que ha determinado el rango deseable para su corazón, anote su ritmo cardíaco real después de cada sesión de caminatas u otro ejercicio.

Persista

Muchas personas encuentran que aunque es difícil empezar un programa de ejercicio, todavía más difícil es persistir. Este es un consejo: Haga de su caminata una parte vital de su día. Demasiadas personas se meten en problemas al dejar los ejercicios para cuando les sobra tiempo. Si usted espera hasta que pueda tener tiempo, probablemente nunca lo hará.

Escoja una actividad de ejercicio que en realidad le guste. Caminar es nada más que una sugerencia. ¿Ha tratado bailes de salón? ¿Caminar por el bosque? ¿Tal vez usted se ve a sí mismo en una cancha de tenis? De seguro que hay alguna actividad que a usted le gustaría probar. Ahora es el momento; pruébela. Si la disfruta, persista en ella.

> *Del fruto de la boca del hombre se llenará su vientre; Se saciará del producto de sus labios. La muerte y la vida están en poder de la lengua, Y el que la ama comerá de sus frutos.*
> PROVERBIOS 18.20-21

Además, la mayoría de las personas se sienten en calma y tienen una sensación de bienestar des-

37

pués de hacer ejercicio. Usted en realidad puede caminar para librarse de sus ansiedades. La gente que hace ejercicio se siente mejor respecto a sí misma, se ve mejor, se sienten con mayor energía y son más productivas en su trabajo.

Ahora, ¡tome la ofensiva!

Tome la ofensiva y siga los pasos positivos sugeridos en este capítulo. Descubrirá cuán efectiva puede ser la sabiduría de Dios tanto en el campo espiritual como natural. Dios sana de muchas maneras, sea mediante medios sobrenaturales o mediante los medios más graduales (pero igualmente divinos) de la nutrición apropiada, el ejercicio y las opciones bíblicas de la vida.

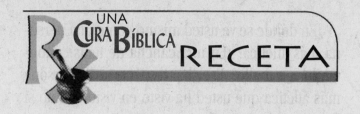

Luche contra la diabetes con ejercicio

¿Qué ejercicio está haciendo usted diariamente?

_____

_____

_____

¿Cómo está controlando el ritmo de su corazón?

_____

_____

_____

¿Cuáles son sus metas para aumentar la cantidad de ejercicio que hace regularmente?

_____

_____

_____

¿En dónde se ve usted mismo como una persona más atlética? ¿En una cancha de tenis? ¿Montando a caballo? Escriba respecto a la persona más atlética que usted ha visto en visión como si fuera usted mismo.

_____

_____

_____

_____

_____

_____

¿Qué cosas realmente maravillosas ha notado usted en cuanto a la creación divina mientras practica su caminata?

_____

_____

_____

_____

_____

_____

UNA ORACIÓN DE CURA BÍBLICA
PARA USTED

Señor, ayúdame a cambiar mis hábitos. Necesito tu poder y determinación cuando los míos flaquean. Dame el deseo y la motivación que necesito para triunfar. Amén.

Capítulo 4

Luche contra la diabetes con la pérdida de peso

¿Ha estado batallando usted toda su vida por perder peso con poco o ningún éxito? Nadie tiene que decirle que muchos de los casos de diabetes están directamente relacionados con la obesidad. Determine ahora mismo que, con la ayuda de Dios, usted alcanzará su peso ideal y lo mantendrá. Tal vez usted haya tenido sobrepeso por tanto tiempo que ya se ha dado por vencido. En lo más hondo de su mente tal vez esté pensando: *Es imposible que yo pierda peso.*

La Biblia dice: «Nada hay imposible para Dios» (Lucas 1.37). Tal vez le parezca virtualmente imposible para usted

> *Si, pues, coméis o bebéis, o hacéis otra cosa, hacedlo todo para la gloria de Dios.*
> 1 CORINTIOS 10.31

solo. Pero ¡usted no está solo! Dios está de su lado, y su poder está a su disposición.

Ni siquiera trate de enfrentar este asunto usted solo. No tiene por qué hacerlo. En este momento eleve en susurro una oración junto conmigo pidiéndole a Dios que le fortalezca para superar cualquier sentido de derrota y esclavitud que la obesidad le haya causado en su vida.

UNA ORACIÓN DE CURA BÍBLICA PARA USTED

Señor, te entrego todo este asunto del control del peso. Ayúdame a enfrentar esta cuestión en mi vida y a hallar nueva esperanza, visión fresca y victoria poderosa en ti. Tu palabra dice: «Nada hay imposible para Dios». Escojo creer tu palabra ahora mismo por sobre mis sentimientos de derrota en la arena del control del peso. Gracias por amarme tal como soy. Gracias por ayudarme a controlar mi peso para que viva una vida más larga y mejor. Amén.

Una clave poderosa para la prevención

El control del peso es una clave poderosa para la prevención de la diabetes. La diabetes Tipo 2 está directamente ligada a la obesidad y a las dietas ricas en grasas saturadas. Puesto que es mucho mejor evitar la diabetes por completo en lugar de contraer la enfermedad y después pedirle a Dios que lo cure, le recomiendo fuertemente que pierda peso, si es necesario, si lo que quiere es prevenir la diabetes. Si ya tiene diabetes Tipo 2, el control del peso es absolutamente esencial.

Su peso ideal: ¡Capte la visión!

Cierre sus ojos e imagínese a usted mismo andando con el cuerpo que Dios se propuso que usted tuviera, un cuerpo delgado. No tiene que andar buscando ropa de talla extra grande. Se mueve con agilidad y confianza, y ya no suda ni jadea al subir escaleras. Usa su traje de baño con comodidad y confianza. ¿Capta usted la visión?

A continuación hay un cuadro de pesos ideales. Busque su estatura y constitución, y anote la meta del peso en el espacio que se provee.

La meta de mi peso es _____ kilos

Mi peso en el presente es de _____ kilos

Necesito perder _____ kilos

Tabla de peso y estatura para mujeres

Estatura	Constitución pequeña	Constitución mediana	Constitución grande
1,47 m	46-55 Kg	54-60 Kg	59-65 Kg
1,50 m	47-51 Kg	55-62 Kg	60-67 Kg
1,52 m	52-57 Kg	56-63 Kg	61- 68 Kg
1,54 m	53-59 Kg	58-65 Kg	62-70 Kg
1, 57 m	54-60 Kg	59-66 Kg	64-72 Kg
1,60 m	55-62 Kg	60-67 Kg	65-74 Kg
1, 62 m	57-68 Kg	62-68 Kg	67-75 Kg
1, 65 m	58-65 Kg	63-70 Kg	68-78 Kg
1, 67 m	60-66 Kg	65-72 Kg	70-80 Kg
1,70 m	62-68 Kg	67-74 Kg	72-82 Kg
1,72 m	63-69 Kg	68-75 Kg	74-83 Kg
1,75 m	65-71 kg	70-77 kg	75-85 Kg
1,77 m	66-73 Kg	71-78 Kg	76-86 Kg
1,80 m	68-74 Kg	73-79 Kg	78- 89 Kg
1,82 m	69-76 kg	74-81 Kg	79-90 Kg

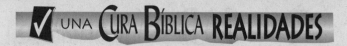
Tabla de peso y estatura para hombres

Estatura	Constitución pequeña	Constitución mediana	Constitución grande
1,58 m	64-67 Kg	66-60 Kg	69-75 Kg
1,60 m	65-68 Kg	67-72 Kg	70-76 Kg
1,62 m	66-69 Kg	68-73 Kg	71-78 Kg
1,64 m	67-70 Kg	69-74 Kg	72-80 Kg
1,67 m	68-71 Kg	70-75 Kg	73-82 Kg
1,70 m	69-72 Kg	71-77 Kg	75-84 Kg
1,72 m	70-74 Kg	72-79 Kg	76-86 Kg
1,74 m	71-76 Kg	74-80 Kg	78-88 Kg
1,77 m	72-77 Kg	75-81Kg	79-90 Kg
1,80 m	73-78 Kg	77-83 Kg	81-92 Kg
1.83 m	75-80 Kg	78-85 Kg	82-94 Kg
1,85 m	76-82 Kg	80-87 Kg	84-96 Kg
1,87 m	78-84 Kg	82-89 Kg	86-98 Kg
1,90 m	79-86 Kg	84-91 Kg	88-100 Kg
1,93 m	81-88 Kg	82-84 Kg	90-103 Kg

REALIDADES REALIDADES REALIDADES REALIDADES REALIDADES REALIDADES REALIDADES

La fe mueve montañas

¿Le parece tener una montaña de peso adicional que perder? No se desanime. No subió de peso de la noche a la mañana, y perderlo de la noche a la mañana no es saludable. Jesucristo enseñó que cualquier montaña de esclavitud se moverá cuando se aplica la fe. Mire este versículo: «De cierto os digo, que si tuviereis fe como un grano de mostaza, diréis a este monte: Pásate de aquí allá, y se pasará; y nada os será imposible» (Mateo 17.20).

Permítame enseñarle algo en cuanto a la fe. La fe es la fuerza más poderosa del universo. Absolutamente nada es imposible para el que tiene fe. Pero escuche con toda atención: La fe no es un sentimiento o emoción. Es una elección, una decisión de creer la Palabra de Dios a pesar de lo que haya en su contra. He observado a la fe mover muchas montañas. He visto a muchas personas que dejaron sus sillas de ruedas y fueron sanadas por el poder del Espíritu Santo. No eran diferentes de usted o de mí. No tenían menos dudas ni desaliento. No tenían pensamientos más elevados ni procedían de mejores familias. Sin embargo, escogieron creerle a Dios. Es así de sencillo.

Escoja la fe y aplíquela ahora mismo a esta esclavitud.

Una oración de Cura Bíblica
PARA USTED

Señor Jesús, escojo creer que el poder de la cruz es mayor que mi esclavitud a la obesidad. Tú me amas y moriste en la cruz para liberarme de todas mis cadenas. Yo, (su nombre) escojo la fe hoy (fecha). Te doy estas (cuántas libras) libras, mi montaña de obesidad. ¡En el nombre de Jesús declaro victoria hoy! Amén.

Pasos diarios para perder peso

Como usted ya sabrá, esta cura bíblica combina la fe en Dios con pasos prácticos. Así que, aquí está el lado práctico: la dieta. Le recomiendo que use las reglas de la buena nutrición para diabéticos delineadas en los capítulos previos sobre la nutrición, y prepare una dieta diaria usando estos consejos cuando planee los menús.

Consejos para planear menús

Menú de muestra

Menú mejorado alto en fibra

DESAYUNO
½ taza de jugo de naranja
1 tajada de tostada de grano entero
1 cucharadita de queso crema
1 taza de leche descremada

DESAYUNO
½ taza de jugo de naranja
1 oz de fibra uno
½ banano
1 taza de leche descremada

ALMUERZO
2 oz de ensalada de pollo en
2 tajadas de pan de
grano entero
½ taza de trozos de zanahoria
1 vaso de té verde endulzado
con Stevia

ALMUERZO
2 oz de ensalada de pollo en
2 tajadas de pan de
grano entero
1 manzana pequeña
½ taza de trozos
de zanahoria
1 vaso de té verde endulzado
con Stevia

CENA
3 oz de pescado asado
½ taza de brécol
1 panecillo de grano entero
1 cucharadita de mantequilla
½ taza de frutillas (fresas)
1 taza de lechuga con
1 taza de lechuga romana con
1 taza de leche descremada

CENA
3 oz de pescado asado
½ taza de brécol
1 porción de arroz moreno
2 cucharaditas de mantequilla
½ taza de frutillas (fresas)
2 cucharaditas de salsa francesa
2 cucharaditas de salsa france-sa
1 taza de leche descremada

TENTEMPIÉS
6 oz de yogur
1 manzana

TENTEMPIÉS
2 tazas de melón
1 manzana

Reglas sencillas

Las siguientes son reglas sencillas de dieta que siempre recomiendo a mis pacientes que necesitan perder peso.

1. Mordisquee algo durante todo el día. (Coma abundantes ensaladas y legumbres con frecuencia durante el día.)
2. Sírvase un desayuno relativamente abundante.
3. Coma tentempiés más pequeños a media mañana, a media tarde y a la noche.
4. Evite todos los alimentos de azúcar común tales como caramelos, galletas de dulce, pasteles y rosquillas de dulce. Si necesita azúcar, use Stevia o alguna forma de endulzamiento natural (que se hallan en las tiendas de alimentos naturales.)
5. Beba dos litros de agua filtrada o embotellada al día. Es mejor beber dos vasos de 8 oz 30 minutos antes de cada comida, o de uno a dos vasos de 8 oz 2½ horas después de cada comida.
6. Evite el alcohol.
7. Evite todas las comidas fritas.

8. Evite, o reduzca dramáticamente, los almidones. Los almidones incluyen el pan, las
   galletas de sal, pan ácimo, papas, fideos,
   arroz, maíz, frijoles negros, frijoles pintos y
   colorados. También limite su consumo de
   bananas.

9. Coma frutas frescas; legumbres al vapor, fritas ligeramente o crudas, carnes sin grasa,
   ensaladas preferiblemente con aceite de oliva extra virgen y vinagre, nueces (almendras, maní o cacahuates) y semillas.

10. Ingiera suplementos de fibra tales como Fi-
    bra Plus, Fibra Perdiem, o cualquier otra fi-
    bra sin NutraSweet o azúcar.

11. Tome 2 cucharadas de leche de magnesia
    cada día si está estreñido. Sin embargo, ase-
    gúrese de que está consumiendo por lo me-
    nos 35 gramos de fibra cada día y bebiendo
    de 2 a 3 litros de agua al día.

12. Para tentempiés, escoja barras Iron Man
    PR, Zone y Balance. Mi barra favorita para
    tentempié es la Balance de yogur de miel y
    maní. Se pueden comprar en las tiendas de
    alimentos naturales.

13. No coma nada después de la 7:00 p.m.

Empiece cada día con oración, pidiéndole a Dios éxito. Repita en voz alta los versículos bíblicos que están esparcidos en todo este librito. Adi-

> *Porque no nos ha dado Dios espíritu de cobardía, sino de poder, de amor y de dominio propio.*
>
> 2 TIMOTEO 1.7

cionalmente, planee su menú cada día y siga estas sencillas reglas adicionales. Con un poco de paciencia se hallará en buen camino para ser la persona más esbelta que se imaginó cuando cerró sus ojos, ¡la persona saludable que Dios se propuso que usted sea!

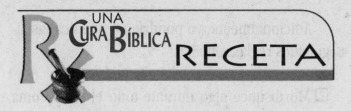

Prepare un menú de muestra

Paso 1: Empiece orando por el éxito.

Paso 2: Seleccione un versículo de victoria.

Paso 3: El menú de hoy se basa en los consejos de planeamiento de menús.

Desayuno: _____

_____

_____

Almuerzo: _____

_____

_____

Cena: _____

_____

_____

Tentempiés: _____

_____

_____

Adicionalmente, yo pondría en práctica las siguientes reglas sencillas:

❑ Mordisquee algo durante todo el día. (Coma abundantes ensaladas y legumbres con frecuencia durante el día.)

❑ Coma un desayuno relativamente abundante.

❑ Coma tentempiés más pequeños a media mañana, a media tarde y a la noche.

❑ Evite todos los alimentos de azúcar común tales como caramelos, galletas de dulce, pasteles y rosquillas de dulce.

❑ Beba dos litros de agua filtrada o embotellada al día.

Otra:_____

_____

_____

_____

_____

Capítulo 5

Luche contra la diabetes con nutrientes y suplementos

Al luchar contra la diabetes descubrirá que los nutrientes también son muy útiles para controlar el azúcar en su sangre. Hay maneras creadas por Dios para que usted añada nutrientes y suplementos a su dieta y empiece a controlar sistemáticamente el azúcar en su sangre de una manera natural. La siguiente es una lista de nutrientes y suplementos que le ayudarán a luchar contra la diabetes.

Cromo. Le recomiendo que ingiera cromo. ¿Por qué? La investigación sugiere que nuestros cuerpos requieren ciertos nutrientes para la absorción normal de azúcar e insulina en la sangre. El cromo es uno de esos nutrientes. Trece de quince estudios demostraron que el suplemento de cromo resultó eficaz para mantener niveles de azúcar en la sangre con un mínimo de insulina.[1]

El cromo en forma de cromo polinicolinado en una dosis de por lo menos 200 microgramos (mcg) al día, ayuda a mejorar la tolerancia a la glucosa en diabéticos de Tipo 1 y Tipo 2. El cromo también ayuda a mejorar el procesamiento de la glucosa en las pacientes cuya intolerancia a la glucosa es un síndrome pre-diabético, así como en el procesamiento de la glucosa en las mujeres que tienen diabetes gestativa.[2]

Una deficiencia moderada de cromo es muy común en los Estados Unidos debido a que las cantidades de cromo en nuestras dietas pueden agotarse debido a la excesiva cantidad de alimentos procesados, especialmente el azúcar refinada y la harina. El cromo en realidad ayuda a aumentar la eficiencia de la insulina; permite que la insulina transporte más eficientemente la glucosa a las células.

> *No estés con los bebedores de vino, Ni con los comedores de carne; Porque el bebedor y el comilón empobrecerán, Y el sueño hará vestir vestidos rotos.*
> PROVERBIOS 23.20-21

Sin embargo, no recomiendo que los pacientes tomen cromo picolinado puesto que se lo ha conectado con daños en los cromosomas de las ratas. Recomiendo, en su lugar, cromo polinicolinado. La dosis es por lo general de 200 microgramos, dos o tres veces al día.

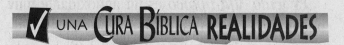
UNA CURA BÍBLICA REALIDADES

Protección cromada

Se ha demostrado que trazas de mineral de cromo mejoran la capacidad del cuerpo para regular el azúcar en la sangre, dice Richard A. Anderson, doctor en filosofía, que trabaja en el Centro de Investigación de Nutrición Humana del Departamento de Agricultura de los Estados Unidos, en Maryland. Menciona los siguientes alimentos que contienen trazas de cromo:

- brécol
- cereales fortificados para el desayuno
- toronja
- pavo

Usted puede aumentar su provisión de cromo comiendo estos alimentos. Una taza de brécol contiene 22 microgramos, que es el 18% del VD. («VD» se refiere a los Valores Diarios, abreviatura de las cantidades dietéticas permitidas recomendadas por la Junta de Nutrición y Alimentos que usted ve en las etiquetas). Un barquillo de 2,5 oz tiene casi 7 microgramos, que es el 6% del VD; y una porción de 3 oz de jamón de pavo tiene 10 microgramos, o sea el 8% del VD.[3]

El *ácido Alfa-lipoico* es un antioxidante muy poderoso. Se lo ha usado por muchos años en Europa para mejorar la neuropatía diabética, por lo general mediante una dosis de 300 miligramos dos o tres veces al día. El ácido lipoico también puede ayudar a reducir el azúcar en la sangre, especialmente en combinación con el cromo. Recomiendo tomar 300 miligramos de ácido lipoico dos o tres veces al día.

Sin embargo, si usted está tomando remedios para la diabetes, debe vigilar muy estrechamente el azúcar en la sangre, puesto que el ácido lipoico y el cromo pueden reducir significativamente el azúcar en la sangre. Además su médico debe vigilarlo muy de cerca.

Vitamina E. Los antioxidantes son extremadamente importantes en todos los pacientes diabéticos. La vitamina E en altas dosis (usualmente por lo menos 800 unidades internacionales) puede mejorar la tolerancia a la glucosa en la diabetes Tipo 2. En otras palabras, mejora la acción de la insulina y ayuda así a rebajar el azúcar en la sangre. La vitamina E ayudará a proteger a los diabéticos respecto al desarrollo de cataratas, así como proteger sus vasos sanguíneos de los dañinos efectos de la diabetes.

Vitamina C. La mayoría de los pacientes con diabetes también tienen bajos niveles de vitamina C. Los diabéticos tienden a tener elevados niveles de sorbitol. El sorbitol es una forma de azúcar que se puede acumular en el cuerpo y dañar así los nervios, ojos y riñones. La vitamina C también puede reducir eficazmente los niveles de sorbitol, previniendo así estas complicaciones de largo alcance.

Usted debe tomar por lo menos 2.000 miligramos de vitamina C al día. Personalmente prefiero la vitamina C efervescente conocida como Emergen C. La mayoría de los diabéticos no tienen suficiente vitamina C dentro de sus células sanguíneas puesto que se necesita insulina para ayudar a transportarla al interior de las células. Este bajo nivel de vitamina C dentro de las células de la sangre puede conducir a enfermedades vasculares y a la tendencia de hemorragias. Recomiendo tomar 1 gramo de vitamina C efervescente por lo menos dos o tres veces al día.

Magnesio. Los niveles de magnesio también tienden a ser bajos en los diabéticos. Cantidades adecuadas de magnesio pueden mejorar la producción de insulina en pacientes de avanzada edad. También pueden prevenir complicaciones diabéticas de largo alcance, tales como enfermedades del corazón o retinopatía diabética. Los diabéticos por lo general necesitan por lo menos de 700 a 800 miligramos de magnesio al día, en tanto que la Asignación Diaria Recomendada (ADR) para el magnesio en el varón adulto es solo de 350 miligramos al día.

Las mejores fuentes dietéticas de magnesio incluyen las siguientes:

- semillas y nueces
- granos enteros
- legumbres
- halibut al horno
- ostras al vapor (algunos expertos de la salud recomiendan evitar por completo las ostras)
- Legumbres de grandes hojas verde oscuro
- arroz moreno de grano largo

Si decide usar algún suplemento de magnesio, escoja entre el aspartato de magnesio, glicinato de magnesio, taurato de magnesio o citrato de magnesio. No obstante, tomar demasiado magnesio puede causar diarrea, así que empiece con solo 400 miligramos de magnesio al día y aumente la dosis lentamente.

Zinc. Los diabéticos por lo común tienen bajos niveles de zinc. Los diabéticos Tipo 2 tienden a perder zinc en la orina. El zinc es muy importante en la síntesis de la insulina. El zinc, así como el magnesio, se lo halla también en las nueces, semillas, legumbres y granos enteros. Sin embargo, uno debe tomar por lo menos 30 miligramos de zinc al día. Esto debe balancearse con por lo menos 2-3 miligramos de cobre al día.

Un suplemento multivitamínico tolerante tal como Teragram-M contendrá dosis adecuadas de estas vitaminas y minerales, incluyendo magnesio, zinc y cobre.

Niacina. La niacina en forma de niacinamida puede ser benéfica en diabetes Tipo 1 si la enfermedad se descubre a tiempo. Esta vitamina B puede ayudar a restaurar las células que producen insulina en el páncreas, que son las células beta. Una buena dosis es aproximadamente 500 miligramos en los adultos con diabetes Tipo 1. Sin embargo, usted debe pedir al médico que le examine las funciones del hígado por lo menos una vez cada tres meses mientras está usando niacina.

Los pacientes con diabetes Tipo 2 (que no es dependiente de la insulina) pueden beneficiarse de dosis más pequeñas de niacina, tal como de 250 a 500 miligramos al día. Dosis más altas de niacina, tales como de 2 a 3 gramos al día, pueden en realidad elevar el azúcar en la sangre en los pacientes con diabetes Tipo 2.

Vitamina B$_6$. La vitamina B$_6$ puede prevenir la neuropatía diabética. Si usted recuerda lo que dijimos anteriormente, la neuropatía diabética produce sensación de hormigueo, adormecimiento, dolor, debilidad muscular y a la larga la pérdida de la función de las extremidades debido a que la diabetes afecta por largo tiempo a los nervios periféricos. Una dosis de 50-100 miligramos al día de vitamina B$_6$ ayuda a prevenir la neuropatía diabética. También la vitamina B$_6$ ayuda a que el magnesio penetre en la célula en donde puede ayudar a prevenir las enfermedades del corazón y la retinopatía diabética en los pacientes diabéticos. La vitamina B$_{12}$ también puede ser beneficiosa para tratar la neuropatía diabética cuando se la toma en dosis de 1.000 microgramos al día.

Biotina. La biotina es otra vitamina B que se

necesita para procesar la glucosa. Dieciséis miligramos de biotina al día pueden reducir dramáticamente los niveles de azúcar en la sangre. Sin embargo, usted debe vigilar el azúcar en su sangre todo el día a fin de prevenir la hipo-glicemia, que es escasa azúcar en la sangre.

Los *ácidos grasos esenciales* también son muy importantes para los diabéticos. El *ácido gamma-linolénico* (AGL) se halla en el aceite de pasas de Corinto, aceite de primavera nocturna y aceite de borraja. El AGL puede proteger al diabético respecto al desarrollo de la neuropatía diabética. Usted debe tomar aproximadamente 240 miligramos de AGL al día.

Los ácidos grasos Omega-3 se hallan en el aceite de linaza y peces gordos tales como el salmón, caballa, arenque y halibut. Los ácidos grasos Omega-3 ayudan a prevenir la arteriosclerosis y ayudan en la secreción de insulina en los diabéticos Tipo 2.

Sin embargo, los suplementos de aceite de pescado pueden en realidad empeorar la diabetes en los diabéticos Tipo 2, y se los debe evitar. (Use aceite de linaza en su lugar.) Coma por lo menos dos o tres porciones de 3,5 oz de pez graso por semana y tome una cucharada o 7 cápsulas de aceite de linaza al día. Hay que refrigerar el aceite de linaza una vez que se abre el envase.

La g*imnema silvestre* es una hierba de la India que es eficaz para la diabetes Tipo 1 y Tipo 2. La gimnema ayuda al páncreas a producir insulina en la diabetes Tipo 2 y ayuda a rebajar el azúcar en la sangre en la diabetes Tipo 1 y Tipo 2 al mejorar la acción de la insulina. La dosis recomendada de gimnema es de 400 miligramos al día.

La *billberry* es una planta que se halla en Europa y que ayuda a mejorar la circulación en la retina, ayudando así a prevenir la retinopatía diabética (la causa más común de ceguera en los Estados Unidos). Creo que todos los diabéticos deberían tomar esta hierba diariamente. La dosis normal es de 80 miligramos, tres veces al día. Esta hierba también puede reducir el riesgo de desarrollar cataratas diabéticas.

> *Bendice, alma mía, a Jehová, Y bendiga todo mi ser su santo nombre. Bendice, alma mía, a Jehová, Y no olvides ninguno de sus beneficios. Él es quien perdona todas tus iniquidades, El que sana todas tus dolencias.*
> SALMO 103.1-3

El *quercetín* es un bioflavonoide que también puede reducir el riesgo de la retinopatía y de las cataratas diabéticas. Aproximadamente 1 gramo de quercetín al día demostrará ser benéfico.

El *extracto de semillas de uvas* es otro bioflavonoide similar al quercetín que puede fortalecer los vasos sanguíneos más pequeños de la retina y prevenir así la retinopatía diabética. Recomiendo 50 miligramos de extracto de semillas de uvas o de corteza de pino de dos a cuatro veces al día.

El *ginkgo biloba* mejora el flujo de la sangre al cerebro tanto como a los brazos, dedos, piernas y dedos de los pies. Las enfermedades vasculares periféricas (en donde la provisión de sangre a las extremidades inferiores es menor de la normal) son muy comunes en los diabéticos enfermos por largo tiempo, de modo que mejorar el flujo de la sangre en estos pacientes es vital. Recomiendo 100 miligramos de ginkgo biloba, tres veces al día, a fin de mejorar el flujo de la sangre.

El *melón amargo* es una fruta que se halla en América del Sur, África y Asia, y es muy eficaz para disminuir el azúcar en la sangre cuando se lo toma en forma de jugo fresco. No obstante, el jugo es extremadamente amargo; muy pocos pacientes pueden tomarlo consistentemente. Elevadas dosis de jugo de melón amargo pueden también causar diarrea y dolor abdominal. Por lo general 2 onzas de jugo de melón amargo al día son suficientes.

Como usted habrá observado, hay muchos nutrientes y suplementos que pueden ayudarle eficazmente a luchar contra la diabetes. Consulte regularmente con su médico y use estas vitaminas y nutrientes según él se los recomiende. Dios ha creado estas maravillosas sustancias naturales para darnos poder para mantener buena salud y superar los efectos debilitantes de la diabetes.

Pruebe un suplemento tolerante

Si usted es como muchas personas, tratar de llevar cuenta de todas estas vitaminas y minerales le puede parecer abrumador. No se preocupe demasiado. Muchas de las vitaminas y minerales mencionados arriba se pueden tomar en un suplemento multivitamínico y mineral. También puede hallar un buen suplemento en cualquier tienda de alimentos naturales. En la parte posterior de este libro también menciono la marca que yo recomiendo. Le animo a que incluya también un suplemento de antioxidantes. Verifique la etiqueta para asegurarse de que tiene lo siguiente:

- Por lo menos 400 mg de magnesio
- 1.000 mcg de B_{12}
- 100 mg de B_6
- de 20 a 30 mg de zinc
- 800 UI de vitamina natural E
- 1.000 mg de vitamina C (también recomiendo la forma en polvo efervescente, tal como Emergen-C).

Nota final

Cuando mis pacientes con diabetes Tipo 2 siguen este programa y vigilan el azúcar en su sangre, por lo general hallan que el azúcar en su sangre baja a niveles dentro del rango normal en unos pocos meses. Hasta que reciban sanidad completa de Dios, mis pacientes diabéticos Tipo 1 siempre estarán usando insulina. Sin embargo, muchas veces pueden reducir su dosis de insulina al seguir las medidas contenidas en este librito.

Cómo luchar contra la diabetes con nutrientes y suplementos

Verifique cuáles de los siguientes nutrientes y suplementos está tomando actualmente. Encierre en un círculo los que debe preguntarle a su médico en cuanto a tomarlos.

❑ Cromo polinicolinado (200 mcg, 2-3 veces al día)

❑ Ácido alfa-lipoico (300 mg, 2-3 veces al día)

❑ Vitamina E (800 UI, variedades tocoferoles o naturales mezcladas diariamente, evite las formas sintéticas)

❑ Vitamina C (2.000 mg diariamente)

❑ Zinc (30 mg al día, balanceado con por lo menos 2-3 mg de cobre diariamente)

❑ Vitamina B_6 (50-100 mg al día)

❑ Vitamina B_{12} (1.000 mcg al día)

❑ Biotina (8-16 mg al día, mientas se vigila estrechamente los niveles de azúcar en la sangre)

❑ AGL (240 mg al día)

❑ Gimnema silvestre (400 mg al día)

❑ Bilberry (80 mg, 3 veces al día)

❑ Quercetín (1 g al día)

❑ Extracto de semilla de uvas o de corteza de pino (50 mg, 2-4 veces al día)

❑ Ginkgo biloba (100 mg, 3 veces al día)

❑ Melón amargo (2 oz. al día)

❑ Niacina (250-500 mg al día mientras se examina por lo menos una vez cada tres meses el funcionamiento del hígado.

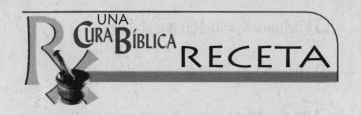

UNA CURA BÍBLICA RECETA

Cómo ganar la batalla contra la diabetes

¿Qué almidones ha reducido o eliminado usted de su dieta?

_____

_____

_____

¿Qué frutas come usted?

_____

_____

_____

¿Cuáles productos naturales para endulzar usa usted?

_____

_____

_____

Haga una lista de las vitaminas, minerales y suplementos que está tomando.

_____

_____

_____

_____

_____

_____

_____

Describa su forma regular de ejercicio.

_____

_____

_____

_____

_____

_____

_____

_____

Haga una lista de las vitaminas, minerales y suplementos que está tomando.

Conclusión

La diabetes, aun cuando es una enfermedad muy complicada, no es una sentencia sin esperanza a sufrir toda la vida del deterioro de la salud y la vitalidad. Dios ha provisto muchos medios naturales mediante los alimentos que comemos, suplementos, vitaminas y ejercicios para luchar contra la diabetes. Usted tiene la capacidad de controlar y bajar de peso, que es un factor clave para vencer a la diabetes Tipo 2, al seguir el Plan equilibrado Carbo-proteína-grasa, que se bosqueja en el Apéndice. Mediante la oración, la Biblia y la aplicación sabia de la cura bíblica para la diabetes, usted puede eficazmente luchar contra la diabetes, y vivir una vida larga y productiva, sirviendo, adorando y glorificando a Dios.

Una oración de Cura Bíblica
para usted

Padre celestial, ayúdame a aplicar en mi batalla contra la diabetes estas cosas que he aprendido. Ayúdame a comer sabiamente y a obtener mi peso ideal. Muéstrame cuáles vitaminas, minerales y suplementos me ayudarán mejor a que mi cuerpo luche contra la diabetes. Sana mi cuerpo para que produzca insulina y entonces pueda ser usada por mis células de una manera saludable. Fortalece mi resolución para hacer ejercicio regularmente. Gracias por haberme hecho tan maravillosamente. Consérvame en tu salud divina para que pueda vivir una vida larga y productiva, sirviéndote. Amén.

Plan balanceado
Carbo-proteína-grasa

No hay dieta perfecta para todo el mundo. Un régimen que es saludable para un individuo puede ser realmente dañino para otro por causa de alergias a alimentos, sensibilidad a alimentos, trastornos gastrointestinales, tipo de sangre y otros factores.

La dieta de la mayoría de las personas en los Estados Unidos contiene excesivas cantidades de grasa, azúcar, sal y almidón, y adolece de una falta significativa de fibra. La clave para un estilo de vida final se halla en comer primordialmente frutas, legumbres, granos enteros, nueces, semillas, frijoles, hortalizas y carnes bajas en grasa.

Evite el azúcar y harina refinadas; evite las grasas, incluyendo las hidrogenadas, saturadas y grasas poli-insaturadas procesadas al calor tales como las carnes de embutidos, carnes curadas y chorizo; y evite alimentos de alto contenido de sal. También limite su ingestión de carne roja, escogiendo los cortes que contengan la menor grasa posible.

El plan nutritivo I que recomiendo a mis pacientes es el Plan Balanceado Carbo-proteína-graso. Así es como funciona. Cada vez que usted come debe combinar alimentos en una proporción de 40% de carbohidratos, 30% de proteínas y 30% de grasas.

Este programa balancea la proporción correcta de carbohidratos, proteínas y grasas, por consiguiente controlando la insulina.

Los niveles elevados de insulina reducen el desempeño físico y son uno de los indicadores primordiales que se usan para evaluar el riesgo que corre una persona de desarrollar enfermedades cardíacas. Para simplificar este programa, indicaré una lista de categorías y bloques de alimentos, y entonces demostraré cómo usar los bloques durante el día. Veamos algunas comparaciones.

- Un bloque de proteína es igual a 7 gramos de proteína, lo que equivale aproximadamente a 1 oz de carne, tales como de res, pechuga de pollo, pechuga de pavo, etc.

- Un bloque de carbohidratos es igual a 9 gramos de carbohidratos, lo que equivale a ½ rebanada de pan, ¼ de panecillo ácimo, 1/5 de taza de arroz, 1/3 de banano, ½ manzana, o ¼ de taza de fideos. Más adelante explicaré esto con mayor detalle.

- Un bloque de grasa es igual a 1½ gramos de grasa, lo que equivale a 1/3 cucharadita de aceite de oliva, 6 maníes, 3 almendras, 1 cucharadita de aguacate, etc.

Usted deberá comer porciones mucho más grandes que cada bloque individual de alimentos. De hecho, la mujer sedentaria promedio comerá tres bloques de alimentos en cada comida más un bloque de alimentos a media mañana, un bloque de alimentos a media tarde, y un bloque de alimentos al irse a la cama. Una mujer activa que hace ejercicio tres o cuatro veces a la semana por lo menos por treinta minutos cada vez, puede tener cuatro bloques de alimentos con cada comida y uno entre comidas y al irse a la cama.

Un hombre sedentario puede tener cuatro bloques de alimentos en cada comida y uno entre comidas y al irse a la cama, mientras que el hombre activo, que hace ejercicio tres o cuatro veces a la semana, puede tener cinco o seis bloques de alimentos en cada comida y un bloque de alimentos entre comidas y al irse a la cama.

Consideremos los diferentes bloques de alimentos, empezando con la proteína.

Bloques de proteína

(Aproximadamente 7 gramos de proteína por cada bloque)

Carnes

Una onza de pechuga de pollo sin piel, pechuga de pavo sin piel o de pollo magro. O 1 onza de carne oscura de pavo sin piel, carne oscura de pollo sin piel, carne molida con menos del 10% de grasa, chuletas magras (sin grasa) de cerdo, jamón magro, tocino canadiense magro, cordero magro o ternera. Nota: No recomiendo comer cerdo y jamón regularmente. Si un individuo tiene una enfermedad degenerativa debe evitar estas carnes completamente.

Pescado

Coma ½ oz de lo siguiente:

Salmón	Macarela
Rofy naranja	Pargo rojo
Lenguado	Maji-maji
Trucha	Halibut
Mero	

Huevos, productos lácteos y proteína de soya

Huevos: un huevo entero o tres claras
Productos lácteos: 1 oz de queso descremado, ¼ taza de requesón descremado.
Proteína de soya: 1/3 oz de polvo de proteína, ¼ de carne molida de soya, 3 oz de tofu.

Bloques de carbohidratos

(Aproximadamente 9 gramos de carbohidratos por cada bloque)

Fruta
>1 mandarina, limón, lima, kiwi o durazno
>½ manzana, naranja, toronja, pera o nectarina
>1/3 banano
>1 taza de frutillas (fresas), frambuesas
>1/3 taza de trozos de sandía, trozos de cantalupe
>½ taza de trozos de melón, moras, cerezas,
>arándanos, uvas, piña en trozos, papaya
>1/3 taza de compota de manzana, mango

Jugo
>¼ taza de uva, piña
>1/3 taza de manzana, toronja, naranja, limón
>¾ taza de V8

Legumbres y verduras cocinadas
>1/8 taza de frijoles al horno
>1/5 taza de camotes o papas majadas
>¼ taza de lentejas, frijoles colorados, frijoles
>negros, habichuelas, frijoles pintos, frijoles
>refritos, maíz
>1/3 taza de guisantes (arvejas), papa al horno
>1 taza de espárragos, vainitas, zanahorias
>1¼ taza de brécol, espinaca, calabaza
>1 1/3 taza de col (repollo)
>1½ taza de calabacín, col de Bruselas, berenjena

1¾ taza de hojas de nabos
2 tazas de coliflor, verduras

Legumbres y verduras crudas
1 pepinillo
2 tomates
1 taza de cebollas (picadas), guisantes (arvejas)
tiernos
1½ taza de brécol
2 tazas de coliflor
1½ tazas de apio, pimientos verdes (picados)
2 tazas de col (repollo), hongos (picados)
4 tazas de lechuga romana (picada), pepinillo
(en tajadas)
6 tazas de espinaca

Granos
1/5 oz de arroz moreno o blanco
1/5 taza de fideos cocinados
1/3 de taza de avena cocinada (o ½ oz seca)
o sémola
¼ panecillo ácimo, panecillo inglés
½ galleta de sal, gofre, o ½ panqué de 10 cm.
tortilla mexicana de harina
½ oz de cereal seco
1 torta de arroz o tortilla mexicana de maíz
4 galletas de sal

Artículos de alto contenido de azúcar
½ cucharadita de miel o melaza
2 cucharadas de almíbar de maple
2 cucharaditas de salsa de tomate, jalea
(escoja jalea de fructosa)

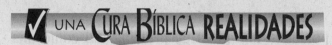

Bloques de grasa

1/3 de cucharada de mantequilla de almendra, aceite de oliva, aceite de linaza
1/3 cucharada de mantequilla de maní natural
1 cucharada de salsa de aceite de oliva y vinagre, mayonesa descremada, nueces trituradas
1 cucharadita de aguacate, guacamole
1 nuez entera de macadán
1½ cucharadas de almendras (en tajadas)
3 almendras, aceitunas, pistachos, anacardos
6 maníes

REALIDADES REALIDADES REALIDADES REALIDADES REALIDADES REALIDADES REALIDADES REALIDADES

Lo básico

Un ejemplo de comida con cuatro bloques de alimentos incluiría 4 oz de pollo (que es igual a cuatro bloques de proteínas); 1 taza de espárragos cocinados, 1 cabeza de lechuga y 1 taza de frijoles colorados (que juntos son igual a cuatro bloques de carbohidratos); 1 cucharada de salsa de aceite de oliva y vinagre (igual a cuatro bloques de grasa).

Para simplificar incluso más este plan de comida, imagínese la palma de su mano e imagínese poniendo una pieza de proteína (tal como una presa de pollo, pavo, pescado o carne roja magra) del tamaño de su palma. Luego ahueque sus manos e imagínese poniendo allí la cantidad de legumbres, verduras o fruta que usted podría sostener allí. Debe añadir 12 almendras, 12 anacardos, 12 pistachos o 24 maníes (cacahuates). Allí tiene los ingredientes para su comida saludable.

Es mejor limitar dramáticamente los almidones, que incluyen el pan, panecillos ácimos, galletas de sal, fideos, arroz, rosquillas de sal, palomitas de maíz (canguil), frijoles, cereales, maíz, papas, papas fritas, tortillas mexicanas fritas, y otros artículos de almidón. Recomiendo mordisquear todo el día, comiendo un desayuno relativamente abundante, almuerzo y cena, y tentempiés más pequeños a media mañana, a media tarde y a la noche. Coma su comida nocturna antes de la 7 p.m.

Los que padecen de enfermedades degenerativas tales como enfermedades del corazón, alta presión arterial, alto colesterol, diabetes, hipoglicemia, cáncer o pacientes que desean salud óptima, deben seguir al dedillo el programa del Plan Carbo-proteína-grasa balanceado.

Si el programa del Plan Carbo-proteína-grasa

balanceado le parece muy complicado, sencillamente siga estas instrucciones básicas:

1. Reduzca la cantidad de alimentos de alto
   contenido de almidón, incluyendo el pan,
   galletas de sal, panecillos ácimos, rosquillas
   de sal, maíz, palomitas de maíz (canguil),
   papas, camotes, papas, papas fritas, fideos,
   arroz, frijoles y bananas. Mejor todavía, eli-
   mínelos por completo.

2. Evite todos los alimentos de azúcar común
   tales como caramelos, galletas de dulce,
   pasteles, tartas y rosquillas de dulce. Si debe
   tener azúcar use Sweet Balance o Stevia, un
   producto para endulzar hecho de kiwi.
   Escoja fruta en lugar de jugos de fruta.

3. Aumente su ingestión de legumbres y verduras sin almidón, tales como espinaca, lechuga, col (repollo), brécol, espárragos,
   vainitas y coliflor.

4. Escoja proteínas saludables tales como pechuga de pavo, pechuga de pollo, pescado,
   carne magra, requesón descremado y cosas
   por el estilo. Seleccione grasas saludables
   tales como las nueces, semillas, aceite de linaza, aceite de oliva extra virgen o pequeñas

cantidades de mantequilla orgánica. Use aceite de oliva extra virgen y vinagre para sazonar las ensaladas. En lugar de grasas poli-insaturadas, saturadas o hidrogenadas, escoja las grasas saludables que hemos indicado.

5. Coma tres comidas al día consistentes de fruta, legumbres o verduras sin almidón, carne magra y grasa buena. También debe comer tentempiés saludables a media mañana, a media tarde y a la noche.

Estoy convencido que al seguir estas pautas usted experimentará un aumento de energía y mejor salud.

Notas

PREFACIO
HAY ESPERANZA PARA LA DIABETES

1. M. Sommers, S. Johnson, et. al. *Davis´s Manual of Nursing Therapeutics for Diseases and Disorders* [Manual Davis de cuidado terapéutico para enfermedades y desórdenes] F. A. Davis Co., n.l., 1997, p. 332.

CAPÍTULO 1
CONOZCA A SU ENEMIGO

1. M. Sommers, S. Johnson, et. al. *Davis´s Manual of Nursing Therapeutics for Diseases and Disorders* [Manual Davis de cuidado terapéutico para enfermedades y desórdenes], p. 332.
2. Grupo Nacional de Información de Diabetes, Institutos Nacionales de Salud, *Diabetes in America* [Diabetes en los Estados Unidos], 2ª edición, Institutos Nacionales de Salud, Bethesda, MD, 1995.

CAPÍTULO 2
LUCHE CONTRA LA DIABETES CON
UNA BUENA NUTRICIÓN

1. Estadísticas obtenidas en 1999 en el sitio de la Internet www.4BetterHealth.com

CAPÍTULO 5

LUCHE CONTRA LA DIABETES CON NUTRIENTES Y SUPLEMENTOS

1. Walter Mertz, «Chromium in Human Nutrition: A Review», *Journal of Nutrition 123* [«El cromo en la nutrición humana: Revisión», Jornal de nutrición 123], 1993, pp. 626-633.
2. G. W. Evans, «The Effect of Chromium Picolinate on Insulin Control Parameters in Humans», *International Journal of Biosocial Medical Research II* [«Efecto del picolinato de cromo sobre los parámetros del control de la insulina de los humanos», Jornal internacional de investigación médica biosocial II], 1989, pp. 163-180.
3. Adaptado de Selene Yeager, *New Foods for Healing* [Nuevos alimentos para curación], Rodale Press, Inc., Emmaus, PA, 1998, p. 186.

El Dr. Don Colbert nació en Tupelo, Mississippi. Asistió a la Escuela de Medicina Oral Roberts en Tulsa, Oklahoma, en donde recibió el título de bachiller en ciencias biológicas además de su título en medicina. El Dr. Colbert realizó su internado y residencia en el Hospital Florida en Orlando, Florida.

Si desea recibir más
información sobre la sanidad
natural y divina, o información sobre
Divine Health Nutritional Products®
[Productos nutritivos de salud divina],
puede ponerse en contacto con
el Dr. Colbert, en:

DR. DON COLBERT

1908 Boothe Circle
Longwood, FL 32750
Teléfono: 407-331-7007
El sitio del Dr. Colbert en la Internet es
www.drcolbert.com.

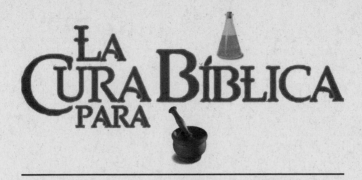

LA CURA BÍBLICA PARA

PERDER PESO Y GANAR MÚSCULO

VERDADES ANTIGUAS,

REMEDIOS NATURALES Y LOS

 ÚLTIMOS HALLAZGOS

PARA SU SALUD

DON COLBERT, DR. EN MED.

LIBRO 6

Usted es la obra maestra de Dios

Antes de que el dedo de Dios tocara los océanos con su inimaginable poder creador, ya Él lo había concebido a usted en su corazón. Lo vio, y vio todo lo que usted podría llegar a ser un día por medio el poder de su gracia sobrenatural.

Usted es la obra maestra de Dios, diseñada de acuerdo a un plan eterno tan asombroso, que comprenderlo es algo que se halla fuera de su capacidad. ¿Se ha preguntado alguna vez qué vio Él en su mente cuando lo creó? ¿Cuál era la perfección de propósitos y de planes que Él pretendía?

Cierre ahora los ojos y véase. Por un momento, no tiene ataduras, imperfecciones ni limitaciones. Su cuerpo es lo más delgado y saludable posible. ¿Cuál es su aspecto? ¿Es ésa la persona que Dios tenía en su mente?

Si usted ha luchado toda la vida con la obesidad, tal vez ni siquiera se pueda imaginar a sí mismo libre de la grasa no deseada. Pero Dios sí. ¿No le parece que si Él tiene el poder suficiente para crearlo a usted y todo el universo que ve a su alrededor, también es capaz de ayudarlo a vencer todas sus ataduras personales? ¡Claro que sí!

Ése es le tema de este librito sobre cura bíblica. Es un plan de principios divinos, sabiduría y consejos tomados de las Escrituras para ayudarlo a liberarse de un estilo de vida poco saludable y una mala salud en el futuro, y darle la libertad y el gozo que tendrá cuando su persona sea saludable, se halle en buen estado físico y sea más atractiva.

Usted no está solo

Si usted tiene un problema de peso, no está solo. La obesidad, definida como hallarse más del veinte por ciento sobre el peso ideal para su altura,[1] ha alcanzado proporciones casi epidérmicas en los Estados Unidos, donde cerca de un adulto por cada tres es considerado actualmente como obeso.

Los niños no están exentos de esto. La epidemia de la obesidad hace impacto en la vida de uno entre cada cinco de nuestros niños, aproximadamente.[2]

Un terrible asesino

Las investigaciones nos dicen que en los Estados Unidos, unas trescientas mil muertes anuales se atribuyen a la obesidad. El exceso de peso amenaza su vida.[3]

Cuando se compara con el total del presupuesto anual que se emplea en el cuidado de la salud, que es de cerca de $884 mil millones (en dólares de 1993), los costos directos e indirectos de 1990 asociados con la carga, muerte, incapacidad, productos y servicios relacionados con la obesidad, llegaron a cerca de cien mil millones de dólares. Más del cuarenta y cinco por ciento de las mujeres y el veinticinco por ciento de los hombre participan activamente en algún tipo de programa para perder peso.[4] Todo lo que indican estas estadísticas es que el exceso de peso le puede costar su salud y su dinero en los años futuros.

Poder para triunfar

Esta sencilla cura bíblica le proporciona todo lo que necesita para que tenga salud y triunfe al perder peso, con el fin de ayudarlo a convertirse en la persona que vio cuando cerró los ojos. Con una nueva comprensión, nutrición, ejercicio, vitaminas y suplementos, puede hallar todos los elementos físicos que necesita para un cambio radical. Uniendo todo esto al poder de Dios que se encuentra en la oración y las Escrituras, descubrirá una fortaleza para el éxito que va a estar más allá de sus propias capacidades.

En este librito sobre Cura bíblica usted:

Va a descubrir el plan divino de salud
para el cuerpo, el alma y el espíritu
por medio de la medicina moderna, una buena nutrición
y el poder medicinal
de las Escrituras y la oración.

En cada capítulo va a descubrir los pasos prácticos que debe dar:

Cuando usted aprenda lo que es la obesidad, comprenda sus causas y dé los pasos prácticos y positivos que se detallan en este librito, la vencerá en su vida y descubrirá la vida abundante que prometió Jesús cuando dijo: "Yo he venido para que tengan vida, y para que la tengan en abundancia" (Juan 10:10).

— DON COLBERT, M. D.

UNA ORACIÓN DE CURA BÍBLICA PARA USTED

Le pido a Dios que lo llene de esperanza, ánimo y sabiduría a medida que vaya leyendo este libro. Que le dé la fuerza de voluntad necesaria para tomar decisiones saludables acerca de su nutrición, ejercicio y estilo de vida. Que fortalezca su decisión de mantener un peso saludable y no sobrecargar su cuerpo con un peso excesivo. Le pido que usted tenga una vida larga y próspera en la cual camine en la salud divina, para que lo pueda servir y adorar. Amén.

¿Sabía usted?
Para comprender
la obesidad

La Biblia nos indica que seamos sabios en nuestros hábitos de alimentación: "Si, pues, coméis o bebéis, o hacéis otra cosa, hacedlo todo para la gloria de Dios" (1 Corintios 10:31). La forma en que usted coma, beba y cuide del cuerpo que Dios le dio le puede dar la gloria a Él por este regalo tan maravilloso.

Es muy probable que si usted está luchando con la obesidad, haya estado batallando con ella durante toda su vida. Ya a estas horas, se da cuenta de que necesita algo más que un buen programa de dieta. Necesita poder para ponerlo en práctica. Le hace falta fuerza para cambiar toda una vida de malos hábitos al comer y disciplina para mantenerse. Este camino a la salud por medio de la cura bíblica no sólo le proporciona la información necesaria para un cuerpo más sano y delgado, sino que también le da a conocer una fuente inagotable de poder para asegurarle el éxito. Deje de limitarse a sus propias fuerzas. La Biblia nos revela una forma mejor de hacer las cosas:

Todo lo puedo en Cristo que me fortalece.

— Filipenses 4:13

Para obtener un nuevo poder en su batalla contra la obesidad, necesita comenzar por obtener una nueva comprensión sobre sus causas.

Por qué comemos demasiado

El sobrepeso tiene muchas causas. Algunas son biológicas. Tal vez usted esté predispuesto a la obesidad por su herencia genética y el metabolismo de su cuerpo. Algunas de las causas son psicológicas.

Cuando comemos por emociones

También es posible que usted sea emocionalmente dependiente de la comida, en la que obtiene consuelo en momentos de tensión, crisis, felicidad, soledad y una serie de emociones más.

Si los excesos al comer tienen un componente emocional en su vida, es probable que usted haya crecido oyendo afirmaciones como las siguientes:

"Come algo, que te va a hacer sentir mejor."

"No puedes levantarte de la mesa mientras no limpies el plato."

"Si te portas bien, te doy postre."

"Si no te lo comes todo, vas a ofender al que nos invitó a comer."

"Si dejas de llorar, te doy helado."

La lista de motivaciones poco saludables de la niñez puede ser interminable. Ahora bien, tanto si las causas de su problema con el peso son genéticas, como si son psicológicas, usted no está esclavizado a su pasado. Hoy es un día nuevo, lleno de la nueva esperanza de una forma totalmente nueva de pensar y de vivir. Comience a meditar sobre los factores de su estilo de vida que pueden estar contribuyendo a su situación.

Un estilo de vida sedentario

Otra de las causas de la obesidad es el estilo de vida cada vez más sedentario que hay en nuestra sociedad. En una cultura agrícola o indus-

> Por la misericordia de Jehová no hemos sido consumidos, porque nunca decayeron sus misericordias. Nuevas son cada mañana; grande es tu fidelidad.
> — *Lamentaciones 3:22-23*

trial, el trabajo fuerte le proporciona a la gente mucho ejercicio durante el día. En nuestra cultura de tecnología y corporaciones, nos sentamos más en escritorios y reuniones. ¿Le sucede a usted esto?

Demasiada azúcar refinada y demasiados almidones

Aunque la mayoría de los estadounidenses han disminuido notablemente su consumo de grasas, la obesidad sigue en aumento. Según el Instituto Nacional de la Salud, aunque está disminuyendo el consumo dietario de grasas y colesterol, el peso promedio de los jóvenes adultos estadounidenses ha tenido un aumento de cuatro kilos y medio. Antes de 1989, sólo la cuarta parte de la población era obesa. En cambio hoy lo es la tercera parte de la población. Aunque la mayoría de los estadounidenses han disminuido sus grasas, y muchos están pasándose a las bebidas de dieta, siguen ganando peso.

Yo creo que una de las razones más importantes de esta epidemia de obesidad que sufrimos es el gran consumo de azúcares refinadas y de almidones. El consumo promedio de azúcar refinada por año es de sesenta y ocho kilos por persona.[1]

Veamos cómo se fabrica la mayor parte de nuestro pan. Primero se le quita la cáscara al grano de trigo. Ésta es la parte del grano que es salvado, o fibra. Después se le quita el germen al trigo; el germen contiene grasas esenciales y vitamina E. Se le quitan para afectar el tiempo que dura el pan en los estantes. Lo que queda es el endospermo, que es el almidón del grano. Esto es lo que se muele hasta hacerlo una harina muy fina. Pero esta harina del grano no es blanca, así que se la blanquea con un agente blanqueador.

Como ya no se hallan presentes el salvado y el germen del trigo, y ha habido un proceso blanqueador, quedan muy pocas vitaminas. Por eso se le añaden vitaminas artificiales, junto con azúcar, sal, grasas parcialmente hidrogenadas y conservantes. El pan blanco causa un fuerte estreñimiento, porque no contiene fibra. Además, como está altamente procesado cuando se consume, se divide con rapidez en azúcares, y esto causa que se segreguen grandes cantidades de insulina, lo cual obliga al páncreas a hacer un gran esfuerzo.

Considero que el aumento del consumo de pan blanco, azúcar, cereales procesados y pastas es mayormente responsable de nuestra epidemia de diabetes, colesterol alto, enfermedades del corazón y obesidad. En el pasado, estos panes y azúcares refinados se les suplían sobre todo a las familias reales y a las muy ricas. Por eso, muchos de los ricos de aquellos tiempos eran obesos, y sufrían de diabetes y gota.

El azúcar y su cuerpo

A diferencia de lo que se suele pensar, comer grasas no siempre lo hace a un obeso. En realidad, la forma en que su cuerpo almacena la grasa es la que le hace aumentar de peso. El consumo excesivo de carbohidratos y azúcares estimula la producción de insulina en su cuerpo, y ésta es la hormona del cuerpo para el almacenamiento de grasas. La insulina baja el nivel de azúcar en la sangre cuando está demasiado alto. Pero también hace que el cuerpo almacene grasas.

Por ejemplo, cuando usted come algo alto en carbohidratos, como panes, pasta, papas, maíz o arroz, los carbohidratos se transforman en azúcar en la sangre, y entonces, al aparecer la insulina, el hígado convierte ese azúcar en grasa en la sangre. Después, esta grasa presente en la sangre se almacena en las células adiposas.

Más fácil ganar que perder

Si usted consume continuamente grandes cantidades de almidones o azúcar, su nivel de insulina va a permanecer alto. Si el nivel de insulina permanece alto, su grasa queda encerrada en sus células adiposas. Esto hace muy fácil subir de peso y sumamente difícil perderlo. Los niveles altos de insulina impiden que el cuerpo queme la grasa almacenada en el cuerpo para usarla como energía. La mayoría de los pacientes obesos no pueden salir de este círculo vicioso porque constantemente tienen deseos de comer alimentos llenos de almidón y de azúcar a lo largo de todo el día, lo cual mantiene elevados los niveles de insulina e impide que el cuerpo queme esas grasas almacenadas.

La persona promedio puede almacenar entre trescientos y cuatrocientos gramos de carbohidratos en los músculos, y unos noventa en el hígado. Los carbohidratos almacenados lo hacen en realidad en una forma almacenada de glucosa llamada glicógeno.

> Respóndeme, Jehová, porque benigna es tu misericordia; mírame conforme a la multitud de tus piedades. No escondas de tu siervo tu rostro, porque estoy angustiado; apresúrate, óyeme.
> – *Salmo 69:16-17*

No obstante, una vez que los lugares de almacenamiento del cuerpo se llenan en el hígado y los músculos, todos los carbohidratos en exceso son convertidos en grasa y almacenados en los tejidos adiposos.

13

Es posible que el ejercicio no le ayude si usted no come como es debido. Si usted come carbohidratos todo el día, puesto que ya se han llenado los niveles de glicógeno de su cuerpo, todos los carbohidratos en exceso se van a convertir en grasa. Los niveles altos de insulina también le dicen al cuerpo que no libere nada de esta grasa almacenada. Por tanto, usted puede hacer ejercicios durante horas en un gimnasio sin perder grasa, porque está comiendo grandes cantidades de carbohidratos y azúcar a lo largo de todo el día. Su cuerpo va a almacenar el exceso de carbohidratos en forma de grasas, y no va a soltar nada de esa grasa que ya está almacenada.

El bajo nivel de azúcar. Para empeorar más aún las cosas, cuando usted consume azúcar o almidones con frecuencia, sobre todo tarta, caramelos, galletas dulces, jugos de fruta, helado o harina blanca procesada, puede desarrollar un bajo nivel de azúcar en la sangre pocas horas después de comer. Los síntomas pueden ser la desorientación, temblores, irritabilidad, una fatiga extrema, dolores de cabeza, sudores, palpitaciones, hambre extrema o un gran deseo de comer algo dulce o con almidón.

Atrapado

Esto crea un círculo vicioso. Si no come algo dulce o con almidón cada cierto número de horas, va a desarrollar los síntomas del bajo nivel de azúcar en la sangre. Este dato es muy importante. Usted puede cambiar toda esta situación con gran facilidad; basta con que dé un paso muy sencillo.

Disminuya el número de veces que consume azúcar y almidones al día. Al disminuir el número de veces diarias que consume dulces, almidones, meriendas, comidas rápidas o alimentos altos en carbohidratos, usted puede bajar sus niveles de insulina y apagar ese disparador principal que le está diciendo al cuerpo que almacene la grasa e impidiendo que la libere.

Cuando el cerebro no recibe glucosa suficiente, es cuando a usted le entran las ganas. El cerebro necesita que se le proporcione glucosa continuamente. Cuando se segrega demasiada insulina, como cuando usted come una merienda alta en azúcar, como una rosquilla, una Coca-Cola o unas galletas dulces, el páncreas responde segregando suficiente insulina para hacer bajar el nivel del azúcar. Es frecuente que se segregue demasiada insulina, y que el nivel de azúcar descienda a un nivel mucho más bajo del aceptable, con lo que se crea un bajo nivel de azúcar en la sangre. Puesto que el cerebro no está recibiendo la glucosa que necesita, envía señales de alarma como las ganas de comer carbohidratos, un hambre extrema, cambios de humor, fatiga y problemas de concentración. Estas señales hacen que la persona busque algo de azúcar o de almidón para levantar el azúcar en la sangre a un nivel normal, siendo entonces capaz de proporcionarle al cerebro la cantidad adecuada de glucosa.

El poder del glucagón

El glucagón es otra hormona que trabaja de forma totalmente opuesta a la insulina. La insulina es una hormona para el almacenamiento de las grasas, mientras que el glucagón es una hormona para su liberación. En otras palabras, el glucagón capacita al cuerpo para liberar la grasa acumulada en los tejidos adiposos y permite que sus tejidos musculares quemen grasa fuente preferida de combustible, en lugar del azúcar de la sangre.

> Mi carne y mi corazón desfallecen; mas la roca de mi corazón y mi porción es Dios para siempre.
> – *Salmo 73:26*

¿Cómo se libera esta poderosa sustancia en su cuerpo? Muy fácil. La liberación del glucagón es estimulada cuando se come una cantidad correcta de proteínas en una comida, junto con el equilibrio adecuado de grasas y carbohidratos. Veremos esto con más detalle en otro momento.

Cuando el nivel de insulina es alto en el cuerpo, el nivel de glucagón es bajo. Cuando el glucagón está alto, la insulina está baja. Cuando usted come mucho azúcar y almidón, hace subir sus niveles de insulina y bajar los de glucagón, con lo que impide que se libere la grasa para usarla como combustible. El exceso de azúcar en la sangre hace que el cerebro reconozca este alto nivel de azúcar como combustible y desconecte el mecanismo del cuerpo para usar de combustible la grasa. Con sólo estabilizar el azúcar de la sangre, usted puede mantener un elevado nivel de glucagón, lo cual capacita a su cuerpo para quemar la grasa sobrante. Así comenzará a conocer una personalidad más delgada y llena de energía en usted mismo.

¿Se deben contar las calorías?

Todavía son muchos los que dicen: "¿Por qué no contar las calorías? Al fin y al cabo, una caloría es una caloría". La mayoría de la gente cree que, como la grasa tiene nueve calorías por gramo, y los carbohidratos sólo tienen cuatro, comer un gramo de grasa engorda mucho más que comer un gramo de carbohidratos. Sin embargo, los efectos hormonales de las grasas no son ni con mucho tan fuertes como los efectos de los carbohidratos y del azúcar.

Las grasas no estimulan a la insulina. En cambio, los azúcares y los almidones desatan fuertes liberaciones de insulina, que es la hormona más poderosa en el almacenamiento de grasas. Así que no cuente las calorías. En lugar de esto, aprenda la forma en que funciona su cuerpo. Recuerde siempre los poderosos efectos hormonales que tienen los azúcares y los almidones en la insulina, la hormona de almacenamiento de grasas, y en el glucagón, la hormona de liberación de grasas.

La Biblia dice: "Porque en vano se tenderá la red ante los ojos de toda ave" (Proverbios 1:17). Esto significa que no es posible capturar a una presa si ella comprende lo que está sucediendo. Al comprender esta poderosa verdad acerca de la forma en que funciona realmente su cuerpo, usted puede evitar la trampa del alto nivel de azúcar en la sangre, del sobrepeso e incluso de la diabetes. Ahora que lo sabe, el poder está en sus manos.

Su índice glicémico

La velocidad con que se asimilan los carbohidratos en el torrente sanguíneo recibe el nombre de índice glicémico. Originalmente, se desarrolló este índice para los diabéticos. En realidad, mide la rapidez con la que los alimentos hacen subir el nivel de azúcar en la sangre. Todos los alimentos se comparan con la glucosa pura, que tiene un índice glicémico de cien. Si el índice glicémico es más alto, esto significa que el nivel de azúcar de la sangre va a subir con mayor rapidez. Si el índice glicémico es más bajo, el nivel de azúcar en la sangre va a subir con mayor lentitud.

> Te amo, oh Jehová, fortaleza mía.
> – *Salmo 18:1*

Mientras más alto sea el índice glicémico, peor le irá a usted. Los números más bajos son buenos, porque indican que su cuerpo va a tener más tiempo para tratar el azúcar presente en el torrente sanguíneo. Tal vez le ayude este cuadro:

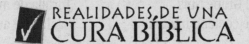

REALIDADES DE UNA CURA BÍBLICA

Índice glicémico de los alimentos

SUMAMENTE ALTO (SUPERIOR A 100)

COMIDAS BASADAS EN CEREALES

Arroz hinchado
Pan francés
Hojuelas de maíz (corn flakes)

Mijo
Arroz instantáneo

VEGETALES

Chirivías cocidas
Habas
Zanahorias cocidas

Papas instantáneas
Papas tipo russet asadas

AZÚCARES SIMPLES

Maltosa

Miel

NORMA PARA EL ÍNDICE GLICÉMICO = 100

Pan blanco

ALTO (80 –100)

COMIDAS BASADAS EN CEREALES

Pan de trigo
Pan integral
Trigo triturado (shredded wheat)
Pan de centeno

Maíz dulce
Arroz blanco
Muesli
Arroz integral

Cereal Grape Nuts   Tortilla de maíz
Pan de centeno integral   Gachas de avena

VEGETALES

Puré de papas   Papas nuevas asadas

FRUTAS

Albaricoques   Bananas
Mangos   Pasas
Papaya

MERIENDAS

Astillas de maíz (corn chips) Galletas saladas
Pasteles   Barras de Mars
Galletas dulces   Helado bajo en grasas

MODERADAMENTE ALTO (60 – 80)

COMIDAS BASADAS EN CEREALES

Trigo sarraceno (buckwheat) Salvado
Pan negro de centeno   Bulgur
Macarrones blancos   Espaguetis blancos
Espaguetis integrales

VEGETALES

Batata   Guisantes
Alubias cocidas de lata   Boniato
Guisantes congelados   Alubias rojas de lata

Frutas

Macedonia de frutas   Jugo de naranja
Peras en lata   Jugo de toronja
Jugo de piña   Uvas

Meriendas

Galletas de avena
Tarta esponjosa
Astillas de papas (potato chips)

MODERADO (40 – 60)

Vegetales

Alubias blancas   Alubias castañas
Guisantes secos   Alubias mantequilla
Alubias rojas   Sopa de tomate
Habas limas   Garbanzos
Alubias carita   Alubias negras

Frutas

Naranja   Pera
Jugo de manzana   Manzana

Productos lácteos

Yogurt   Leche entera
Leche descremada   Helado alto en grasas
Leche dos por ciento

Bajo (menos de 40)

Comidas basadas en cereales	
Cebada	

Vegetales	
Lentejas rojas	Soya en lata

Frutas	
Melocotón	Ciruelas

Azúcares simples	
Fructosa	

Meriendas	
Cacahuetes	

La cantidad de fibra que haya en su comida, la cantidad de grasa, la cantidad de azúcar que haya en los carbohidratos y las proteínas determinan entre todas el índice glicémico de lo que usted come.

Tres tipos de azúcar

Hay tres tipos principales de azúcares simples (llamadas monosacáridos) que componen todos los carbohidratos. Éstos son:

- La glucosa
- La fructosa
- La galactosa

22

La glucosa se encuentra en panes, cereales, almidones, pastas y granos. La fructosa se halla en las frutas, y la galactosa en los productos lácteos. El azúcar corriente, o sacarosa, es un disacárido formado por una unión de glucosa y fructosa.

El hígado absorbe con rapidez estos azúcares simples. Sin embargo, sólo la glucosa se puede liberar directamente de vuelta en el torrente sanguíneo. La fructosa y la galactosa tienen que convertirse en glucosa primero en el hígado, para poder entrar a dicho torrente. Por eso, son liberados mucho más despacio. La fructosa, que se encuentra sobre todo en las frutas, tiene un índice glicémico bajo, comparada con la glucosa y la galactosa.

Otros alimentos glicémicos

Las fibras son una forma de carbohidratos que no es absorbida. No obstante, retarda la rapidez de absorción de otros carbohidratos. Por eso, mientras más alto contenido de fibra tenga el carbohidrato o almidón, más lentamente será absorbido para entrar en el torrente sanguíneo. El pan blanco, que carece de fibra, se absorbe con rapidez. De hecho, tiene el mismo índice glicémico que la glucosa.

Cuando el carbohidrato que usted come entra con rapidez en el torrente sanguíneo, su páncreas segrega una gran cantidad de insulina. Esta insulina baja el nivel de azúcar, pero también hace que el cuerpo almacene grasa.

> Me gozaré y alegraré en tu misericordia, porque has visto mi aflicción; has conocido mi alma en las angustias.
> – *Salmo 31:7*

La mayoría de las frutas tienen un índice glicémico bajo, con excepción de la banana, las pasas, los dátiles y otras frutas secas. Casi todos los vegetales son alimentos de bajo índice glicémico, con excepción de la papa, la zanahoria, el maíz y la remolacha.

Muchos alimentos de alto índice glicémico son comunes y corrientes en nuestras meriendas. Casi todos los cereales, granos, pastas, panes, papas, maíz, rositas de maíz, hojuelas, pretzels, galletas, baguels y otros almidones son carbohidratos de alto índice glicémico. Por consiguiente, es fácil ver por qué la gente se vuelve obesa, puesto que estos alimentos continúan provocando la liberación de insulina, y la insulina le sigue diciendo al cuerpo que almacene grasas y las mantenga almacenadas.

El problema de las rositas de maíz

Un paciente llegó a mi oficina pesando ciento cuarenta kilos. Afirmaba haber estado metido por años en una dieta baja en grasas, pero seguía ganando peso. Cuando lo interrogué acerca de su historia dietética, supe que todas las noches se comía un tazón grande de rositas de maíz antes de irse a dormir. Sencillamente, le encantaban las rositas de maíz. Una vez, hasta había ingresado en un grupo de "Rositas de maíz Anónimos". Todas las noches, se sentaba con su madre frente al televisor, comiendo felizmente rositas de maíz durante horas, mientras el nivel de azúcar de su sangre iba subiendo silenciosamente, cada vez más.

> Él riega los montes desde sus aposentos; del fruto de sus obras se sacia la tierra. Él hace producir el heno para las bestias, y la hierba para el servicio del hombre, sacando el pan de la tierra, y el vino que alegra el corazón del hombre, el aceite que hace brillar el rostro, y el pan que sustenta la vida del hombre.
> *– Salmo 104:13-15*

El alto índice glicémico de las rositas de maíz hacía que se liberaran en su cuerpo fuertes cantidades de insulina. Y la insulina le ordenaba a su cuerpo que almacenara grasas y las mantuviera almacenadas. Sentía que no podía perder peso, y tenía razón. Sus niveles de azúcar estaban haciendo que la grasa se mantuviera encerrada en su cuerpo como si se tratara de una caja fuerte. Sin saberlo, este hombre le estaba indicando a su cuerpo que almacenara grasa durante horas todas las noches.

Caramelos de menta pequeños con grandes efectos

Una señora llegó a mi oficina pesando ciento cinco kilos. Cuando la interrogué sobre su historia dietética, su alimentación parecía muy sana en realidad. No estaba comiendo mucha grasa, almidones ni azúcares. No bebía sodas ni refrescos azucarados de ninguna clase. Comía muchas frutas y vegetales.

Sin embargo, cuando le seguí preguntando descubrí

que se pasaba todo el día chupando caramelos de menta para el aliento. Aquellos caramelos de menta azucarados bastaban para mantener alto el nivel de azúcar de su sangre y ordenarle a su cuerpo que almacenara grasas. Aunque estaba en una dieta baja en almidones y grasas, con muchas frutas y vegetales, seguía ganando peso. Cuando eliminó sus caramelos de menta azucarados, y comenzó un programa de caminar, pudo perder casi cuarenta kilos en algo más de un año sin cambio alguno en su dieta. Apenas la pude reconocer cuando la volví a ver. Tenía un aspecto maravilloso.

Una combinación ganadora

A base de combinar pequeñas cantidades de alimentos de alto índice glicémico, como el pan, la pasta y las papas, con unas porciones equilibradas de proteínas y grasas, usted va a crear un efecto glicémico mucho más bajo que si comiera solos el pan, la pasta o las papas. También importa mucho la forma en que se preparan las comidas. Por ejemplo, las gachas de avena instantáneas tienen un índice glicémico que es casi el doble del que tienen las corrientes, cocidas lentamente. Las alubias refritas tienen un índice glicémico mucho más alto que las alubias corrientes.

El procesamiento de los panes, las pastas y los cereales suele crear un índice glicémico mucho más alto. Escoja los alimentos menos procesados que pueda, o no procesados en absoluto. Por lo general tienen un índice glicémico significativamente más bajo. A los cerdos y al ganado se les dan maíz y papas con el propósito de engordarlos para el mercado. Ése es el mismo efecto que pueden tener en usted.

Las consecuencias a largo plazo

Primer nivel

Si sigue comiendo alimentos de alto índice glicémico, terminará haciéndose resistente a la insulina de su cuerpo. Esto sucede cuando las células de órganos como el hígado, y los músculos, están en contacto con demasiada insulina por demasiado tiempo. Estas células comienzan a cerrar a la insulina sus sitios receptores. Por lo general, las células cerebrales son las primeras en volverse resistentes a la insulina. En las primeras etapas de la resistencia a la insulina, es posible que se vuelva cada vez más irritable, fácil de marearse e incapaz de concentrarse. Esto suele ocurrir un par de horas después de una comida repleta de carbohidratos, como pasta, papas, pan, arroz, o alimentos altos en azúcar, como tarta, galletas dulces y sodas.

Segundo nivel

Si sigue manteniendo alto el nivel de azúcar de su sangre, esto lo puede llevar a una segunda etapa de resistencia a la insulina, en la cual los síntomas se vuelven más graves. En esta etapa se suele producir un deseo de comer azúcar, además de haber un aumento de peso.

Si aún no cambia su dieta, sus células se van a volver cada vez más resistentes a la insulina. Su hígado comenzará a convertir el exceso de azúcar de la sangre en grasas que serán almacenadas en los tejidos adiposos. Los altos niveles de insulina, junto con los altos niveles de azúcar, desatan un gigantesco almacenamiento de grasas. Su cuerpo se convertirá en una dinamo de almacenamiento de grasas.

> El que da alimento a todo ser viviente, porque para siempre es su misericordia. Alabad al Dios de los cielos, porque para siempre es su misericordia.
> – *Salmo 136:25-26*

Tercer nivel

En el tercer nivel de resistencia a la insulina, usted va a subir de peso con mayor facilidad aún, y su deseo de comer almidones y azúcares se va a volver incontrolable. Los que se hallan en esta tercera etapa son muy irritables, y se sienten cansados, deprimidos y desorientados. Muchas veces la gente toma antidepresivos, pensando que así alivian los síntomas emocionales, cuando su problema es el azúcar. Si aprende a cambiar su dieta, eliminando los azúcares y consumiendo carbohidratos de bajo contenido glicémico equilibrados con grasas, proteínas y fibras, todos estos síntomas irán desapareciendo con el tiempo.

En cambio, si sigue comiendo alimentos altos en azúcares, el impacto que harán sobre su cuerpo puede ser devastador, y permanente, si no cambian sus hábitos de alimentación.

Nivel final: la diabetes

La etapa final de la resistencia a la insulina se produce cuando el cuerpo en realidad se cierra a ella. Durante esta etapa, usted desarrolla un nivel elevado de azúcar, y es posible que pierda un poco de peso. En este nivel, las células adiposas suelen ser resistentes a la insulina, así que se cierran, dejando la insulina, la grasa de la sangre y el azúcar de la sangre sin lugar donde ir. El azúcar de la sangre no puede entrar en los tejidos, ni convertirse en grasa para ser almacenada. Por esto, eleva el nivel de azúcar y grasas en la sangre. Durante esta cuarta etapa de resistencia a la insulina es cuando usted desarrolla la diabetes que comienza en la edad adulta.

La incidencia de diabetes en los Estados Unidos va en aumento. La diabetes se halla actualmente en el séptimo lugar entre las causas de muertes en la nación. De hecho, el número de diabéticos está aumentando a una velocidad tan grande, que en la proporción de aumento actual, que es de alrededor del seis por ciento anual, el número de diabéticos de esta nación se duplicará aproximadamente cada quince años. Si usted se enfrenta a la diabetes, le recomiendo que lea mi libro sobre el tema, llamado La cura bíblica para la diabetes.

El exceso de insulina puede llevar a los diabéticos

a la obesidad. También los puede llevar a la hipertensión (alta presión arterial), un nivel elevado de colesterol o de triglicéridos, y enfermedades del corazón. El exceso de insulina también puede hacer que los riñones retengan sal y líquidos. Hasta puede hacer que crezca la capa muscular de las paredes arteriales, haciéndolas más gruesas. Los altos niveles de insulina pueden subir los niveles de norepinefrina, una sustancia química que es vasoconstrictora (cierra los vasos sanguíneos) y aumenta los latidos del corazón. Los niveles altos de insulina aumentan la producción del colesterol LDL (colesterol malo) y suben el nivel de triglicéridos (grasas) en la sangre. Esto a su vez puede llevar a la arterioesclerosis de las arterias coronarias, la cual termina produciendo enfermedades de las coronarias y ataques al corazón.

Si su dieta está manteniendo el azúcar de su sangre en un nivel alto, usted está coqueteando con la tragedia. Las consecuencias son mucho más graves que una simple obesidad. La diabetes y las enfermedades del corazón son asesinas. En mi condición de médico, he visto demasiados pacientes sufrir la dolorosa destrucción de su cuerpo que acompaña a estas enfermedades. Lo más triste de todo es que este dolor y este sufrimiento son innecesarios. El poder para evitar su dolor se halla en sus propias manos, pero ellos no lo han sabido hasta que ha sido demasiado tarde.

Si usted nota en sí mismo estos síntomas, no espere. Tome la decisión de detener el proceso de enfermedad de su cuerpo ahora mismo. Dios lo ayudará a mantenerse firme, si usted le da la oportunidad. ¿Por qué no le pone todo este asunto en sus manos ahora mismo?

Dios está a su lado para ayudarlo. Su promesa es: "No te desampararé, ni te dejaré" (Hebreos 13:5). Dios es su ayudador, y lo ama más de lo que usted es capaz de imaginarse. Su anhelo es darle toda la fortaleza, el poder y la esperanza que necesita para triunfar en su batalla. Haga esta oración de cura bíblica y siga firme hacia delante.

> Y Jehová Dios hizo nacer de la tierra todo árbol delicioso a la vista, y bueno para comer; también el árbol de vida en medio del huerto, y el árbol de la ciencia del bien y del mal.
> *– Génesis 2:9*

UNA ORACIÓN DE CURA BÍBLICA
PARA USTED

Señor Dios, sólo tú eres mi fuerza y mi fuente. Mi capacidad para permanecer firme en mi intento de perder peso y comer de manera saludable procede de ti. Ayúdame a mantener la fuerza de voluntad que necesito para eliminar el azúcar y las calorías vacías de mi dieta. Dame la concentración que necesito para poner en práctica todo lo que estoy aprendiendo. Oh Dios todopoderoso, reemplaza el desaliento con la esperanza y las dudas con la fe. Sé que estás conmigo y que no me vas a dejar. Te doy gracias, Señor, porque me harás salir de esta batalla victorioso sobre la obesidad. Amén.

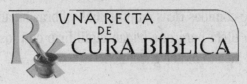
¿Cuántas veces al día come usted azúcares y car-bohidratos?

_____

_____

_____

_____

Describa lo que va a hacer para reducir esa fre-cuencia.

_____

_____

_____

_____

Haga una lista de los alimentos ricos en azúcar y almidón que necesita eliminar de su dieta:

_____

_____

_____

¿Qué comidas ricas en proteínas y fibras ha añadido a su dieta para que hagan equilibrio con los alimentos de alto índice glicémico?

_____

_____

_____

_____

_____

Capítulo 2

Poder para cambiar por medio de la dieta y la nutrición

¿Le gustaría tener una garantía sobrenatural de éxito? Aquí está: La Biblia dice que le entregue sus planes al Señor. "Pon tus actos en las manos del Señor y tus planes se realizarán" (Proverbios 16:3, Dios habla hoy). Así que lo animo a estudiar ese plan y después ponerlo en las manos del Señor, para que lo sigan la fortaleza y la fuerza de voluntad.

Dios es más grande que todas las ataduras que usted pueda tener. Y Él le promete ayudarlo a triunfar, no con su propio poder, sino pidiéndole el suyo. Dios es fiel. Él le promete que cuando le pida ayuda no le va a fallar, ni lo va a dejar solo en la lucha. Su Palabra dice: "No te desampararé, ni te dejaré" (Hebreos 13:5). ¡Qué promesa tan maravillosa!

Veamos un poderoso estilo de nutrición que lo puede ayudar a descubrir una personalidad más sana, feliz y atractiva en usted mismo.

Permanezca centrado

No se concentre en la idea de perder peso. Concéntrese en la de comer correctamente. Cuando elimine de su dieta el azúcar, los dulces, los carbohidratos excesivos, las grasas malas y la levadura, comenzará a perder peso.

El plan de cura bíblica para quemar grasas y ganar músculo es más que una dieta. Es un estilo de vida que lo va a ayudar a tener el mejor aspecto posible, y sentirse lo mejor posible. Así que, comencemos.

El plan de cura bíblica para quemar grasas y ganar músculo

Para comenzar, es necesario que determine primero cuáles son sus necesidades en cuanto a proteínas. Extienda su mano y mírese la palma. La cantidad de proteínas que necesita en cada comida se puede calcular por el tamaño de la palma. Las proteínas de cualquiera de las comidas deben equivaler aproximadamente a la cantidad que cabría con facilidad en la palma de su mano.

Sus necesidades proteínicas

Los hombres deben tomar aproximadamente ciento quince gramos de carne con cada comida. Las mujeres deben consumir unos ochenta y cinco.

Si se quiere poner un poco más técnico que este método de la mano, puede hacer que su médico o un club de salud le midan el porcentaje de grasa en el cuerpo, para determinar la masa magra que tiene en él. Muchas tiendas por departamentos tienen incluso máquinas que miden el porcentaje de grasa en el cuerpo. Al calcular el porcentaje de grasa, estará calculando la masa magra de su cuerpo. Muchas máquinas que miden el porcentaje de grasa incluyen este dato en sus cálculos.

Si su nivel de actividad física es moderado, cada kilo de masa magra de su cuerpo necesitará por lo menos 1,3 gramos de proteína diarios.

> Respóndeme cuando clamo, oh Dios de mi justicia. Cuando estaba en angustia, tú me hiciste ensanchar; ten misericordia de mí, y oye mi oración.
> *– Salmo 4:1*

Más sencillo

Es más sencillo recordar que los hombres van a necesitar unos 115 gramos de proteínas con cada comida y 30 gramos con cada merienda.

Las mujeres necesitan 85 gramos de proteínas con cada comida, y 30 gramos con cada merienda.

Para añadir carbohidratos

En realidad, es muy fácil añadirle carbohidratos a la armazón de proteínas. Veamos primero la forma de calcular qué carbohidratos hay en los vegetales almidonados. Puede comer un carbohidrato por comida. (Estas medidas son después de haber cocido el vegetal, y no antes):

1 taza de pasta
1 taza de maíz
1 taza de habas limas
1 taza de alubias refritas
$^{3}/_{4}$ taza de arroz
$^{3}/_{4}$ taza de puré de papas
$1^{1}/_{3}$ taza de guisantes
$1^{1}/_{3}$ taza de alubias pintas
$1^{1}/_{3}$ taza de papa asada
$1^{1}/_{3}$ taza de boniato asado
$1^{1}/_{3}$ taza de gachas de avena
$1^{1}/_{3}$ taza de sémola
2 tortillas de 20 centímetros
2 panqueques de 10 centímetros

$^{3}/_{4}$ taza de pasta
$^{3}/_{4}$ taza de maíz
$^{3}/_{4}$ taza de habas limas
$^{3}/_{4}$ taza de alubias refritas
$^{1}/_{2}$ taza de arroz
$^{1}/_{2}$ taza de puré de papas
1 taza de guisantes
1 taza de alubias pintas
1 taza de papa asada
1 taza de boniato asado
1 taza de gachas de avena
1 taza de sémola
$1^{1}/_{2}$ tortillas de 20 centímetros
$1^{1}/_{2}$ tortillas de panqueques

Espero que ya esté captando la idea de que no es posible comer una gran cantidad de alimentos almidonados en el programa de cura bíblica, si se quiere perder peso.

Como ya ha aprendido, las proteínas deben ir debidamente equilibradas con los carbohidratos, para que no causen un aumento en la insulina.

El pan

Un hombre necesitaría unas dos rebanadas o menos de pan integral con los 115 gramos de proteína de cada comida. Una mujer sólo necesitaría una rebanada o una y media con sus 85 gramos de proteína. O, por simplificar las cosas, basta con que le quite los bordes.

Vamos ahora a los vegetales

Veamos ahora los vegetales que se pueden combinar con las proteínas. No es necesario que coma sólo un vegetal o un alimento almidonado. Puede comer la mitad del almidón permitido y llenar el resto con vegetales.

Los vegetales cocidos. Si el hombre típico como 115 gramos de proteína con una comida, para equilibrar la proteína con los carbohidratos puede comer cuatro tazas de los siguientes vegetales cocidos. La mujer puede comer tres tazas (o la mitad del almidón, con $1\frac{1}{2}$ tazas de uno de los siguientes vegetales):

- Brócoli
- Habichuelas
- Nabo
- Calabaza
- Quimbombó, espinacas

- Espárragos
- Coles de Bruselas
- Zuquini
- Col rizada

Vegetales crudos. El hombre puede comer ocho tazas, mientras que la mujer puede comer seis. (Dudo que la persona quiera comer tanto. Sin embargo, este número indica la cantidad máxima de vegetales que puede comer la persona, comparada con los almidones. Se puede comer la mitad de los almidones, y rellenar el resto con vegetales y frutas).

- Brócoli
- Coliflor
- Rábanos

- Col
- Apio

Tanto hombres como mujeres pueden comer:

- 4 cabezas de lechuga
- 16 tazas de espinaca
- 24 tazas de lechuga romana
- 8 tomates

No es necesario que recuerde todas estas cifras. Basta que coma tanta ensalada, lechuga iceberg, espinaca o lechuga romana como quiera, con hongos, cebollas, tomates, rábanos, pimientos, pepinos, coliflor, brócoli y coles de Bruselas.

Las frutas

Veamos ahora las frutas.

UN HOMBRE QUE COMA 115 GRAMOS DE CARNE PUEDE COMER:

4 tazas de melón cantalope cortado en trozos
4 tazas de fresas
2 tazas de melón rocío de miel
2 tazas de sandía
2 tazas de piña
2 tazas de melocotones
2 tazas de moras
2 tazas de arándanos
2 tazas de uvas
2 toronjas
2 manzanas
2 naranjas
4 ciruelas
4 mandarinas

UNA MUJER QUE COMA 85 GRAMOS DE CARNE PUEDE COMER:

3 tazas de melón cantalope cortado en trozos
3 tazas de fresas
$1\frac{1}{2}$ tazas de melón rocío de miel
$1\frac{1}{2}$ tazas de sandía
$1\frac{1}{2}$ tazas de piña
$1\frac{1}{2}$ tazas de melocotones
$1\frac{1}{2}$ tazas de moras
$1\frac{1}{2}$ tazas de arándanos
$1\frac{1}{2}$ tazas de uvas
$1\frac{1}{2}$ toronjas
$1\frac{1}{2}$ manzanas
$1\frac{1}{2}$ naranjas
3 ciruelas
3 mandarinas

Es muy sencillo darse cuenta de que si usted come vegetales y frutas, puede comer casi tanto como quiera, añadiéndolo a sus 115 gramos de proteína (u 85 para la mujer), y quedar totalmente satisfecho.

Lo mejor es escoger vegetales y frutas para los carbohidratos cuando se quiere perder peso con rapidez. Para perder peso más rápido aún, escoja sólo vegetales y ensaladas como carbohidratos, y coma muy raramente los almidones y las frutas.

Las grasas

El último ingrediente que debemos añadir son las grasas. Sí, usted necesita tomar grasas para quemar grasas. Sin embargo, lo mejor es escoger los alimentos que sean ricos en grasas monoinsaturadas. Entre ellas se incluyen las siguientes (tanto hombres como mujeres pueden comer la misma cantidad):

- Aceite de oliva, 1 a 2 cucharaditas en la ensalada
- Mantequilla natural de cacahuete, 1 a 2 cucharaditas
- Mantequilla de almendra, 2 cucharaditas
- Aguacate, 2 cucharaditas
- Mantequilla orgánica, 1 cucharadita
- Crema agria, 2 cucharadas
- Queso crema, 2 cucharadas

Yo también uso 1 ó 2 cucharaditas de mayonesa de canola (aceite de colza), que consigo en la tienda de alimentos para la salud. Entre las otras grasas buenas se hallan:

- Aceite de cártamo (safflower) prensado en frío, 1 a 2 cucharaditas
- Aceite de girasol o de ajonjolí prensado en frío, 1 a 2 cucharaditas
- Aceite de colza prensado en frío, 1 a 2 cucharaditas

Si tiene aderezo de aceite de oliva y vinagre, tanto hombres como mujeres pueden usar cuatro cucharaditas.

A continuación, los frutos secos que puede comer:

- Cacahuetes, entre 2 y 4
- Macadamias, 4
- Lascas de almendra, 4 cucharaditas
- Nueces (picadas), 2 cucharaditas

LA
CURA BÍBLICA
SUGERENICAS
SALUDABLES

¡Evite las grasas hidrogenadas y parcialmente hidrogenadas!

Las grasas hidrogenadas se preparan tomando grasas poliinsaturadas, como el aceite de maíz, calentándolas a una alta temperatura y usando alta presión para obligar al hidrógeno a través de ellas hasta que quedan saturadas. Este proceso altera de manera permanente la estructura de la grasa y forma una configuración no natural llamada *transconfiguración*.

Los ácidos transgrasos se hallan en la margarina y en la mayoría de los alimentos procesados, como los horneados, la pastelería, las galletas dulces, las tartas, los pasteles de frutas, los panes, muchos aderezos de ensalada, la mayonesa y numerosos alimentos más. Lea con cuidado las etiquetas y evite los alimentos que contengan grasas hidrogenadas o parcialmente hidrogenadas.

Las meriendas

Para simplificar las cosas, muchas tiendas de alimentos para la salud ofrecen barras y mezclas cuarenta-treinta-treinta para que la persona pueda tomar una merienda, o incluso una comida perfectamente equilibrada. Contienen un 40 por ciento de carbohidratos, un 30 por ciento de proteínas y un 30 por ciento de grasas. De esta manera le permiten sentirse satisfecho, tener mucha energía y quemar grasa al mismo tiempo.

Una sencilla regla práctica

Los hombres deben tomar unos 115 gramos de proteína con cada comida, y 30 con cada merienda. Las mujeres deben tomar 85 gramos de proteína con una comida y 22 de merienda.

Basta con que escoja una pieza de pechuga de pollo o de pavo, pescado o carne roja magra que tenga unos 115 gramos, y equilibre esto con toda la ensalada, los vegetales y las frutas que quiera.

Hay quienes no pueden comer frutas con proteínas porque les causan muchos gases. Si le sucede esto, coma frutas con proteína vegetal como la soya, para evitar los gases y el abotagamiento.

Recuerde añadir una pequeña cantidad de grasa, de acuerdo a la lista anterior.

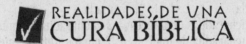

REALIDADES DE UNA CURA BÍBLICA

¡Tenga cuidado con las dietas de moda!

Muchas dietas altas en carbohidratos son demasiado bajas en proteínas. De esta manera, se pierde el tono muscular y se recupera el peso con facilidad. Es necesario que coma proteínas con cada comida y con cada merienda.

La planificación de su menú

Ahora lo quiero ayudar a planificar el menú para toda una semana.

PRIMER DÍA

HOMBRES

Una taza de gachas de avena a la antigua
$\frac{1}{2}$ taza de leche descremada
2 cucharaditas de nueces
1 cucharadita de miel
$\frac{1}{2}$ taza de requesón

MUJERES

$\frac{3}{4}$ taza de gachas de avena a la antigua
$\frac{1}{3}$ taza de leche descremada
2 cucharaditas de nueces
$\frac{3}{4}$ cucharadita de miel

Almuerzo

HOMBRES

115 gramos de pechuga de pollo
1 cucharadita de mayonesa de aceite de colza
lechuga
tomate cortado en lascas
2 rebanadas de pan integral
una ensalada grande de espinaca con una cucharada de aderezo bajo en grasas y sin azúcar

MUJERES

85 gramos de pollo
1 cucharadita de mayonesa de aceite de colza
lechuga
tomate cortado en lascas
$1\frac{1}{2}$ rebanada de pan integral (o corteza)
una ensalada grande de espinaca con una cucharada de aderezo bajo en grasas y sin azúcar

Una barra de 40-30-30

CENA

HOMBRES	MUJERES
115 gramos de salmón ensalada con pimientos, cebollas, champiñones, apio, pepinos y coles de Bruselas	85 gramos de salmón ensalada con pimientos, cebollas, champiñones, apio, pepinos y coles de Bruselas
1 cucharada de aderezo bajo en grasas y sin azúcar	lechuga
$\frac{1}{2}$ taza de cóctel de frutas	1 cucharada de aderezo bajo en grasas y sin azúcar
	$\frac{1}{3}$ de taza de cóctel de frutas

¡Disfrute de las gachas de avena!

El ácido gamma-linolénico (AGL) es otro ácido graso importante en la producción de eicosanoides buenos. Los eicosanoides regulan la presión de la sangre, la coagulación, el sistema inmune, las reacciones de tipo inflamatorio, las reacciones de dolor y fiebre, la constricción y dilatación de los vasos sanguíneos, la constricción y la dilatación de las vías respiratorias y los pulmones y la liberación del ácido gástrico, además de afectar a casi todas las demás funciones del cuerpo. Sin embargo, para que el AGL produzca eicosanoides buenos, es necesario que usted disminuya o evite el azúcar y los alimentos de alto índice glicémico, o los equilibre con las cantidades correctas de proteínas y grasas. Podrá conseguir un AGL adecuado con facilidad en su dieta si come gachas de avena cada dos días, o se toma una cápsula de aceite de borraja (se encuentran en las tiendas de alimentos para la salud) tres veces por semana. No obstante, evite las gachas de avena instantáneas. Son demasiado altas en carbohidratos.

SEGUNDO DÍA

HOMBRES

³/₄ taza de requesón bajo
en grasa
2 tazas de melocotones
1 cucharada de lascas de
almendras

MUJERES

¹/₂ taza de requesón bajo
en grasa
1 taza de melocotones
¹/₂ cucharada de lascas de
almendras

Almuerzo

HOMBRES

115 gramos de atún enla-
tado en agua, preferible-
mente albacora
1 cucharadita de mayone-
sa de aceite de colza
apio picado, cebollas
picadas, lechuga, tomate
2 rebanadas de pan inte-
gral

MUJERES

85 gramos de atún enlata-
do en agua, preferible-
mente albacora
1 cucharadita de mayone-
sa de aceite de colza
apio picado, cebollas
picadas, lechuga, tomate
1¹/₂ rebanada de pan integral (o corteza)

Merienda de media tarde

Un batido o suplemento de 40-30-30

Cena

HOMBRES

115 gramos de pavo
1 taza de puntas de brócoli al vapor
1 cucharada de aderezo
bajo en grasas y sin azúcar
¹/₂ papa asada con un
toque de mantequilla

MUJERES

85 gramos de pavo
1 taza de puntas de brócoli al vapor
¹/₃ papa asada

REALIDADES DE UNA CURA BÍBLICA

Las proteínas tienen una importancia crítica en la reconstrucción y reparación del cuerpo y en el mantenimiento de nuestro sistema inmune. Cuando usted come alimentos altos en proteínas, como pollo, pescado o pavo, la proteína es descompuesta en aminoácidos dentro de su cuerpo. Estos aminoácidos son absorbidos y utilizados como bloques de construcción en la formación de miles de proteínas diferentes, que son esenciales en todo el cuerpo. Algunas de las proteínas son usadas para el sistema inmune y para la formación de músculos, hormonas, enzimas y neurotransmisores.

TERCER DÍA

DESAYUNO

HOMBRES

1 huevo entero y 2 claras, revueltos
30 gramos de queso chédar bajo en grasas
cebolla picada y tomate picado revueltos con el huevo
2 tajadas de pan integral tostado
un toque de mantequilla
$\frac{1}{2}$ taza de jugo de naranja

MUJERES

1 huevo entero y 1 clara, revueltos
30 gramos de queso chédar bajo en grasas
cebolla picada y tomate picado, revueltos con el huevo
1 tajada de pan integral tostado
un toque de mantequilla
$\frac{1}{2}$ taza de jugo de naranja

ALMUERZO

HOMBRES

fajitas de pollo con 115 gramos de lascas de pollo
2 tortillas de harina de maíz, de 20 centímetros
2 cucharadas de guacamole
$\frac{1}{2}$ taza de salsa
lechuga picada

MUJERES

fajitas de pollo con 85 gramos de lascas de pollo
$1\frac{1}{2}$ tortillas
2 cucharadas de guacamole
$\frac{1}{2}$ taza de salsa
lechuga picada

MERIENDA DE MEDIA TARDE

HOMBRES

115 gramos de requesón
1 taza de fresas

MUJERES

85 gramos de requesón
$\frac{3}{4}$ taza de fresas

51

HOMBRES

115 gramos de filete
miñón sin grasa
$^1/_2$ papa asada
un toque de mantequilla
1 taza de espárragos al
vapor
ensalada grande con
aderezo bajo en grasa y
sin azúcar

MUJERES

85 gramos de filete
miñón sin grasa
$^1/_3$ papa asada
un toque de mantequilla
1 taza de espárragos al
vapor
ensalada grande con
aderezo bajo en grasa y
sin azúcar

CUARTO DÍA

HOMBRES

$1^1/_2$ cucharadas de proteína de suero (17,5 gra-
mos de proteína por
cucharada)
1 taza de fresas congela-
das
$^1/_2$ taza de melocotones
congelados
1 taza de agua
1 cucharada de nueces o
almendras
1 cucharadita de miel
Mézclelo todo hasta que
quede suave.

MUJERES

1 cucharada de proteína
de suero
$^3/_4$ taza de fresas
$^1/_3$ taza de melocotones
congelados
1 taza de agua
1 cucharada de nueces o
almendras
Mézclelo todo hasta que
quede suave.

HOMBRES

115 gramos de carne de res asada
2 tajadas de pan integral
1 cucharadita de mayonesa
1 cucharadita de mostaza
una hoja de lechuga y una lasca de tomate

MUJERES

85 gramos de carne de res asada
1½ tajadas de pan integral
1 cucharadita de mayonesa
1 cucharadita de mostaza
una hoja de lechuga y una lasca de tomate

MERIENDA DE MEDIA TARDE

HOMBRES

1 cucharada de polvo de proteína de soya (unos 15 gramos de proteína)
½ banana congelada
½ cucharadita de mantequilla natural de cacahuete
⅔ taza de agua
Mezcle hasta que esté suave, endulzándolo con Stevia, que se puede conseguir en una tienda de alimentos para la salud.

MUJERES

½ cucharada de polvo de proteína de soya
⅓ banana congelada
½ cucharadita de mantequilla natural de cacahuete
⅔ taza de agua
Mezcle hasta que esté suave, endulzándolo con Stevia, que se puede conseguir en una tienda de alimentos para la salud.

HOMBRES

chile con 115 gramos de carne de res molida sin grasa
queso rallado bajo en grasa
$1/2$ taza de alubias rojas con polvo de chile
1 taza de tomates en lascas
$1/3$ taza de cebolla picada
1 cucharadita de aceite de oliva

MUJERES

chile con 85 gramos de carne de res molida sin grasa
queso rallado bajo en grasa
$1/3$ taza de alubias rojas con polvo de chile
$3/4$ taza de tomates en lascas
$1/4$ taza de cebolla picada
1 cucharadita de aceite de oliva

QUINTO DÍA

HOMBRES

1 taza de yogurt natural bajo en grasas
$1/2$ taza de melocotones mezclados con el yogurt
4 salchichas de soya
$1/2$ tostada de pan integral
1 cucharada de mantequilla de almendra

MUJERES

$3/4$ taza de yogurt natural bajo en grasas
$1/3$ taza de melocotones mezclados con el yogurt
3 salchichas de soya
1 cucharada de mantequilla de almendra

Hombres	Mujeres
emparedado de ensalada de pollo con 115 gramos de trozos de pechuga de pollo	emparedado de ensalada de pollo con 85 gramos de trozos de pechuga de pollo
2 tostadas de pan integral	$1\frac{1}{2}$ tostadas de pan integral
1 cucharadita de mayonesa de aceite de colza	1 cucharadita de mayonesa de aceite de colza
una lasca de tomate, una hoja de lechuga y un poco de apio picado	una lasca de tomate, una hoja de lechuga y un poco de apio picado

Merienda de media tarde

30 gramos de queso bajo en grasas con media manzana.

Cena

Hombres	Mujeres
115 gramos de pollo	85 gramos de pollo
1 taza de pasta	$\frac{3}{4}$ taza de pasta
ensalada con tomate, cebolla, pepino y apio	ensalada con tomate, cebolla, pepino y apio
$1\frac{1}{3}$ cucharada de aderezo hecho con aceite de oliva y vinagre	$1\frac{1}{3}$ cucharada de aderezo hecho con aceite de oliva y vinagre

Escoja el aceite de pescado, que es un ácido graso Omega-3 obtenido de peces de agua fría, como el salmón, la caballa, el arenque o el halibut. Puede comer pescado de agua fría varias veces por semana, o tomarse una o dos cápsulas de aceite de pescado en cada comida. Sin embargo, asegúrese de que el aceite de pescado ha pasado por una destilación molecular para quitarle las toxinas y los metales pesados.

SEXTO DÍA

DESAYUNO

HOMBRES	MUJERES
1 huevo completo y dos claras	1 huevo entero y una clara
60 gramos de tocino de soya o cuatro salchichas de soya	45 gramos de tocino de soya o tres salchichas de soya
$1\frac{1}{3}$ taza de sémola cocida con uno o dos toques de mantequilla	1 taza de sémola cocida con uno o dos toques de mantequilla

HOMBRES

hamburguesa sin grasa
de 115 gramos
2 tostadas de pan inte-
gral
una lasca de tomate, una
hoja de lechuga y una
rodaja de cebolla
1 cucharadita de mayo-
nesa de aceite de colza
1 cucharadita de mostaza

MUJERES

hamburguesa sin grasa
de 85 gramos
$1\frac{1}{2}$ tostadas de pan integral
una lasca de tomate, una
hoja de lechuga y una
rodaja de cebolla
1 cucharadita de mayo-
nesa de aceite de colza
1 cucharadita de mostaza

MERIENDA DE MEDIA TARDE

Barra suplemento o bebida de proteínas 40-30-30.

CENA

HOMBRES

$\frac{2}{3}$ taza de pasta cocida
(espagueti)
115 gramos de carne
roja magra, para añadir
a la salsa del espagueti,
que debe tener también
por lo menos una cucha-
radita de aceite de oliva
extra virgen, ajo, cebolla,
champiñones y tomate

MUJERES

$\frac{1}{2}$ taza de pasta cocida
(espagueti)
85 gramos de carne roja
magra, para añadir a la
salsa del espagueti, que
debe tener también por
lo menos una cucharadi-
ta de aceite de oliva extra
virgen, ajo, cebolla,
champiñones y tomate

SÉPTIMO DÍA

HOMBRES

1 baguel de harina integral
1 cucharada de queso
crema bajo en grasas
115 gramos de pechuga
de pavo en el baguel

MUJERES

$^3/_4$ baguel de harina integral
1 cucharada de queso
crema bajo en grasas
85 gramos de pechuga de
pavo en el baguel

HOMBRES

115 gramos de carne
magra de res asada
una hoja de lechuga, una
lasca de tomate
1 cucharadita de mostaza
1 cucharadita de mayone-
sa de aceite de colza
2 tostadas de pan integral

MUJERES

85 gramos de carne
magra de res asada
1 cucharadita de mostaza
una cucharadita de mayo-
nesa de aceite de colza
$1^1/_2$ tostadas de pan integral

Barra de suplemento o bebida de proteínas 40-30-30

HOMBRES

ensalada César de pollo
con $^1/_2$ cabeza de lechuga
romana, 115 gramos de
pechuga de pollo
15 gramos de cubitos de
pan tostado
1 cucharada de queso
parmesano rallado
2 cucharaditas de aderezo
de ensalada César

MUJERES

ensalada César de pollo
con $^1/_2$ cabeza de lechuga
romana, 85 gramos de
pechuga de pollo
1 cucharada de queso
parmesano rallado
2 cucharaditas de aderezo
de ensalada César

Intente comer por lo menos cuatro o cinco veces al día, con tres comidas y una o dos pausas para merendar. La merienda debe ser a media tarde. Alguna que otra vez es posible que necesite comer algo parecido a la merienda de media tarde cuando se vaya a acostar. Beba unos 0,3 litros de agua treinta minutos antes de cada comida, y limite los líquidos a sólo 0,15 litros por comida. Puede beber agua con limón, o té con limón, endulzado con Stevia (en venta en las tiendas de alimentos para la salud), y no con azúcar. Evite las sodas, los jugos de frutas y otras bebidas ricas en azúcar. Trate de beber por lo menos dos litros de agua filtrada al día. Necesita tener la cantidad de agua adecuada para eliminar las grasas del cuerpo.

Evite el NutraSweet, puesto que se descompone en alcohol metílico y formaldehído dentro de su cuerpo. No pase más de cinco horas sin comer. Le recomiendo que lleve consigo una barra suplemento 40-30-30, para que el nivel de azúcar de su sangre no descienda demasiado y le provoque ganas de comer carbohidratos o azúcar.

Ahora que ya tiene su plan, el éxito sólo es cuestión de tiempo. He aquí algunas sugerencias adicionales sobre las comidas, que lo van a ayudar a lo largo del camino.

Sugerencias acerca de la forma de comer

1. Coma primero la parte de su comida que tiene proteínas, puesto que esto estimula el glucagón, que va a reprimir la secreción de insulina y causar la liberación de carbohidratos almacenados en el hígado y los músculos, lo cual ayudará a evitar un bajo nivel de azúcar en la sangre.

2. Mastique cada bocado por lo menos veinte o treinta veces, y coma con lentitud.

3. Nunca coma con prisas. Las prisas hacen que se suprima el ácido hidroclórico, dificultando la digestión.

4. Nunca coma cuando está molesto, enojado o peleando. Las comidas deben ser momentos de distensión.

5. Limite sus almidones a una sola porción por comida. Nunca coma pan, pasta, papas, maíz u otros almidones diferentes en una misma comida. Esto eleva los niveles de insulina. Si repite, escoja frutas, vegetales y ensaladas, pero no almidones.

6. Si tiene ganas de comer postre, elimine el almidón o el pan, la pasta, las papas o el maíz y coma un postre pequeño. Sin embargo, asegúrese de que su proteína y sus grasas hagan equilibrio con el azúcar del postre. Además, no tenga por hábito comer

postre. Hágalo sólo en ocasiones especiales, como cumpleaños, días de fiesta y aniversarios.

7. Evite las bebidas alcohólicas, no sólo porque el alcohol intoxica el organismo, sino también porque provoca una inmensa liberación de insulina y favorece el almacenamiento de grasas.

Cuando sale a comer

Es posible comer fuera y sin embargo, disfrutar de una comida equilibrada del Programa de Cura bíblica. Todo lo que tiene que hacer es escoger entre 85 y 115 gramos de carne magra y equilibrar esto con grasas y carbohidratos, lo cual incluye frutas, vegetales o almidones. Por ejemplo, en un restaurante de carnes puede comer 115 gramos de filete miñón magro (85 gramos para las mujeres), una papa asada pequeña con un toque de mantequilla ($\frac{1}{2}$ papa para las mujeres) y una ensalada con una cucharada de aderezo de ensalada bajo en grasas y sin azúcar.

He aquí otras sugerencias para cuando salga a comer.

Cuando coma en restaurantes especializados

Los restaurantes mexicanos. Los hombres deben escoger las fajitas de pollo con dos tortillas, 115 gramos de pollo, una o dos cucharadas de guacamole o de crema agria, salsa y lechuga. Las mujeres deben comer 85 gramos de pollo con una tortilla y media. Sin embargo, no coma arroz ni alubias.

Los restaurantes italianos. Los hombres deben escoger 115 gramos de pechuga de pollo a la parrilla o pollo Marsala con una taza de pasta. Las mujeres deben escoger 85 gramos de carne con $^3/_4$ taza de pasta. La salsa Marsala tiene abundancia de aceite de oliva para proporcionarle las grasas.

Los restaurantes chinos. Los hombres pueden escoger $^3/_4$ taza de arroz blanco y pollo frito (115 onzas) con vegetales chinos. Las mujeres pueden pedir $^1/_2$ taza de arroz blanco con 85 onzas de pollo frito. Asegúrese de que no pongan una cantidad excesiva de aceite de ajonjolí en su pollo frito. Lo mejor es no poner la salsa sobre el arroz, sino sacar el pollo y los vegetales de la salsa para combinarlos con el arroz.

Los restaurantes japoneses. Los hombres pueden comer unos $^3/_4$ de taza de arroz con vegetales japoneses y 115 gramos de pollo, camarón o carne magra de res, junto con la ensalada de la casa con aderezo de jengibre. Las mujeres pueden comer $^1/_2$ taza de arroz con 85 gramos de carne.

Los restaurantes de comida rápida. Escoja el bar de ensaladas y coma un emparedado de pollo a la parrilla con una de las dos piezas del panecillo (o sin panecillo). También puede comer alguna vez hamburguesa con mostaza, pero sin catchup, y uno de los dos pedazos del panecillo (o sin panecillo). Añada lechuga y tomate y quite una de las tapas del panecillo. Evite las sodas, las papas fritas y los pasteles de manzana.

Unas palabras finales

Casi todo el mundo termina comiendo las comidas que no debe, y en combinaciones equivocadas, así que no se sienta condenado cuando esto suceda; todo lo que tiene que hacer es volver donde estaba y comenzar a combinar correctamente sus alimentos.

> Oye la voz de mis ruegos cuando clamo a ti, cuando alzo mis manos hacia tu santo templo.
> – *Salmo 28:2*

Esto no es una dieta, sino un estilo de vida. Así que siga este estilo de vida todos los días. Habrá momentos en que se va a deslizar, sobre todo en los días de fiesta, los cumpleaños, los aniversarios, las bodas y otras ocasiones especiales. Sin embargo, nunca se dé por vencido. Sencillamente, vuelva al programa, y una vez más comenzará a quemar grasa y ganar músculo.

Si se estanca, o si no puede perder más peso, evite los carbohidratos de alto índice glicémico, entre los cuales se hallan las pastas, papas, maíz, arroz, pretzels, baguels, galletas saladas, cereales, rositas de maíz, alubias, bananas y frutas secas. Escoja vegetales y frutas de bajo índice glicémico. Si después de uno o dos meses de hacer esto, aún no puede perder suficiente peso, debe escoger vegetales y ensaladas de bajo índice glicémico y evitar las frutas durante alrededor de un mes, hasta que rompa el estancamiento.

Entonces, vuelva a consumir las frutas de bajo índice glicémico.

Le estoy pidiendo a Dios que le dé la firmeza y la fuerza de voluntad suficientes para llevar adelante esta estrategia en las comidas. No sólo va a perder peso, sino que no lo va a recuperar. Al hacer esto, va a estar cuidando de su cuerpo, que es el templo de Dios, y llevará una vida plena y abundante para su gloria. Coma correctamente y camine en la salud divina.

UNA ORACIÓN DE CURA BÍBLICA PARA USTED

Señor, dame la fuerza de voluntad y la decisión que necesito para comer correctamente y perder peso. Rompe la esclavitud de la obesidad en mi vida, que impide que disfrute de una vida abundante en Cristo. Lléname de tu fortaleza y tu poder para que siga un estilo de vida saludable y coma las comidas que debo, a fin de poder servirte y amarte con todo el corazón. Amén.

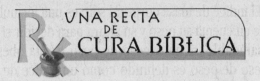

UNA RECTA DE CURA BÍBLICA

Mantenga un diario de comidas

Fecha/ Peso	Desayuno	Almuerzo	Cena
/			
/			
/			
/			
/			
/			
/			
/			
/			
/			
/			
/			
/			

Haga todas las copias que necesite

El índice de masa corporal sólo es una fórmula que tiene en cuenta su peso y su altura para decidir si usted es saludable, tiene exceso de peso o está obeso. El exceso de peso es definido como un índice de masa corporal de 30 o más. Halle su propio índice de masa corporal en la tabla que aparece a continuación, trazando una línea desde su peso en libras (columna de la izquierda) hasta su altura en pulgadas (columna de la derecha). ¿Se halla su IMC (columna central) dentro de las medidas "saludables"?

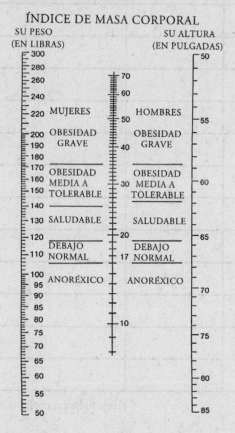

ÍNDICE DE MASA CORPORAL

Capítulo 3

Poder para cambiar por medio del ejercicio

Dios lo ha hecho amo de su propio cuerpo; no es él quien debe ser el amo de usted. Somos demasiados los que dejamos que nuestro cuerpo nos diga lo que debemos hacer. Sin embargo, Dios creó esta increíble maquinaria para que fuera su servidora. El apóstol Pablo revela su comprensión de esta verdad cuando dice: "Al contrario, castigo mi cuerpo y lo obligo a obedecerme, para no quedar yo mismo descalificado después de haber enseñado a otros" (1 Corintios 9:27, Dios habla hoy).

Usted ha recibido de Dios el poder necesario para dominar su cuerpo. Si lo ha dejado que pierda la forma, es hora de reafirmar ese poder.

La nutrición adecuada no puede reducir sola su peso lo suficiente, ni tampoco mantenerlo de manera adecuada en el peso correcto. En cambio, una nutrición adecuada, combinada con el ejercicio, le ayudará a alcanzar su meta de caminar en la salud divina y llevar una vida sana y larga.

Acostúmbrese a hacer ejercicios

El ejercicio es de suma importancia si usted quiere perder peso y mantenerse. Los ejercicios aeróbicos usan grandes grupos musculares del cuerpo y suben los latidos del corazón a un nivel que quema la grasa como combustible. Como consecuencia, el ejercicio aeróbico es una de las mejores formas de perder la grasa del cuerpo. Entre los ejercicios aeróbicos se encuentran los de caminar vigorosamente, montar bicicleta, nadar, remar, esquiar y bailar.

Es importante que vea a su médico personal antes de comenzar un programa riguroso de ejercicios.

Pruebe a caminar vigorosamente. Caminar vigorosamente es la forma más sencilla y cómoda de hacer ejercicios aeróbicos. Debe caminar con tanta energía que no pueda cantar, pero con la lentitud suficiente para poder hablar. Los ejercicios aeróbicos lo harán sentir mejor de inmediato, al aumentar la cantidad de oxígeno de su cuerpo.

El ejercicio aeróbico también tonifica el corazón y los vasos sanguíneos, activa la circulación, sube el nivel del metabolismo, mejora la digestión y la eliminación, controla la producción de insulina, estimula la producción de neurotransmisores en el cerebro, mejora el apetito y estimula el sistema linfático, lo cual ayuda a sacar del cuerpo los materiales tóxicos.

> Porque no nos ha dado Dios espíritu de cobardía, sino de poder, de amor y de dominio propio.
> – *2 Timoteo 1:7*

Una de las mejores formas de saber si está haciendo suficiente ejercicio aeróbico es controlar los latidos de su corazón. Debe estar haciendo estos ejercicios con el vigor suficiente para elevar los latidos por lo menos a un 65 a un 80 por ciento del máximo señalado para su persona. (Vea mi libro *La cura bíblica para la diabetes,* donde doy instrucciones sobre la forma de calcular los latidos del corazón señalados para usted).

El ejercicio aeróbico de alta intensidad en realidad hace disminuir el nivel de insulina y aumenta el nivel de glucagón. Al bajar el nivel de insulina, usted comienza a liberar más grasa almacenada, y de esta manera quema grasa en lugar de carbohidratos. Le recomiendo que lleve sus ejercicios hasta cerca del ochenta por ciento de su máximo señalado de latidos del corazón con el fin de reducir el nivel de insulina, aumentar el de glucagón y quemar más grasas.

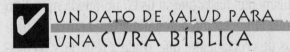

UN DATO DE SALUD PARA UNA CURA BÍBLICA

¿Se le ha ocurrido que el metabolismo alto es una bendición que tienen otros, pero usted no? No es así.

Su nivel metabólico depende de su masa muscular. Mientras más masa muscular tenga, mayor será su nivel metabólico. Si en sus esfuerzos con la dieta no incluye el ejercicio, puede comenzar a quemar masa muscular para proporcionarle aminoácidos a su cuerpo, y sabotear sus esfuerzos por perder peso al hacer más lento su metabolismo. Entonces el cuerpo comenzará a quemar menos calorías y menos grasa. Mientras más músculo tenga, más alto será su metabolismo y más grasa almacenada quemará, incluso cuando esté descansando.

Use también los ejercicios anaeróbicos. Los ejercicios anaeróbicos, como el levantamiento de pesas, la carrera y el entrenamiento de resistencia ayudarán a aumentar la masa muscular magra, subiendo así su metabolismo. Si estos ejercicios son lo suficientemente intensos, la glándula pituitaria liberará hormonas de crecimiento. Esto lleva a un aumento en el crecimiento de los músculos y en la pérdida de grasas.

No obstante, para que los resultados lleguen al máximo, el ejercicio debe ser muy agotador y se debe seguir hasta que los músculos queden exhaustos, o sencillamente, hasta que ya usted no pueda más. Esto estimula la liberación de un poderoso chorro de hormonas de crecimiento, que ayuda a reparar y reconstruir los músculos que han sido estropeados durante el ejercicio. Mientras aumenta su masa muscular, sube su metabolismo.

Sin embargo, le quiero hacer una advertencia: Si usted se pesa, es posible que la pesa no indique una gran pérdida de peso, puesto que en realidad, la masa muscular que usted está adquiriendo pesa más que la grasa que está reemplazando.

Si está comenzando un programa de levantamiento de pesas, le recomiendo que consulte a un entrenador personal certificado, que va a desarrollar un programa completo de levantamiento de pesas para usted. Mientras hace ejercicios, asegúrese de mantenerse en la forma debida y levantar las pesas con lentitud para evitar lesiones.

El aumento de azúcar y de almidón inhibe la liberación de la hormona del crecimiento y es contraproducente. Por tanto, antes de hacer los ejercicios, evite las meriendas altas en azúcar o carbohidratos, puesto de consumirlas, no va a tener la ventaja de esta poderosa hormona para la pérdida de grasa y el aumento de músculos.

> Me da nuevas fuerzas y me lleva por caminos rectos, haciendo honor a su nombre.
> – *Salmo 23:3 (Dios habla hoy)*

La importancia del sueño

Otra forma de estimular la liberación de la hormona del crecimiento es asegurarse de que duerme lo suficiente por la noche. Esta hormona es segregada durante la etapa tercera y la cuarta del sueño, las cuales se producen dentro de las primeras dos horas después de haberse dormido.

Cuando se produce un estancamiento

Si está perdiendo peso continuamente y de pronto parece haber llegado a un punto muerto, el ejercicio lo ayudará. Al aumentar la frecuencia y la duración de los ejercicios, podrá abrirse paso por ese punto muerto y seguir perdiendo peso. Trate de aumentar gradualmente su tiempo de ejercicios desde veinte minutos hasta cuarenta y cinco. Todo lo que tiene que hacer es añadir cinco minutos de ejercicio más por semana, hasta llegar a los cuarenta y cinco. Esos últimos kilos tan obstinados pronto comenzarán a derretirse.

Administrador del don que es su cuerpo

Su cuerpo es un don maravilloso. Con la ayuda de Dios, usted puede volver a estar en forma, sentirse bien y tener un aspecto estupendo. Decídase ahora mismo a poner en práctica estos ejercicios y, lo más importante de todo, a continuarlos. Recuerde que todo el mundo cae, pero hace falta tener valor para volver a levantarse. Usted tendrá sus altibajos, como los tenemos todos. Manténgase fiel. Siga adelante. No pasará mucho tiempo antes de que usted tenga el aspecto que siempre ha soñado tener.

UNA ORACIÓN DE CURA BÍBLICA
PARA USTED

Señor, te entrego todas mis preocupaciones. Dame el poder de una vida disciplinada. Gracias por ese don que es mi cuerpo. Me doy cuenta de que es un templo del Espíritu Santo y de que debo tratarlo como buen administrador. Cada vez que me sienta desanimado o quiera echarlo todo a rodar, te ruego que acudas a levantarme y me vuelvas a poner en el camino. Te entrego el cuidado de mi cuerpo a ti, confiado en tu maravillosa sabiduría. En el nombre de Jesucristo, amén.

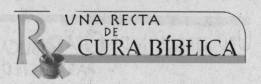

UNA RECTA
DE
CURA BÍBLICA

Ponga una marca junto a los cambios que usted está dispuesto a hacer en su estilo de vida para lograr perder peso:

❐ Tomar el hábito de hacer ejercicios. El tipo de ejercicios que va a hacer es: _____
❐ Dormir lo suficiente.
❐ Comenzar un programa aeróbico.
❐ Otro: _____

Escriba una oración en la que le pida ayuda a Dios para hacer estos cambios en su estilo de vida.

_____

_____

_____

Escriba una oración de compromiso, pidiéndole ayuda a Dios para permanecer fiel a un programa de ejercicios.

_____

_____

_____

Capítulo 4

Poder para cambiar por medio de vitaminas y suplementos

Su cuerpo es templo del Espíritu Santo. El apóstol Pablo escribe: "¿O ignoráis que vuestro cuerpo es templo del Espíritu Santo, el cual está en vosotros, el cual tenéis de Dios, y que no sois vuestros? Porque habéis sido comprados por precio; glorificad, pues, a Dios en vuestro cuerpo" (1 Corintios 6:19-20).

Además de esto, su cuerpo es la maquinaria natural más increíble de todo el universo. Todo el dinero del mundo no la podría reemplazar. Es don maravilloso de Dios, y lugar capaz de albergar a su propio Espíritu. Puesto que su cuerpo fue creado como templo del Espíritu Santo, es importante comprender que usted y yo sólo somos administradores de este don que Dios nos ha dado.

Si usted saliera hoy a comprarse un Mercedes Benz o un Porsche, sin duda lo puliría, le llenaría el tanque con la mejor gasolina y usaría el mejor aceite, tratándolo con el respeto que se merece una maquinaria de tanta calidad. De igual forma, usted puede honrar a Dios en su cuerpo, tratándolo con el respeto y el cuidado que corresponden a un don tan maravilloso.

Al darle a su cuerpo los nutrientes, las vitaminas y los minerales que necesita para funcionar de la mejor manera posible, le estará dando honra a Dios, porque estará cuidando adecuadamente de su cuerpo, el templo que Él creó en la tierra para que albergara a su propio Espíritu.

¿Qué le está tratando de decir su cuerpo?

Ese cuerpo increíble es tan complicado, que se halla programado para señalarle que necesita algún nutriente o vitamina que usted no le ha dado. Estas señales se producen en forma de deseos. ¿Nunca le ha pasado que necesitaba tomarse un vaso de jugo de naranja? Su cuerpo le estaba diciendo a su cerebro que necesitaba más vitamina C.

Esos deseos se pueden producir después de una comida, cuando el cuerpo se da cuenta de que, aunque lo han alimentado, no ha recibido la cantidad de nutrientes que esperaba. Con demasiada frecuencia, en lugar de discernir correctamente ese deseo, nos limitarnos a echarle al cuerpo más comida de la que no nutre. Así es como regresan los deseos, y nosotros respondemos de nuevo con más comida inútil. El ciclo se vuelve un círculo vicioso, engordamos y nuestro cuerpo sufre por falta de una verdadera nutrición.

Si usted experimenta esos deseos, es probable que en realidad su cuerpo le esté indicando que se halla desnutrido. Las vitaminas, los minerales y los suplementos son vitales en el mundo de hoy para que nuestro cuerpo tenga el combustible correcto. La mayoría de los campesinos de edad saben que el suelo, para producir alimentos con un rico contenido de vitaminas y materiales, necesita descansar o quedar en barbecho. En otras palabras, se debe dejar sin usar cada cierto número de años. En el mundo actual, con la agricultura de alta técnica, esto ya no sucede. Por eso, en realidad nuestros alimentos están desprovistos de las vitaminas, los minerales y los nutrientes que necesita nuestro cuerpo para mantener una buena salud. Así que le damos al cuerpo cada vez más comida, pero le siguen faltando las vitaminas y los nutrientes. Aquí es donde los suplementos pueden suplir lo que falta.

Sustancias naturales para usted

Exploremos algunas de estas sustancias naturales que pueden favorecer la salud y la vitalidad mientras usted derrota a la obesidad en su vida. También veremos algunos de los suplementos disponibles, que debe evitar mientras da los pasos necesarios para llegar a su peso ideal.

Una buena multivitamina. Es importante que se asegure de recibir una buena cantidad de todas las diversas vitaminas que necesita su cuerpo, sobre todo si se halla agotado. La mayoría de las multivitaminas sólo contienen doce vitaminas, y a muchas de ellas le falta la vitamina K. Cuando compre un suplemento vitamínico, asegúrese de que la tiene. Le convendría escoger una multivitamina que pueda tomar dos o tres veces al día.

Un buen multimineral. Escoger un suplemento mineral es un poco más difícil que escoger un suplemento vitamínico, y a veces es más costoso. Halle un suplemento mineral que sea quelado, en lugar de contener sales minerales. La quelación es un proceso que consiste en envolver el mineral con una molécula orgánica, como un aminoácido, que aumenta grandemente la absorción.

Una advertencia acerca de los minerales coloides: Muchos tienen en ellos una cantidad sumamente alta de aluminio. También es posible que contengan mercurio, arsénico y otros minerales tóxicos. Por tanto, evite los suplementos minerales coloidales.

Las vitaminas del complejo B. Para evitar que nuestras glándulas suprarrenales se agoten, necesitamos suplementar a diario nuestra dieta con una multivitamina y fórmula mineral completa que tenga unas cantidades adecuadas de vitaminas del complejo B. La Multivitamina de Divine Health tiene vitaminas, minerales quelados y antioxidantes en una fórmula equilibrada completa.

El ginseng también puede ayudar a las glándulas suprarrenales. Si toma 200 miligramos de ginseng dos o tres veces al día, esto ayudará a las suprarrenales, permitiendo así que usted pueda manejar sus tensiones.

La fórmula DSF es un suplemento glandular suprarrenal fabricado por Nutri-West. Es una importante ayuda para que su cuerpo se pueda enfrentar a los efectos de la tensión, pero puede hacer que usted aumente de peso. Tome entre media tableta y una entera en el desayuno y en la comida.

El 5-HTP. Muchas personas con exceso de peso se sienten deprimidas, y yo he hallado que el suplemento de 5-HTP (5-hidroxitriptofano) en una dosis de cincuenta a cien miligramos tres veces al día con la comida no sólo ayuda con la depresión, sino que también favorece la saciedad, de manera que se consumen menos calorías en las comidas. No debe tomara el 5-HTP si está tomando algún otro antidepresivo.

La fibra. Otro suplemento que he hallado muy eficaz para favorecer la pérdida de peso y estabilizar el nivel de insulina es la fibra. Una cucharadita de fibra soluble, como Perdiem, que se vende sin receta médica, tomada por lo general cinco o diez minutos antes de las comidas con ocho o diez onzas de agua, hace que la persona se sienta llena. También ayuda a controlar el azúcar de la sangre y a bajar el nivel de insulina.

Entre las otras fibras solubles se encuentran el salvado de avena y la goma de guar. Evite el uso de las fibras solubles que contengan azúcar o NutraSweet.

La garcinia cambogia, conocida también como ácido hidroxicítrico, puede suprimir el apetito, además de inhibir la conversión de carbohidratos en grasa. La dosis normal es de quinientos a mil miligramos, tres veces al día. Se suele tomar unos treinta minutos antes de las comidas.

El cromo es un mineral que puede aumentar la sensibilidad del cuerpo a la insulina. Se halla de manera natural en nuestros alimentos, pero se puede perder gran parte de él cuando se refinan o procesan éstos. Por consiguiente, muchas de nuestras dietas son deficientes en cuanto al cromo. Además, las comidas rápidas, las sodas y el exceso de azúcar pueden agotar nuestro almacenamiento de cromo.

> Por demás es que os levantéis de madrugada, y vayáis tarde a reposar, y que comáis pan de dolores; pues que a su amado dará Dios el sueño.
> – *Salmo 172:2*

El cromo es un cofactor de la insulina. En otras palabras, si su cuerpo no tiene suficiente cromo, necesita más insulina para hacer su trabajo. Por eso, se libera una cantidad extra de insulina cada vez que se consumen comidas o bebidas altas en azúcar o en carbohidratos. El cromo FTG (o GTF) es el cromo factor de tolerancia a la glucosa. Sin embargo, debe cerciorarse de que esté certificado como biológicamente activo.

Hay otras formas de cromo, como el picolinato de cromo y el polinicotinato de cromo. El picolinato permite que el cromo entre con facilidad a las células del cuerpo, donde puede ayudar a la insulina a realizar su trabajo con mayor eficacia. No obstante, las pruebas hechas con esta variedad han indicado la posibilidad de algunos problemas, así que recomiendo que se escoja otra variedad, para estar seguros.

Se ha visto que los suplementos de cromo pueden disminuir la grasa del cuerpo, al mismo tiempo que aumentan la masa magra del cuerpo. Es probable que esto se deba a un aumento en la sensibilidad hacia la insulina. La dosis normal de cromo es de doscientos a cuatrocientos microgramos al día.

Tenga cuidado con los suplementos que contengan efedrina, cafeína y aspirina. Cuando vamos a la tienda de alimentos para la salud vemos estantes y estantes de suplementos para perder peso. Muchos de ellos son ayudas termogénicas, que contienen efedrina, cafeína y aspirina. Ahora bien, estos productos pueden subir la presión arterial y acelerar los latidos del corazón. Por eso es necesario que un médico controle a los pacientes cuando usan estos productos. Estos suplementos son muy eficaces para perder peso, pero hay unos efectos secundarios peligrosos que se pueden producir en algunas personas. Un médico lo debe examinar antes de comenzar a usarlos.

Tenga cuidado con el quitosán. Los productos que bloquean la grasa, como el quitosán, interfieren en la absorción de los ácidos grasos esenciales y las vitaminas solubles en grasa. Por tanto, no suelo recomendar estos suplementos, y no se deben tomar por un tiempo prolongado.

Un estilo de vida que escogemos

Muchas personas tienen la esperanza de que aparezca alguna píldora o algún suplemento que los ayude milagrosamente a perder peso. Lo cierto es que no existe atajo alguno en cuanto a perder peso y mantenerse. La mejor forma de vencer la obesidad es un nuevo estilo de vida que comprenda una buena nutrición, ejercicio, suplementos y una diligencia constante. Las vitaminas y los suplementos que le he sugerido lo pueden ayudar, pero sólo usted puede tomar la decisión de comenzar un estilo de vida totalmente nuevo, lleno de salud, vitalidad y de lo mejor que tiene Dios para usted. Tome esa decisión en este mismo instante.

UNA ORACIÓN DE CURA BÍBLICA PARA USTED

Señor, gracias por las vitaminas y los suplementos que me pueden ayudar a combatir la obesidad. Ayúdame a ser diligente en un plan para vender a la obesidad, y a llevar un estilo de vida saludable, guiado por tu Espíritu, y por tu plan divino de salud. Amén.

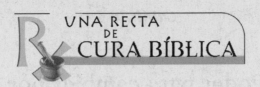

UNA RECTA
DE
CURA BÍBLICA

Ponga una marca junto a los pasos que está dispuesto a dar:

❏ Tomar vitaminas del complejo B
❏ Evitar la aspirina, la cafeína y la efedrina
❏ Usar fibra
❏ Tomar cromo
❏ Otro: _____

Describa la manera diligente en que está caminando en la salud divina:

_____

_____

_____

_____

_____

_____

Capítulo 5

Poder para cambiar por medio de la fe en Dios

Jesús dijo: "Vengan a mí todos ustedes que están cansados de sus trabajos y cargas, y yo los haré descansar. Acepten el yugo que les pongo, y aprendan de mí, que soy paciente y de corazón humilde; así encontrarán descanso. Porque el yugo que les pongo y la carga que les doy a llevar son ligeros" (Mateo 11:28-30, Dios habla hoy).

En todo el universo no hay amor mayor que el que Dios siente por usted. Él lo ama más de lo que usted se podría llegar a imaginar jamás, sin importar lo que haya hecho o dejado de hacer. Y anhela revelarle su amor en todos los aspectos de sus necesidades emocionales. Él lo llama tiernamente –en estos mismos momentos– para pedirle que le entregue todas las heridas, los dolores secretos y las desilusiones con los que ha estado cargando. La Biblia nos indica: "Echando toda vuestra ansiedad sobre él, porque él tiene cuidado de vosotros" (1 Pedro 5:7).

Vea una vez más lo que dice: "Vengan a mí". ¿Con cuánta frecuencia –por sentirse incómodo o nervioso, o por una paralizante incapacidad para enfrentarse realmente con su angustia emotiva, o por una vacía sensación de soledad– ha abierto el refrigerador para llenar un lugar vacío que hay en su corazón con un pedazo de tarta o un panecillo dulce?

Como sucede con las drogas, la comida puede anestesiar temporalmente el sufrimiento de la soledad, el abandono, los temores, la tensión y la angustia emotiva. No es de extrañarse que la población de los Estados Unidos esté aumentando de peso. Tenemos una nación que sufre emocionalmente por falta de amor. Sin embargo, la comida no puede llenar verdaderamente ese vacío; ni siquiera a pesar de que nos hayamos enfrentado a él por tanto tiempo, que ya apenas ni lo notamos.

Pero le tengo una buena noticia. Jesucristo puede llenar ese vacío y consolarlo en su angustia. Y está tan vivo hoy, y es tan real como cuando caminaba por las orillas del mar de Galilea. Tome la decisión de permitirle que lo ame tiernamente. Todo lo que tiene que hacer es pedírselo. Su amor sólo está a la distancia del susurro de una oración. ¿Por qué no inclina su rostro y hace esta oración ahora mismo?

UNA ORACIÓN DE CURA BÍBLICA
PARA USTED

Amado Jesús, gracias por el gran amor que me tiene. Gracias porque moriste en la cruz para darme salvación, libertad y consuelo de todas las ansiedades, heridas, sufrimientos emocionales y torbellinos por los que he pasado a lo largo de la vida. Pongo mi carga ante ti, y te pido que me reveles ese gran amor que me tienes, de una forma tal que me sane y me consuele por completo. Amén.

¿Se siente culpable porque tiene deseos de comer algo?

¿Ha sentido alguna vez que su deseo de comer ciertas cosas se reflejaba sobre usted con una especie de culpabilidad? El deseo de comer cosas que no son saludables sólo es la forma que tiene su cuerpo de indicarle que hay algo fuera de control. A partir de ahora, ponga esos deseos en manos de Dios en el mismo momento en que se presenten. Él le dará la fuerza necesaria para salir de ellos sin comer en exceso, además de gracia y sabiduría para comprender lo que le está tratando de decir su cuerpo o su corazón. Permita que esos deseos comiencen el proceso necesario para llevar de vuelta a su cuerpo al equilibrio físico y espiritual, y con ese equilibrio, a una salud mejor.

Uno de los motivadores emocionales principales que lo puede enviar corriendo al refrigerador en busca de consuelo, es la tensión. La tensión trabaja en contra suya en otros sentidos más.

Las tensiones lo pueden hacer engordar

Usted puede mejorar grandemente su estilo de vida a base de reducir el impacto de las tensiones en su cuerpo. El exceso de tensión bajo el cual se halla usted a diario puede contribuir a la obesidad. Permita que me explique. Cuando usted se halla estresado, su cuerpo produce una hormona llamada cortisol, que es muy similar a la cortisona. Si usted ha tomado cortisona alguna vez, estará muy consciente de sus efectos secundarios. La cortisona hace que la persona aumente de peso.

Pues el cortisol puede producir el mismo efecto. Cuando sus glándulas suprarrenales producen cortisol durante los períodos de gran ansiedad y tensión, éste puede hacer que su cuerpo aumente de peso. Por tanto, el manejo de las tensiones puede ser una clave importante en cuanto a quebrantar las ataduras de obesidad en su vida.

La reducción de su nivel de tensión lo puede ayudar a perder peso y no volverlo a recuperar.

Miremos más de cerca

Las tensiones afectan al corazón, a los vasos sanguíneos y al sistema inmune, pero también afectan de manera directa a nuestras glándulas suprarrenales. Estas glándulas, junto con la tiroides, ayudan a mantener los niveles de energía del cuerpo.

> Mírame, y ten misericordia de mí, porque estoy solo y afligido. Las angustias de mi corazón se han aumentado; sácame de mis congojas.
> – *Salmo 25:16-17*

El plan de Dios para su vida lo ayudará a disminuir sus tensiones. Su plan para usted es bueno; no malo. "Porque yo sé los pensamientos que tengo acerca de vosotros, dice Jehová, pensamientos de paz, y no de mal, para daros el fin que esperáis. Entonces me invocaréis, y vendréis y oraréis a mí, y yo os oiré; y me buscaréis y me hallaréis, porque me buscaréis de todo vuestro corazón" (Jeremías 29:11-13).

El poder de las Escrituras

El plan de Dios para usted es que le entregue a Él todas sus preocupaciones y le permita a su paz que domine en el corazón de usted. Comience a aprender de memoria estas dos promesas para su vida, y a meditar en ellas:

> Por nada estéis afanosos, sino sean conocidas vuestras peticiones delante de Dios en toda oración y ruego, con acción de gracias.

Y la paz de Dios, que sobrepasa todo entendimiento, guardará vuestros corazones y
vuestros pensamientos en Cristo Jesús.

— Filipenses 4:6-7

Echando toda vuestra ansiedad sobre él,
porque él tiene cuidado de vosotros.

— 1 Pedro 5:7

Cuando uno se aferra a sus preocupaciones y cuidados, se encuentra a sí mismo tenso y comiendo en
exceso, o sin cuidarse en lo que come. Cuando
alguien está deprimido y cree que lo peor aún no ha
llegado, es posible que se encuentre a sí mismo usando la comida como consuelo. Confíe en la Palabra de
Dios y en su plan para la vida de usted, y entréguele
todos sus cuidados y preocupaciones.

El Consolador ha venido

En muchos lugares de la Biblia se le da al Espíritu
Santo el nombre de "Consolador". Dios sabe lo dura
que puede llegar a ser nuestra vida, y la frecuencia
con que tenemos que enfrentarnos solos a las dificul-
tades. Por eso se nos entregó a sí mismo como
Consolador. Cuando se enciende una luz en nuestro
corazón; cuando comprendemos de veras que Dios es
real, que está vivo, que no estamos solos y que Él nos
puede proporcionar el consuelo que necesitamos,
nunca volvemos a extender la mano hacia el vacío
consuelo de la comida.

Lo exhorto a estudiar los textos bíblicos que aparecen en este librito; léalos una y otra vez. En el momento en que se sienta tentado a buscar su consuelo en la comida, lea un versículo y ore. Dios le puede dar la fortaleza y la ayuda que necesita para vencer todos y cada uno de los aspectos emocionales de la obesidad. Lo hará totalmente libre.

El pan de vida

Jesús dice que Él es el pan de vida. Cuando sienta un deseo emocional de comer cosas dulces, carbohidratos y otras comidas que no necesita, vaya en busca del pan que necesita: Jesucristo. Que su deseo de comidas ricas se transforme en señales que lo hagan ir en busca de las verdaderas riquezas de Cristo.

Recuerde sus palabras:

> Yo soy el pan de vida; el que a mí viene, nunca tendrá hambre; y el que en mí cree, no tendrá sed jamás.
>
> — Juan 6:35

Conclusión

Recuerde que usted no depende de la comida, sino sólo de Dios. Él le dará la fortaleza que necesita para vencer la adicción al azúcar. También lo ayudará a comprender que su fuente de consuelo o de fortaleza no es la comida, sino Él.

Dios está a su lado para ayudarlo. Ésta es su promesa: "No te desampararé, ni te dejaré" (Hebreos 13:5). Él es su ayudador, y la comida no es su enemiga. Sus enemigos son los pensamientos, hábitos y actitudes que lo tientan a comer las comidas que no debe, y por razones equivocadas. Pero Dios le da una mente y unas actitudes nuevas. Ya usted ha comenzado a hacer cosas que lo van a ayudar con eficacia a perder peso. No se detenga ahora. Haga esta oración de cura bíblica, y nunca se dé por vencido.

UNA ORACIÓN DE CURA BÍBLICA PARA USTED

Señor Dios, sólo tú eres mi fortaleza y mi fuente. Mi capacidad para permanecer firme en mi decisión de perder peso y comer de forma saludable viene de ti. Ayúdame a mantener la fuerza de voluntad que necesito. Dame el enfoque que necesito para poner en práctica todo lo que estoy aprendiendo. Omnipotente Dios, reemplaza todo desaliento con esperanza, y toda duda con fe. Yo sé que estás conmigo, y que no me dejarás. Te doy gracias, Señor, porque sé que me vas a ayudar a pasar esta batalla, y me vas a dar la victoria sobre la obesidad. Amén.

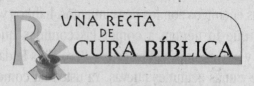

UNA RECTA
DE
CURA BÍBLICA

Copie esta lista de comprobación diaria y póngala sobre su refrigerador, en su bolso o en su maletín. Limítese a una cosa por día, para obtener los mejores resultados.

❐ Me levanté y oré, pidiéndole ayuda a Dios antes de salir de la cama.

❐ Leí un versículo de las Escrituras para pedir la fortaleza de Dios, y lo aprendí de memoria.

❐ Oré durante todo el día, pidiéndole a Dios que me ayudara y guiara continuamente.

❐ Comí equilibrado en el desayuno, el almuerzo, la cena y la merienda, siguiendo el plan de cura bíblica.

❐ Hoy tomé en fe la decisión de caminar, con la ayuda de Dios.

❐ Tomé vitaminas y suplementos, de acuerdo al plan de cura bíblica.

❐ Hice ejercicios de acuerdo con el plan de cura bíblica.

❐ Me siento fuerte y disciplinado, con la ayuda de Dios.

❐ Le doy gracias a Dios todo el día por la victoria sobre la obesidad.

Conclusión

Tengo la esperanza que, a medida que haya leído este librito, haya descubierto que Dios, a pesar de ser tan poderoso, vino a compartir con usted ese poder. Usted no está indefenso ante las tentaciones, los temores, la soledad o la confusión. Una de las cosas más maravillosas de Jesucristo es que está muy cerca de nosotros. Tan cerca, que escucha hasta el susurro de una oración. Acérquese a Él en todas sus necesidades. No saldrá desilusionado.

— Dr. Don Colbert

Notas

PREFACIO

USTED ES LA OBRA MAESTRA DE DIOS

1. J. F. Balch y otros, *Prescription for Nutritional Healing* (Garden Park, NY: Avery Publishing Group, 1997).

2. H. L. Steward y otros, *Sugar Busters* (Nueva York: Ballantine Books, 1998), p. 246.

3. Aundra Macd. Hunter, Ph. D., Julie A. Larrieu, Ph. D., F. Merrit Ayad, Ph. D., y otros: "Roles of Mental Health Professionals in Multidisciplinary Medically Supervised Treatment Programs for Obesity", *Southern Medical Journal* (junio de 1997), http://www.sma.org/smj/97june2.htm.

4. Ibíd.

CAPÍTULO 1

¿SABÍA USTED? PARA COMPRENDER LA OBESIDAD

1. Steward, *Sugar Busters*.

El Dr. Don Colbert nació en Tupelo, estado de Mississippi. Estudió en la Escuela de Medicina Oral Roberts, de Tulsa, Oklahoma, donde recibió el título de Bachiller Universitario en Ciencias con especialidad en biología, además de su título de medicina. El Dr. Colbert realizó su interinato y residencia en el Florida Hospital de Orlando, estado de la Florida. Ha sido certificado para la práctica familiar, y ha recibido un extenso adiestramiento en medicina nutricional.

Si desea más información
acerca de la sanidad natural y divina,
o información acerca de
los ***productos nutricionales Divine Health®***,
puede comunicarse con el Dr. Colbert
en la siguiente dirección:

Dr. Don Colbert
1908 Boothe Circle
Longwood, FL 32750
Teléfono 407-331-7007

La página del Dr. Colbert en la web es
www.drcolbert.com

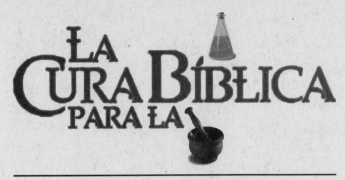

LA CURA BÍBLICA PARA LA

PRESIÓN ALTA

VERDADES ANTIGUAS,

REMEDIOS NATURALES Y LOS

 ÚLTIMOS HALLAZGOS

PARA SU SALUD

DON COLBERT, DR. EN MED.

LIBRO 7

Descubra la fuerza para vencer la presión alta

La intención de Dios es impedir que la presión arterial alta debilite su cuerpo y mine su salud. Él promete reforzar grandemente su vida en todas las maneras posibles. La Biblia dice, "Temible eres, oh Dios, desde tus santuarios; El Dios de Israel, él da fuerza y vigor a su pueblo. Bendito sea Dios", (Salmo 68:35).

¿Tiene usted presión alta? Esta condición puede ser un silente y peligroso enemigo. Pero Dios promete dar fuerza a su corazón. Su Palabra dice, "Mi carne y mi corazón desfallecen; Más la roca de mi corazón y mi porción es Dios para siempre", (Salmo 73:26).

Si usted ha sido diagnosticado con una presión sanguínea, o presión arterial, muy alta, tengo buenas noticias para usted. No tendrá que enfrentarla solo(a). Dios ha prometido caminar con usted hasta vencerla. Él le sacará del problema, ¡y con Su ayuda todopoderosa usted se sobrepondrá!

Una peligrosa epidemia de presión alta

Las estadísticas son alarmantes. América está sufriendo una epidemia de presión arterial alta. La

3

presión alta-o hipertensión-impacta la vida de cerca de 50 millones de adultos norteamericanos. Esto significa que aproximadamente una de cada cuatro personas, o uno de cada tres adultos, tiene la presión sanguínea alta en este país. El impacto de esto es alarmante. Las enfermedades cardiovasculares le quitan la vida a más de un millón de norteamericanos anualmente. Cerca de la mitad de todos los norteamericanos morirán de alguna forma de enfermedad cardiovascular. Y la presión sanguínea alta es una de las principales causas de esas muertes.

Esta asesina es extremadamente silente. La mayoría de las personas nunca experimentan síntoma alguno hasta que la enfermedad está avanzada. ¡Así que cerca de la tercera parte de quienes la tienen, no saben que la tienen!

La presión arterial alta triplica el riesgo de sufrir un ataque al corazón. También aumenta las probabilidades de sufrir un derrame cerebral o apoplejía. Cerca de un 70% de las víctimas de éstos tienen hipertensión. Esta condición es la tercera causa de muertes en el país, y es la causa número uno de incapacidad a largo plazo.

Entre otros peligros, la presión arterial alta también puede producir pérdida de la memoria, demencia y hasta la enfermedad de Alzheimer. La hipertensión también causa daños en los riñones y conduce a fallos renales.

Se destaca un método nuevo

Con la ayuda de la inspiradora y práctica sabiduría contenida en este librito de cura bíblica, usted no tendrá que sufrir de presión alta. Usted puede reducir la presión alta a través del poder de una buena nutrición, estilos de vida saludables, ejercicio, vitaminas y suplementos, y más importante que todo, a través del poder de una Fe dinámica. Usted no tiene que experimentar las debilitantes consecuencias de la presión alta. ¡Con la Gracia de Dios, buena salud y alegría le esperan al final de sus días!

Según lea este libro, prepárese a ganarle la batalla a la presión alta. Este librito de cura bíblica está lleno de pasos prácticos, esperanza, aliento y valiosa información sobre como desarrollar un estilo de vida saludable.

En este libro, usted descubrirá:

El divino plan de salud de Dios
para el cuerpo, alma y espíritu
a través de la medicina moderna,
buena nutrición
y el poder medicinal
de las Escrituras y la oración.

Usted también descubrirá en este libro motivadores textos bíblicos que le darán fortaleza y valor.

Según lea, aplique y confíe en las promesas de Dios, descubrirá también poderosas oraciones de

5

cura bíblica que le ayudarán a alinear sus pensamientos y sentimientos con el plan divino de salud que Dios tiene para usted—un plan que incluye vivir victoriosamente. En este libro de cura bíblica, usted encontrará poderosos conocimientos en los siguientes capítulos:

Usted puede, con toda confianza, tomar los pasos naturales y espirituales delineados en este libro para combatir y derrotar la presión arterial alta permanentemente. Oraré para que estas sugerencias prácticas de salud, nutrición y ejercicios, traigan entereza a su cuerpo, alma y espíritu. Espero que ellas profundicen su relación con Dios y fortalezcan su habilidad para adorarle y servirle sólo a Él.

—Don Colbert, Dr. en Med.

UNA ORACIÓN DE CURA BÍBLICA PARA USTED

Amado Dios, gracias te doy por la promesa de tu fuerza. Te pido me hagas apto para recibir toda la sabiduría, fortaleza y poder que tú tienes para mí. Reconozco mi necesidad de ti. Tú creaste mi cuerpo y mi mente, y sin tu gran poder y maravillosa sabiduría, estaría perdido. Pero con tu ayuda, sé que me sobrepondré. Amén.

Desarrollando fuerza a través del entendimiento

¿Es usted una persona conocedora sobre la presión sanguínea alta? La Biblia dice, "Sabiduría ante todo; adquiere sabiduría; Y sobre todas tus posesiones adquiere inteligencia", (Proverbios 4:7).

Según la Palabra de Dios, convertirse en una persona sabia y conocedora es una de las cosas más importantes que usted puede hacer. Los beneficios de esto para su salud y bienestar son inmesurables.

La ignorancia nunca lo protege a usted. La Biblia dice que lo opuesto es realmente cierto: "Te preservará la inteligencia", (Proverbios 2:11). Las estadísticas sobre la presión sanguínea alta pueden resultarle asombrosas a usted. Pero con sabiduría y entendimiento , usted nunca tendrá que ser una de las estadísticas. Demos una mirada con atención a la presión sanguínea alta para obtener un mayor entendimiento y sabiduría sobre ella.

¿Qué tan alta es muy alta?

Usted puede estar preguntándose, *¿Qué tan alta*

tiene que estar mi presión sanguínea para considerase peligrosa?

> Pero los que esperan a Jehová tendrán nuevas fuerzas; levantarán alas como las águilas; correrán, y no se cansarán; caminarán, y no se fatigarán.
> —*Isaías 40:31*

Si su presión es mayor de 140 sobre 90, es muy alta. Pero, cuidado; usted no puede determinar que tiene la presión alta basándose en sólo una lectura elevada. Eso es solamente posible si usted tiene una lectura 'que se salgan del medidor', como una extremadamente alta lectura de presión sistólica de 210 y una lectura diastólica de 120, o más.

De lo contrario, usted debe regresar a la consulta de su médico en tres diferentes visitas. En cada visita, su presión sanguínea debe ser medida por lo menos dos veces, una o más lecturas en cada brazo. Eche una mirada a la siguiente tabla para evaluar donde está la suya. Estos números proceden del Comité Conjunto para la Prevención, Detección, Evaluación y Tratamiento de la Alta Presión Sanguínea.

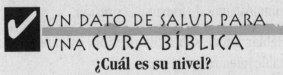

UN DATO DE SALUD PARA UNA CURA BÍBLICA
¿Cuál es su nivel?

Usted tiene presión sanguínea alta si su medida sistólica es mayor de 140 y su medida diastólica es mayor de 90.

Nivel uno, o hipertensión suave, lee:

- Sistólica, entre 140 a 159
- Diastólica, entre 90 a 99

Nivel dos, o hipertensión moderada, lee:
- Sistólica, entre 160 a 179
- Diastólica, entre 100 a 109

Nivel tres, o hipertensión severa, lee:
- Sistólica, mayor de 180
- Diastólica, mayor de 110

Algunos consejos

Su presión arterial sube y baja con facilidad durante el día. Para asegurarse de una lectura correcta, aquí tiene algunos consejos:

- No beba café ni bebidas cafeínadas por lo menos treinta minutos antes de tomarse la presión.

- No fume ni beba alcohol por lo menos treinta minutos antes de tomarse la presión.

- Permanezca sentado tranquilo por varios minutos antes de tomarse la presión.

- Hablar puede subirle la presión, así que no hable mientras se la toma.

Estos son algunos otros factores que pueden influenciar su presión arterial:

- Dieta
- El ambiente

- Actividad física
- Medicinas
- Alteraciones emocionales
- Tensión nerviosa

Tome la lectura de su presión en la casa y lleve un libro de anotaciones con las lecturas.

Su increíble sistema cardiovascular

Su cuerpo es una creación maravillosa, y su sistema cardiovascular es un increíble producto del genio creativo de Dios. La Biblia dice, "Porque tú formaste mis entrañas; tú me hiciste en el vientre de mi madre. Te alabaré; porque formidables, maravillosas son tus obras; estoy maravillado, y mi alma lo sabe muy bien", (Salmo 139:13-14).

> Él da esfuerzo al cansado, y multiplica las fuerzas al que no tiene ningunas.
> — *Isaías 40:29*

Sólo el genio de un asombroso y divino Creador puede haberlo creado a usted. Miremos de cerca el maravilloso sistema de vasos sanguíneos y células que componen su sistema cardiovascular.

Su sistema cardiovascular está compuesto del corazón y los conductos sanguíneos. Con cada latido del corazón, sale sangre del ventrículo izquierdo hacia la aorta, que es una arteria muy grande que luego transporta la sangre por todo el cuerpo. El corazón es la bomba y las arterias las tuberías que circulan la sangre.

En Deuteronomio 12:23, la Biblia dice que nuestra

11

vida está en la sangre, y es realmente cierto. Su sangre lleva oxígeno y nutrientes esenciales, que incluyen vitaminas, minerales, proteínas, grasas esenciales, azúcares y hormonas, a todas las células en su cuerpo. Y la sangre también remueve los desechos. La sangre regresa entonces al corazón a través de otros conductos sanguíneos, las venas. De ahí, se envía a los pulmones a recibir una nueva carga de oxígeno. Y el proceso se vuelve a repetir.

El pulso promedio, que es la velocidad de contracciones del corazón, es aproximadamente de setenta latidos por minuto. El corazón nunca descansa. Tiene que trabajar sin descanso día y noche. Late cerca de cuatro mil doscientas veces en una hora y más de cien mil veces en un día, que es más de treinta y siete millones de veces al año. Cuando su presión sanguínea es normal, esto no le causa 'estrés' al corazón. Pero si su presión sanguínea es alta, su corazón debe trabajar más duro para bombear la sangre.

Con cada latido de mi corazón

Si su corazón tiene que trabajar más fuerte con cada latido, con el tiempo se volverá cada vez más grande. Es igual que ejercitarse en un gimnasio. Cuando usted levanta pesas, sus músculos se abultan y se vuelven más grandes. Cuando el corazón tiene que trabajar más fuertemente, él también crece.

Eso puede ser bueno para sus bíceps, pero es malo para su corazón. Cuando el tamaño del corazón crece, puede causar hipertrofia del ventrículo izquierdo. Permítame explicarle. Según su corazón crece, necesita más sangre para alimentarlo. Pero si usted tiene la presión alta, su corazón no recibe el aumento en flujo de sangre que necesita porque la presión alta también causa que los conductos sanguíneos se estrechen. Eso reduce la alimentación sanguínea a su corazón.

Por eso la alta presión sanguínea lo pone a usted en mayor riesgo de sufrir un ataque del corazón y una muerte súbita. Al corazón agrandarse, también se debilita ya que no tiene la fuerza para bombear con efectividad contra la presión sanguínea más elevada. Usted puede eventualmente desarrollar un fallo cardíaco congestivo, en el cuál el corazón se debilita tanto que los fluidos comienzan a acumularse en las piernas y los pulmones.

Creando caos en sus arterias

La presión sanguínea alta también daña las arterias. Las arterias saludables son muy flexibles y elásticas, pero la presión alta puede ir causando su endurecimiento, o arterioesclerosis.

Esto trabaja así, con la presión alta, las paredes de las arterias se vuelven duras y rígidas.

La presión alta, o hipertensión, también causa arterioesclerosis. En la arterioesclerosis, la pared interior de la arteria es lastimada, usualmente por la mayor presión. A la lesión comienzan a adherírsele plaquetas, y depósitos grasosos comienzan a reunirse en el lugar. Según se acumulan, forman placa, que eventualmente se endurece.

El acumulamiento de placa puede disminuir el flujo sanguíneo aún más. Si el conducto sanguíneo afectado está en el corazón, puede causar un ataque al corazón. Si está en el cerebro, a un derrame o bloqueo cerebral.

Una continua presión sanguínea alta puede debilitar los conductos, causando aneurismas. Un aneurisma es un debilitamiento o 'aglobamiento' en la pared de una arteria. El aneurisma puede romperse, causando que la persona se desangre y muera. Las áreas más comunes donde ocurren aneurismas son en una arteria en el cerebro y en la aorta abdominal.

> Temible eres, oh Dios, desde tus santuarios; El Dios de Israel, él da fuerza y vigor a su pueblo.
> — *Salmo 68:35*

Causas de hipertensión

Hay dos tipos principales de alta presión sanguínea: hipertensión esencial y la secundaria. Cerca de un 95% de pacientes con hipertensión tiene hipertensión esencial. Mi opinión es que la mayoría de los casos de hipertensión esencial son causados por el estilo de vida, obesidad, estrés excesivo y deficiencias nutricionales. La hipertensión secundaria es usualmente causada por enfermedades del riñón, medicamentos y drogas (como las pastillas anticonceptivas y la cocaína), y desordenes adrenales. Este tipo, sin embargo, es raro y afecta sólo a un 5% de las personas con hipertensión.

¿Está usted en riesgo?

Aunque la causa actual de la alta presión sanguínea es desconocida, hay factores de riesgo que pueden aumentar dramáticamente las probabilidades de desarrollarla. Usted tiene un gran control sobre algunos de esos factores, pero no de todos. Una lista de ellos sigue a continuación.

Factores de riesgo que usted no controla

Su historial de familia

Si ambos de sus padres padecían de hipertensión, hay un 60% de probabilidades que usted la desarrolle. Si sólo uno de ellos la padecía, todavía usted tiene un 25% de probabilidades de tenerla.

Su sexo

Los hombres son más propensos a desarrollarla antes de los 50 años. Sin embargo, después de los 50, es más común en las mujeres.

Su edad

Según usted envejece, aumenta su riesgo de padecer de hipertensión.

Causas secundarias de hipertensión

La hipertensión secundaria puede ser curada la

mayoría de las veces. Las causas secundarias incluyen enfermedades renales como quistes y estenosis de la arteria renal, que es un estrechamiento de las arterias que suplen sangre al riñón.

Ya que la mayoría de casos de hipertensión caen bajo la categoría de hipertensión esencial; nos enfocaremos en modificar los factores de riesgo que podemos controlar.

Esta es una lista de los principales factores de riesgo:

- Obesidad
- Inactividad
- Estrés
- Estilo de vida
- Alcohol
- Fumar
- Nutrición

Modificando estos factores de riesgo, usted puede llegar a controlar la mayoría de los casos de hipertensión suave y moderada. Antes de comenzar a hacer los cambios, es muy importante recibir un examen físico completo que incluya pruebas de sangre, orina y un EKG. Asegúrese que su médico descarte cualquier causa secundaria de hipertensión.

Conclusión

Confío que usted haya recibido un poquito de conocimiento y entendimiento de lo que es la alta presión arterial y por qué usted, o un ser querido, la tienen. A la luz de estos hechos médicos, su meta debe ser aprovechar la riqueza de la sabiduría en la Palabra de Dios y en el entendimiento médico con que Dios nos ha bendecido. Más importante aún, le insto a que se apoye en el poder curativo de Jesús, el que adquirió para usted a través de Sus propios sufrimientos.

Una oración de Cura Bíblica
para usted

Amado Dios, gracias por suplir sabiduría y entendimiento a mi vida. Contigo a mi lado, sé que no soy una estadística más. Gracias te doy por Tu amor y bendiciones a mi vida. Te pido ayuda para desarrollar un nuevo estilo de vida que libere a mi destino de las consecuencias negativas de la alta presión arterial. Más importante, Señor, ayúdame a entender y absorber el poder curativo de Jesucristo en mi vida. Amén.

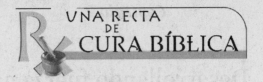

Desarrolla—Fe

"Mas él herido fue por nuestras rebeliones, molido por nuestros pecados; el castigo de nuestra paz fue sobre él, y por su llaga fuimos nosotros curados".

—Isaías 53:5

Escriba este verso e inserte su nombre en él: "Él fue herido por las rebeliones de (el nombre suyo), Él fue molido por los pecados de (el nombre suyo); el castigo por la paz de (el nombre suyo) recayó sobre Él, ¡y por Su llaga, (el nombre suyo) está curado!"

Escriba una oración personal a Cristo Jesús, agradeciéndole por cambiar su salud por el dolor de usted. Agradézcale por recibir el poder de la enfermedad en su propio cuerpo para que Él pudiera recibir la sanidad de usted, de la alta presión.

_____

_____

_____

_____

_____

Capítulo 2

Desarrollando fuerza a través de la nutrición

Usted es la posesión más preciada de Dios; Su favor más grande recae en usted. Usted es la niña de sus ojos. La Biblia dice, "Porque la porción de Jehová es su pueblo; Jacob la heredad que le tocó. Le halló en tierra de desierto, Y en yermo de horrible soledad; Lo trajo alrededor, lo instruyó, Lo guardó como a la niña de su ojo", (Deuteronomio 32: 9-10).

¡Qué privilegio es haber sido escogido por Dios, seleccionado por Él como el objeto de Su amor, Su especial atención, Su protección y Su orientación! Usted no es una estadística destinada a sufrir los efectos de la alta presión arterial. El amor y cuidado especial de Dios para usted incluyen impartirle conocimientos y poder de sanidad para ayudarle a sobreponerse a la hipertensión. Ese conocimiento incluye soluciones nutricionales naturales que pueden hacer retroceder la alta presión. Démosle una mirada.

¿Qué le trata de decir la pesa de su baño?

¿Cuánto tiempo hace desde que usted se pesó y se sintió bien con los resultados? Estar sobrepeso puede duplicar su riesgo de desarrollar alta presión. De hecho, los individuos obesos tienen de dos a seis veces más hipertensión que los de peso normal. Por eso la obesidad es el factor de riesgo más importante relacionado a la hipertensión.

> Porque me han rodeado males sin número; Me han alcanzado mis maldades, y no puedo levantar la vista.
> —*Salmo 40:12*

Cada libra de grasa en su cuerpo necesita kilómetros de vasos sanguíneos que la suplan de oxígeno y nutrientes. Muchos vasos y mucha sangre aumentan la resistencia dentro de los conductos. Esto le añade mayor presión a las paredes arteriales, subiendo la presión sanguínea. Usualmente hay una relación directa entre su peso y la alta presión. Según aumenta su peso, usualmente su presión sanguínea también aumenta.

¿Cuán gordo es obeso?

La obesidad se define como estar un 20% por encima de su peso ideal o tener un índice de masa corporal (BMI, en inglés) de 30 o más. El índice de masa corporal es una formula que usa su peso y estatura para determinar si su peso es normal, sobrepeso u obeso. Un BMI de 19-24 es saludable. Un BMI de 25-29 es sobrepeso, y un BMI de 30 o más, es obesidad.

De acuerdo a cifras gubernamentales, una tercera parte de los adultos están sobrepeso y casi un 25% son obesos. La obesidad no sólo aumenta su riesgo de tener presión alta, también aumenta su riesgo de diabetes, enfermedades del corazón, derrames y hasta de cáncer.

> Irán de poder en poder; Verán a Dios en Sión.
> —*Salmo 84:7*

La hipertensión es tres veces más común entre pacientes obesos (con un BMI mayor de 30) que en pacientes de peso normal. En más de un 70% de pacientes con hipertensión, ella está relacionada directamente con la obesidad.

Mire la gráfica del índice de masa corporal en la siguiente sección para determinar en cuál categoría — normal, sobrepeso, u obeso — cae usted.

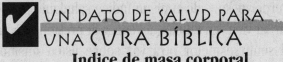

UN DATO DE SALUD PARA UNA CURA BÍBLICA
Índice de masa corporal

Obviamente, mucha grasa en el cuerpo es una señal de advertencia. Usted puede medir su grasa corporal. Trace una línea desde su peso (columna izquierda) a su estatura (columna derecha). La columna del centro es su índice de masa corporal. ¿Está en la categoría saludable?

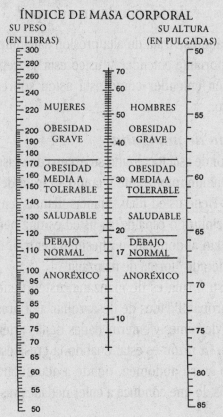

ÍNDICE DE MASA CORPORAL

SU PESO (EN LIBRAS) — SU ALTURA (EN PULGADAS)

Perder peso y alcanzar un índice saludable puede salvar su vida. En adición a vencer la presión alta, le hará sentirse mejor otra vez sobre usted mismo. Piense qué maravilloso sería volver a ponerse esa ropa que lleva tanto tiempo en el fondo del ropero.

Para aprender más sobre cómo derrotar la obesidad, lea mi libro La cura bíblica para perder peso y ganar músculo.

¿A cuál fruta se parece la forma de su cuerpo?

Cuando se trata de alta presión sanguínea no sólo es importante entender si usted está sobrepeso, pero también entender cómo está usted sobrepeso. Me explico.

Forma de manzana

¿Dónde está localizado su exceso de grasa? Esto es sumamente importante cuando se trata de alta presión. ¿Tiene usted unas cuantas 'llantas' en su abdomen, cintura o espalda? Si usted es una persona con obesidad abdominal, u obesidad central, usted está considerado "forma de manzana".

Si su forma es de manzana, usted tiene muchas más probabilidades de desarrollar alta presión, diabetes, derrames y enfermedades de las arterias coronarias. La razón es ésta: Cuando la grasa está mayormente en su abdomen, tiende a acumularse en sus arterias, lo que conduce a enfermedades vasculares.

He aquí como determinar si usted tiene forma de manzana. Sencillamente mida la parte más estrecha alrededor de su cintura y la parte más ancha alrededor de sus caderas. Divida la medida de su cintura entre la medida de sus caderas. Si el número es mayor de 0.95 en los hombres, o mayor de 0.8 en las mujeres, usted tiene forma de manzana.

Forma de pera

Si su exceso de grasa está almacenado en sus muslos, caderas y nalgas, usted tiene "forma de pera". Esta forma no es tan peligrosa como la obesidad con forma de manzana.

Obesidad con forma de manzana

Muchos pacientes con obesidad en forma de manzana tienden a ser resistentes a la insulina. La resistencia a la insulina está presente en cerca de la mitad de aquellos con alta presión sanguínea.

Cuando usted es resistente a la insulina, sus células no responden adecuadamente a ésta. Cuando usted come algo con mucha azúcar o almidones procesados, estas azúcares y almidones se descomponen en glucosa, que entonces es absorbida por la sangre. La glucosa impulsa al páncreas a segregar insulina. La insulina entonces hace que la glucosa y otros nutrientes entren a las células. Cuando esto sucede, los niveles de glucosa en la sangre bajan, lo que indica al páncreas que deje de segregar insulina.

Pero en muchos pacientes obesos esos receptores de insulina en las células no trabajan bien. Por ello, la suficiente cantidad de glucosa y nutrientes no llegan a éstas, lo que causa que la glucosa permanezca en la sangre. Los altos niveles de glucosa en la sangre obligan al páncreas a continuar segregando insulina. Ahora los niveles altos son tanto de glucosa como de insulina. Con el tiempo, esta situación conduce a la Diabetes Tipo 2.

Según aumentan los niveles de glucosa e insulina en la sangre, los depósitos de grasa en el abdomen tienden a romperse y

> Bendito sea Jehová, mi roca, Quien adiestra mis manos para la batalla.
> —*Salmo 144:1*

acumularse en las arterias. Esto usualmente crea niveles elevados de colesterol y triglicéridos.

La "X" marca el punto

El peor de todos los escenarios posibles de alta presión sanguínea se identifica con una "X". Cuando usted tiene obesidad en forma de manzana, presión alta y una tolerancia anormal de glucosa combinada con niveles altos de glucosa, colesterol y triglicéridos, se dice que tiene el "Síndrome X".

Los individuos con estos síntomas usualmente tienen un bajo colesterol HDL y un nivel alto de ácido úrico. Los pacientes con Síndrome X tienen un alto riesgo de desarrollar tanto enfermedades del corazón como de diabetes Tipo 2.

La mitad de aquellos con hipertensión también

padecen de resistencia a la insulina, y muchas personas con presión alta son también casos de Síndrome X. Aproximadamente un 25% de los norteamericanos tienen algún grado de Síndrome X. Usted puede ver que es de importancia vital modificar su dieta, empezar un programa de ejercicios y perder peso antes de que usted desarrolle diabetes o una enfermedad cardiovascular.

Previniendo la resistencia a la insulina

Para prevenir la resistencia a la insulina y el Síndrome X, escoja una dieta de alimentos glicémicamente bajos. Estos son alimentos que sueltan lentamente la glucosa en su torrente sanguíneo. Eso causa que bajen sus niveles insulínicos.

El índice glicémico de un alimento se refiere sencillamente a la velocidad con que aumenta la glucosa en la sangre después que un alimento determinado es ingerido.

Las comidas glicémicamente altas causan una elevación súbita en la sangre, tanto de azúcar como de insulina, lo que puede causar resistencia a la insulina, presión alta, obesidad y diabetes.

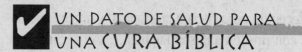

Índice glicémico de alimentos

EXTREMADAMENTE ALTO (MAYOR DE 100)

Hojuelas de maíz
Mijo
Papa, asada, instantánea
Miel

Arroz, instantáneo, "inflado"
Pan, Francés
Zanahorias, cocidas

STANDARD GLICÉMICO = 100 %

Pan, blanco

ALTO (80 – 100)

Pan, rye, trigo,
  grano completo
"Grape Nuts"
Muesli
"Crispbread"
Maíz, dulce
Papa, parrilla, majada
Albaricoques
Banana (plátanos)
Mango
Pastelería

Galletas
Trigo desmenuzado
  ('shredded')
Tortillas, maíz
Arroz, oscuro, blanco
Pasas
Papaya
Dulces de barra
Galletas dulces
Helado, bajo en grasa
Hojuelas fritas de maíz

MODERADAMENTE ALTO (60 - 80)

Trigo Integral
Pan, rye, pumpernickel
Macarrones, blancos
Batata Yam
Habichuelas verdes

Frijoles horneados (lata)

"All Bran"
Bulgur
Espaguetis, blancos, oscuros
Batata boniato
Habichuelas verdes
  (congeladas)
Frijoles habas (lata)

Cocktail de frutas   Jugo de toronja
Jugo de naranja   Jugo de piña
Peras (lata)   Uvas
Galletitas de avena Papitas fritas (hojuelas)
Bizcocho (torta) tipo esponja

Moderado (40 – 60)

Frijoles blancos   Sopa de Tomate
Habichuelas verdes, secas   Frijoles Lima
Frijoles 'Butter'   Garbanzos
Frijoles Rojos   Frijoles "Ojito"
Frijoles Negros   Jugo de Manzana
Naranja   Manzana
Peras   Leche
Yogurt

Bajo (Menos de 40)

Cebada   Frijol de soya
Lentejas rojas   Ciruelas
Melocotón, durazno   Maní
Fructosa

Los carbohidratos complejos encontrados en los vegetales, granos enteros y legumbres no tienen un índice glicémico alto, y contienen fibra. La fibra resta velocidad al ingreso de la insulina en la sangre. Así que evite comer pan blanco, arroz blanco, bagels, galletas, galletitas dulces y mucha pasta.

Prefiera comer pan de trigo brotado (pan de Ezekiel) y pan de trigo grano-entero. La avena cocinada a fuego lento tiene un índice glicémico bajo. Escoger alimentos con índice glicémico bajo le hará

perder peso, lo que a su vez reducirá su presión sanguínea.

Libérese de las grasas dañinas

Si su dieta es alta en grasas, probablemente contri-
buirá a una presión arterial alta. Pero no todas las
grasas son malas. De hecho, algunas son muy buenas
para usted. Las grasas saturadas son grasas malas que
contribuyen a una presión alta. Estas se encuentran
principalmente en los siguientes alimentos:

- Cortes de carnes grasosas como de res, cerdo,
  jamón, ternera y cordero
- Huevos
- Productos de leche completa como mantequilla, queso, leche completa y crema
- Aceites como el de coco, semilla de palma, y
  manteca vegetal

Consejos para escoger
alimentos más sanos

Cuando vaya a escoger carnes, escoja los cortes sin
grasa como el filete o el lomillo. Asegúrese que son de
reses alimentadas sueltas. En el pollo y el pavo, corte y
quite la piel. Cocine la carne al horno o parrilla, y
evite todos los alimentos fritos.

Escoja productos lácteos bajos en grasa, como
leche desnatada, quesos de esa leche y yogur bajo en
grasa. Coma un huevo sólo unas pocas veces a la
semana.

Los peligros de las grasas hidrogenadas

Las grasas más peligrosas son posiblemente las hidrogenadas. Las grasas hidrogenadas, como la manteca y la margarina, contribuyen grandemente a las enfermedades cardíacas.

Estas peligrosas grasas suben los niveles de colesterol y son altas en ácidos transgrasos. La mayoría de los aceites vegetales no saturados como el de maíz, aceite de soya y de girasol, son hidrogenados parcialmente para alargar su vida en los estantes. La manteca vegetal y la margarina son las grasas más hidrogenadas. Los alimentos parcialmente hidrogenados incluyen las papitas, 'chips' de maíz, galletas, galletitas dulces, tortas y bizcochos, pastelería, aderezos de ensalada y la mayoría de comidas congeladas.

Encontrando grasas buenas

Las grasas buenas pueden realmente ayudar a protegerle de enfermedades cardíacas e hipertensión. Las grasas buenas son esencialmente ácidos grasos llamados Omega-3 y Omega-6.

Los ácidos grasos Omega-6 se encuentran en los granos, aceites vegetales y nueces. La mayoría de los norteamericanos comen suficiente de ellos. Prefiera el aceite vegetal prensado en frío de las tiendas de alimentos de salud en lugar del aceite procesado de las tiendas en cadena y mercados.

Por otro lado, muchos norteamericanos son deficientes en ácidos grasos Omega-3 que se encuentran en el aceite de linaza y en peces de agua fría, como el salmón, arenque, macarela, halibut, atún y sardinas.

El milagro de los grasos Omega-3

Los ácidos grasos Omega-3 trabajan en su cuerpo para ayudar a regular la presión arterial. Ellos también ayudan a evitar que las plaquetas se peguen unas a otras, previniendo los coágulos de sangre. Los ácidos grasos Omega-3 también ayudan a reducir los niveles de triglicéridos y colesterol.

Su receta

Coma por lo menos 4 onzas de pescado de agua fría, como el salmón o la macarela, tres veces a la semana. O tome una cápsula de 1000 miligramos de aceite de pescado, dos veces al día, o 1 cucharada diaria de aceite de linaza, o dos cápsulas de ésta con cada comida.

Las grasas monosaturadas son también muy saludables. Ellas incluyen el aceite de oliva extra virgen, las almendras, el aceite de canola y los aguacates.

Una dieta que rompe la hipertensión

Escoja una dieta con las siguientes características:

- Muchas frutas y vegetales
- Baja en grasas malas (grasas saturadas e hidrogenadas)
- Alta en grasas protectoras (aceite de pescado y de linaza)

- Alimentos con un índice glicémico bajo

Esta dieta lo ayudará a bajar su presión sanguínea y hasta lo ayudará a bajar de peso.

Conclusión

Cambiando la manera en que usted come puede ser la cosa más difícil que usted haga. Pero no está sólo. Nunca olvide que usted podrá tener un cuerpo en forma de manzana, pero usted sigue siendo la niña de los ojos de Dios. El está listo y dispuesto a darle la ayuda que usted necesita para vivir una vida más sana, más llena de dicha. Decida tomarle a Él su Palabra. ¡No se arrepentirá!

> Mi fortaleza y mi cántico es JAH, Y él me ha sido por salvación.
> —*Salmo 118:14*

Una oración de Cura Bíblica
para usted

Amado Jesús, he tomado ahora la decisión de creer tu Palabra. Puede que yo no entienda cómo, pero tu Palabra dice que tú me amas profundamente, y que a pesar de mis debilidades e imperfecciones, todavía soy la niña de tu ojo. Con tu ayuda día tras día, cambiaré mis hábitos de alimentación a unos que te honren a ti y protejan mi salud. En el nombre de Jesús. Amén.

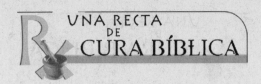

Mantenga un diario de comidas

Fecha/ Peso	Desayuno	Almuerzo	Cena
/			
/			
/			
/			
/			
/			
/			
/			
/			
/			
/			
/			

Haga todas las copias que necesite

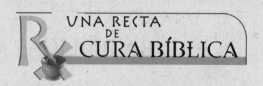

Mantenga un diario de comidas

Fecha/Peso	Merienda	Cena	Merienda nocturna
/			
/			
/			
/			
/			
/			
/			
/			
/			
/			
/			
/			

Haga todas las copias que necesite

Capítulo 3

Desarrollando fuerza a través del ejercicio y cambios de estilo de vida

A unque usted no se dé cuenta, usted es un personaje muy privilegiado. Dios no sólo lo ve a usted como objeto de Su amor, sino que también lo creó como objeto de Su especial atención. Aquí hay otro versículo de la Biblia que habla de usted como especialmente escogido por Dios: "Porque así ha dicho Jehová de los ejércitos: Tras la gloria me enviará él a las naciones que os despojaron; porque el que os toca, toca a la niña de su ojo", (Zacarías 2:8).

¡Qué privilegio más maravilloso es reconocer y saber de Su sorprendente amor e increíble atención! Él lo creó a usted para que sea realmente único. Y no sólo Él le dio la gracia de la vida sino que bendijo su vida con un propósito. Él lo ayudará a entender y recibir el destino que tiene para usted.

Aunque las enfermedades como la hipertensión pueden tratar de interferir en su destino, es también la voluntad de Dios ayudarle a sobreponerse.

Desarrollar un estilo de vida más saludable le ayudará, y ejercitarse regularmente, un remedio natural contra la presión alta, es una parte importante de ese estilo de vida. Examinemos el papel del ejercicio y los cambios de estilo de vida en ayudarle a usted a vivir el destino de favores que Dios tiene para usted.

Cambiando la manera en que usted piensa sobre el ejercicio

El Colegio Norteamericano de Medicina Deportiva reporta que menos del 10% de los norteamericanos se ejercitan al nivel recomendado y que tantos como un 30% no se ejercitan de ninguna manera. [1]

El ejercicio aeróbico hecho regularmente puede bajar su presión arterial tanto como los medicamentos. Es una alternativa poderosa y saludable. ¿Por qué arriesgarse a los efectos secundarios de las medicinas antihipertensivas? ¿Por qué no empezar un programa de ejercicios y ver bajar su presión?

Quizás usted no haya tenido actividad en mucho tiempo y teme el pensar en unirse a una clase de aeróbicos o en trotar. No trate de cambiar todo su estilo de vida y sus pensamientos a la vez. En lugar de pensar en convertirse en un corredor de maratones de la noche a la mañana, ¿por qué no decidir dar un pequeño paso cada vez? Le tomó un largo tiempo desarrollar sus hábitos sedentarios, y le puede tomar algún tiempo el que usted se reentrene.

> El gozo de Jehová es vuestra fuerza.
> —*Nehemías 8:10*

Decídase a empezar desde hoy a estacionar su auto más lejos y caminar más. Ese es un

38

paso fácil. En un par de días, comience a dar otros pasos en la mañana. Antes que acabe la semana, comience a dar pasos nuevos también a la hora de almuerzo. Tomando decisiones pequeñas y dando pasos pequeños que conduzcan a pasos mayores, usted se volverá una persona activa antes de lo que piensa.

Los beneficios del ejercicio

Una actividad física moderada como el caminar aceleradamente pueden bajar la presión de diferentes maneras. Primero que nada, la actividad física regular hace más fuerte al corazón para que pueda bombear más sangre con menor esfuerzo. Como el corazón no trabaja con tanta fuerza para el bombeo, se ejerce menor presión en las arterias, lo que baja la presión sanguínea.

El ejercicio regular también estabiliza los niveles de azúcar en la sangre, lo que mejora la sensibilidad a la insulina. La resistencia a la insulina es un factor subyacente para cerca de la mitad de personas con hipertensión.

Usted aumenta la musculatura y pierde grasa cuando se ejercita regularmente. Esto también disminuye el estrés y la ansiedad y mejora el dormir de noche. El ejercicio causa que sus niveles de colesterol bueno, o HDL, aumenten. Ello reduce significativamente el riesgo de

> Cuando la sabiduría entrare en tu corazón, Y la ciencia fuere grata a tu alma.
> —*Proverbios 2:10*

arterioesclerosis e hipertensión.

El Reporte del Cirujano General sobre la Actividad Física y la Salud establece que, "Una actividad física regular previene o demora el desarrollo de alta presión sanguínea, y el ejercicio reduce la presión en personas con hipertensión." [2]

Es importante continuar ejercitándose de una manera regular para mantener esos beneficios. Tan pronto usted deja de ejercitarse regularmente, su presión sanguínea vuelve a su nivel anterior.

Haciendo ejercicios

Para que la actividad sea realmente efectiva contra la alta presión, ejercítese hasta llegar a un programa aeróbico de intensidad moderada de veinte a sesenta minutos por día, de tres a cinco veces por semana.

Quiero enfatizar la importancia de empezar despacio – solo cinco o diez minutos al día, a baja intensidad. Según mejore su condición física, aumente gradualmente el tiempo e intensidad del ejercicio.

En 1995, la Asociación Americana del Corazón y el Colegio Americano de Medicina Deportiva emitieron nuevas guías para la actividad física. Las nuevas guías ponen mayor énfasis en la actividad que en la intensidad debido a estudios que encontraron que los ejercicios menos vigorosos, son también efectivos. [3]

Vea a su Doctor

Si usted tiene múltiples factores de riesgo cardiovascular, como hipertensión, historial de fumar, colesterol alto o precedentes de familiares con problemas del corazón, yo recomiendo enfáticamente que usted reciba un examen médico y pase una prueba de resistencia física antes de empezar un programa de ejercicios.

Anualmente, alrededor de 75,000 norteamericanos sufren un ataque al corazón durante, o después de, hacer ejercicios fuertes. Generalmente, esas son personas con un estilo de vida sedentario o con factores de riesgo para un ataque al corazón. Aún después que su médico le haya dado permiso para ejercitarse, evite hacer ejercicios fuertes hasta que sus factores de riesgo cardiovascular se hayan modificado y su condición física cardiovascular haya mejorado.

Los individuos que viven en las regiones del Norte generalmente experimentan más incidentes de ataques al corazón mientras palean nieve después de una fuerte nevada. Pero si usted es joven, con hipertensión suave y se ejercita moderadamente, su riesgo de ataques al corazón es extremadamente bajo. De hecho, los investigadores han encontrado que menos de diez individuos de entre 100,000, tendrán un ataque al corazón mientras se ejercitan. Aquellos que sufren ataques son usualmente personas sedentarias con factores adicionales de riesgo de ataques, que se ejercitan demasiado fuerte para su nivel actual de condición física.

Si mientras se ejercita, usted siente el pecho apretado, dolor en el pecho o dolor bajando por el brazo izquierdo o subiendo hasta la mandíbula, latidos rápidos, mareo, o falta severa de aire, busque atención médica de inmediato. En adición, recomiendo fuertemente no ejercitarse cerca de tráfico automovilístico pesado ya que el monóxido de carbono y los contaminantes del aire pueden dañar su corazón y conductos sanguíneos.

Conclusión

Convertirse en una persona más activa no sólo bajará su presión arterial y protejará su corazón, según usted desarrolle un estilo de vida más activo y saludable, irá descubriendo otros grandes beneficios. Usted comenzará a sentirse mejor físicamente, mentalmente y emocionalmente. Usted también comenzará a verse mejor, según pierda peso y tonifique sus músculos.

Cuando empiece, recuerde que Dios está con usted para ayudarle. Susúrrele una oración a Él, pidiendo ayuda cada vez que la necesite. Él lo ayudará a mantenerse motivado y continuar. ¡Usted comenzará a sentir la felicidad y emoción de un destino que está altamente favorecido por Dios como la niña de Su ojo!

UNA ORACIÓN DE CURA BÍBLICA
PARA USTED

Querido Dios, te doy gracias por tu maravillosa bendición sobre mi vida. Gracias porque mi vida es más valiosa para ti que para mí, y porque me hayas hecho la niña de tu ojo. Gracias por planear un destino para mí que incluye la buena salud y una vida larga, productiva y bendecida. Ayúdame a empezar un nuevo estilo de vida de actividad y ejercicio regular. Ayúdame a ser fiel y disciplinado. En el nombre de Jesús, amén.

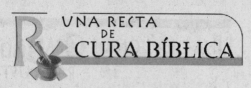

UNA RECTA
DE
CURA BÍBLICA

Marque los cambios de estilo de vida que planea hacer:

❏ Ejercitarme regularmente
Planeo empezar un programa de _____.
❏ Empezar un programa aeróbico.
❏ Comprar equipo de ejercicios para la casa.
❏ Comenzar bailes de salón o _____.
❏ Comenzar a estacionar
    mi auto lejos o _____.

Escriba su propia oración pidiendo ayuda a Dios para hacer estos cambios de estilo de vida.

_____

_____

_____

Escriba una oración de compromiso pidiendo ayuda a Dios en permanecer fiel al programa de ejercicios.

_____

_____

_____

Capítulo 4

Desarrollando fuerza a través de suplementos nutricionales

Como parte del gran amor y favor de Dios en su vida, Él ha bendecido al mundo con todo lo necesario para que usted sea saludable. La Biblia dice, "Él hace producir el heno para las bestias, Y la hierba para el servicio del hombre, Sacando el pan de la tierra", (Salmo 104:14).

Dios ha proporcionado todo lo que su cuerpo necesita para estar con salud y en buena condición. Pero muchas veces, nuestros irregulares hábitos alimenticios, pobre selección de alimentos y comidas carentes de nutrientes roban a nuestro cuerpo de los beneficios que Dios quería para él. Aún así, Dios ha provisto para nosotros, porque ha prometido suplir todas nuestras necesidades. La Biblia dice, "Mi Dios, pues, suplirá todo lo que os falta conforme a sus riquezas en gloria en Cristo Jesús", (Filipenses 4:19). Dios está muy consciente del momento y las circunstancias en que vivimos, y en Su gran amor por nosotros, provee para nuestro cuidado.

Usted puede estar pensando, ¿Pero cómo esto se

relaciona con los suplementos? ¿No son ellos hechos por el hombre? Lo son, pero el conocimiento, comprensión y los materiales, son todos suministrados por Dios. La Palabra de Dios dice, "De Jehová es la tierra y su plenitud; El mundo, y los que en él habitan", (Salmo 24:1).

Aunque muchos de los alimentos que comemos no suplen completamente los requisitos de vitaminas y minerales que nuestro cuerpo necesita, Dios ha bendecido al mundo con los conocimientos para suplir esa deficiencia. Y cuando se trata de presión sanguínea alta, los suplementos pueden hacer la gran diferencia.

Veamos algunos suplementos que son parte esencial de la cura bíblica para la alta presión.

La guerra molecular

Tomar suplementos pueden fortalecer grandemente la habilidad de su cuerpo para pelear contra los efectos devastadores de los radicales libres. Usted quizás no se dé cuenta, pero ahora mismo sus células están peleando una guerra atómica molecular. En este mismo momento, los radicales libres están bombardeando su cuerpo creando un caos molecular. Permítame explicarle.

Los radicales libres son moléculas inestables que dañan las células sanas como si fueran una metralla molecular, causando reacciones en cadena de destrucción celular. Los daños de los radicales libres también contribuyen a la hipertensión y la arterioesclerosis.

Cuando la presión alta no es tratada por un largo tiempo, sus arterias pierden pierden su elasticidad y comienzan a endurecerse. La hipertensión causa fuerzas debilitadoras que lastiman la cubierta interior de las paredes arteriales lo que causa mayor acumulación de placa. La placa se va acumulando hasta que las arterias quedan bloqueadas o usted sufre un ataque al corazón.

Por eso los antioxidantes son tan críticamente importantes. Como los cohetes 'Patriot', ellos detienen estas reacciones de los radicales libres y protegen la cubierta interna de los conductos sanguíneos contra más acumulación de placa.

Echemos una mirada a algunos de estos poderosos defensores.

Vitamina C

La vitamina C es uno de los más poderosos antioxidantes para el corazón y los conductos sanguíneos. La vitamina C ayuda a reparar el daño hecho por la hipertensión a las arterias. La vitamina C refuerza y restablece la elasticidad a los conductos sanguíneos.

Yo recomiendo de 500 a 1000 miligramos de vitamina C, preferiblemente en forma atenuada ("buffered"), tres veces al día.

Vitamina E

Este antioxidante repleto de poder puede realmente disminuir su riesgo de enfermedades cardíacas e hipertensión. Un estudio de ocho años hecho por la Universidad de Harvard entre enfermeras, encontró que el 41% de las 87,245 enfermeras que habían tomado 100 unidades de Vitamina E al día, por más de dos años, habían tenido menos ataques al corazón. Un impresionante 41% registró un menor riesgo de enfermedad cardíaca que aquellas que no tomaron el suplemento de vitamina E. [1]

Coenzima Q_{10}

La coenzima Q_{10} es un increíble antioxidante rompe-hipertensión. En dosis altas también es muy útil para aquellos con fallo cardíaco congestivo o con cardiopatía.

Normalmente yo receto 100 miligramos de coenzima Q_{10}, dos veces al día, a mis pacientes hipertensivos.

Ácido lipóico

Esta incomparable sustancia es el único antioxidante con la singular propiedad de regenerarse el mismo. No sólo puede auto reciclarse solo, también puede regenerar la vitamina E, la vitamina C y la coenzima Q_{10}. Esto significa que cuando a su cuerpo se le acaba la vitamina E, la vitamina C o la coenzima Q_{10}, el ácido lipóico puede devolverles a ellos su poder antioxidante completo.

El ácido lipóico no es sólo una poderosa ayuda contra la alta presión arterial, sino otra medida de ayuda para los niveles de azúcar y de insulina en la

sangre. Como ya vimos, estos se asocian frecuentemente con la hipertensión.

Si usted tiene la presión alta, tome 100 miligramos
de ácido lipóico dos veces al día.

Complejo de Vitaminas B

Las vitaminas B_{12}, B_6 y el ácido fólico juegan un
papel vital en proteger sus vías sanguíneas contra las
sustancias tóxicas.

Esto funciona así: La homocysteína es un aminoácido muy tóxico. Ella crea tremendas cantidades de
radicales libres que causan grandes daños en sus
paredes arteriales, abriendo así la puerta a coágulos
de sangre y arterioesclerosis.

Normalmente, su cuerpo convierte esta peligrosa
sustancia en otros aminoácidos beneficiosos, ya sea
metionina o cysteína. Pero si usted no recibe suficiente ácido fólico, B_{12} y B_6 a través de lo que come o
tomando suplementos, entonces su cuerpo no puede
seguir convirtiendo la homocysteína en los no-tóxicos
aminoácidos metionina y cysteína. Cuando la homocysteína se acumula en su cuerpo, se vuelve extremadamente tóxica para sus conductos sanguíneos. Ahí es
que los suplementos pueden ayudar.

Para volver sus niveles de homocysteína a lo normal, tome diariamente:

- 800 mcg. de ácido fólico
- 50 mcg. de B_{12}
- 50 mg. de B_6

Esas dosis de vitaminas del complejo-B se encuentran en la mayoría de las fórmulas de multivitaminas.

Arginina

La arginina es un aminoácido que su cuerpo necesita para fabricar el gas óxido nítrico. ¿Por qué es eso importante? Bien, el óxido nítrico es importante por un número de razones. Este gas es producido por las células endoteliales, que son las células que recubren las arterias. El óxido nítrico es un poderoso vasodilatador que baja la presión en la sangre al relajar las células de músculo liso de las arterias. También evita que las células se adhieran a las paredes arteriales. Su cuerpo fabrica su propio óxido nítrico del aminoácido arginina.

Tome 1000-2000 miligramos de arginina tres veces al día para bajar la presión sanguínea con efectividad. Tómelos con una pequeña cantidad de carbohidratos, y evite comer carnes u otras proteínas ya que interfieren con su absorción.

Apio

El apio es una verdadera alternativa natural en el tratamiento de la alta presión sanguínea. Este maravilloso vegetal contiene una sustancia que baja la presión. De hecho, en los animales, la baja de un 12 a un 14%. También baja el colesterol por cerca de un 7%.

Yo receto cuatro espigas de apio al día a mis pacientes hipertensos. Eso sólo ha sido responsable de bajar la presión a niveles normales en muchos de mis pacientes.

Ajo y cebollas

Usted también puede vencer la hipertensión suplementando su dieta con ajo y cebollas. El ajo contiene adenosina, que es un relajante de los músculos lisos capaz de bajar la presión.

En un estudio de dieciséis semanas, se les dio 600 miligramos de ajo, tres veces al día, a unos cuarenta pacientes con hipertensión suave. Al final de cuatro semanas, ellos experimentaron una baja de 10% en la presión sistólica, y al final de las dieciséis semanas, esta baja en la presión sistólica había caído hasta un sorprendente 19%. [2]

Usted puede suplementar su dieta con ajo de varias maneras. Por supuesto, usted puede comer ajos frescos o ajo en jugo, aceite o polvo. Pero si a usted no le gusta mucho el sabor del ajo, puede comprar tabletas de ajo.

Comer uno o dos dientes de ajo crudos al día es usualmente efectivo. Las tabletas deben contener al menos 400 miligramos de ajo. Usted debe tomar una tableta, tres veces al día.

Minerales críticos

Por más de veinte años, se le ha advertido a los norteamericanos a que limiten el sodio en sus dietas. Numerosos estudios confirman que una dieta baja en sodio ayuda a bajar la presión, sobretodo si usted es "sensitivo al sodio". [3]

El sodio controla la cantidad de fluido fuera de las

células y regula el balance del agua en el cuerpo y el volumen de sangre. Sus riñones regulan la cantidad de sodio en su cuerpo. Cuando su nivel de sodio es bajo, sus riñones comienzan a conservar el sodio. Cuando los niveles son altos, sus riñones descargan el exceso de sodio a través de la orina.

La sal es la fuente más común de sodio. Está compuesta de aproximadamente un 60% de cloruro y un 40% de sodio.

Su cuerpo necesita cerca de 500 miligramos de sodio cada día, lo que aproximadamente equivale a un cuarto de cucharadita de sal. Pero los norteamericanos consumen entre 3000 y 4000 miligramos diarios.

Mucho sodio hace que el cuerpo retenga agua, así que su volumen de sangre aumenta. Este mayor volumen de sangre fuerza entonces al corazón a trabajar más fuertemente, lo que causa una mayor resistencia en las arterias, que a su vez produce alta presión sanguínea.

El poder del potasio

El potasio es otro mineral que ayuda a bajar la presión de la sangre. También ayuda a mantener los niveles de sodio en cantidades aceptables. Por eso comer alimentos altos en potasio, como frutas frescas y vegetales, pueden ayudarle contra la alta presión sanguínea.

Busque estos alimentos altos en potasio cuando vaya de compras:

- Frijoles (especialmente de lima o de soya)

- Tomates
- Ciruelas
- Aguacates
- Plátanos dulces
- Melocotones
- Melones

Un tipo de alga marina llamada "dulse" es también muy alta en potasio. ¡En un sexto de taza hay más de 4000 miligramos de potasio! Usted puede encontrar dulse en su tienda preferida de alimentos de salud.

El magnífico magnesio

El magnesio es vital para una presión sanguínea saludable y un sistema cardiovascular robusto. Este poderoso mineral está relacionado con más de 325 reacciones enzimáticas diferentes. Si su cuerpo está deficiente de magnesio, usted podría estar predispuesto a desarrollar hipertensión, arritmias y otras condiciones cardiovasculares. El "magnífico magnesio" literalmente dilata las arterias, disminuyendo la presión sanguínea.

¿Es usted deficiente en magnesio?

Muchos norteamericanos son, descuidadamente, deficientes en magnesio. De hecho, es una de las más comunes deficiencias en el país, especialmente en las personas mayores.

¿Por qué? Bebemos mucho café y alcohol, y comemos muchas comidas procesadas, todo lo cual roba este importante mineral de nuestro cuerpo. Por esta razón, yo recomiendo fuertemente el tomar un suplemento de magnesio.

Tome 400 miligramos, una o dos veces a día, de alguna forma compuesta de magnesio como el glycinato de magnesio, aspertato de magnesio o citrato de magnesio.

Las fuentes comunes de magnesio incluyen las nueces y las semillas, los vegetales de hoja verde, las legumbres y los granos enteros. Advierto, sin embargo, que mucho magnesio causa diarrea.

El increíble calcio

¿Sabía usted que el calcio es el mineral más abundante en su cuerpo? El calcio es críticamente importante para mantener el balance entre el sodio y el potasio y regular la presión arterial.

Usted puede aumentar la cantidad de calcio en su dieta comiendo los siguientes alimentos, ricos en calcio:

- Almendras
- Leche descremada
- Quesos de leche descremada
- Yogur bajo en grasa
- Semillas de girasol
- Soya
- Perejíl
- Requesón, bajo en grasa

O puede tratar tomando un suplemento diario de calcio. Tome 500 miligramos, dos veces al día, de algún compuesto de calcio.

Un coctel rompe-estrés

Finalmente, los suplementos son poderosos en romper el estrés. Como usted sabe, el estrés es un factor principal en la presión sanguínea alta. Más adelante miraremos más de cerca la relación entre el estrés y la presión alta. Por ahora, he aquí una lista de muy buenos suplementos que pueden reducir el efecto dañino del estrés en su sistema cardiovascular.

Un suplemento multivitamínico/multimineral

Tome diariamente un suplemento multivitamínico y multimineral bueno.

Complejo B

También recomiendo una vitamina de Complejo B.

Ginseng coreano

Tome 250 miligramos de gingseng coreano, dos o tres veces al día.

DHEA

Los hombres, tomen 50 miligramos de DHEA, una o dos veces al día. Haga que su doctor verifique sus niveles de DHEA y de PSA antes de comenzar.

Pregnenolone

Las mujeres, tomen de 30 a 100 miligramos de pregnenolone, una o dos veces al día.

Phosphatidyl serine

El phosphatidyl serine es un aminoácido que ayuda a bajar los niveles de cortisol. Tome 100 miligramos, de una a tres veces al día.

Usted también puede tratar fórmulas adrenaglandulares. Este suplemento le ayuda a restablecer la función adrenal.

Si usted continúa sintiéndose abatido o abatida por el estrés, sea evaluado por un médico. El estrés excesivo está relacionado a veces con la depresión crónica y la ansiedad crónica.

Las maravillas del agua

Créalo o no, el mejor nutriente que usted puede tomar para controlar su presión es el agua.

Cuando su cuerpo está falto de agua, el volumen de agua en cada célula se reduce, lo que afecta cuán eficientemente los nutrientes y los desechos son transportados. Lo que sucede al final es que nuestras células no reciben suficientes nutrientes y acaban teniendo muchos desechos acumulados en ellas.

En adición, cuando usted no tiene agua suficiente, sus riñones absorben más sodio. Después que usted bebe fluidos, este sodio, a su vez, atrae y retiene más agua, haciendo que aumente el volumen de la sangre, lo que causa que su presión aumente.

Si usted no bebe suficiente agua por mucho tiempo, su cuerpo comenzará a hacer ciertos ajustes para mantener la sangre fluyendo a su cerebro, corazón, riñones, hígado y pulmones. La sangre será desviada de los tejidos menos importantes y enviada hacia los órganos vitales. Su cuerpo desvía el agua al estrechar las arterias pequeñas que conducen a los tejidos menos esenciales. En otras palabras, su cuerpo comenzará un programa de racionamiento de agua para asegurarse que suficiente sangre llegue a los órganos vitales primero.

Piense en esto de la siguiente manera: Cuando usted aprieta una manguera

> Mas la roca de mi corazón y mi porción es Dios para siempre.
> —*Salmo 73:26*

de agua, ya sea doblándola o poniendo su dedo sobre la salida del agua, ¿qué sucede? La presión detrás del bloqueo aumenta dramáticamente, ¿no es cierto? Sus arterias se comportan igual. Por lo tanto, el aumentar su consumo de agua ayuda a que se abran sus arterias y ayuda a prevenir que aumente la presión sanguínea.

Muchas veces se le da medicamentos a un individuo con presión alta cuando todo lo que realmente necesita es un vaso de agua. Cuando la hipertensión se detecta tempranamente, simplemente beber dos o tres litros de agua filtrada al día, es usualmente suficiente para bajarla a lo normal.

Lo que es aún peor que medicar a una persona que sólo necesita agua, es darle un diurético a ese individuo, algo que sucede con frecuencia.

Ocho vasos de agua al día mantienen alejada la presión alta

Si usted tiene la presión alta, beba de ocho a doce vasos de agua filtrada diariamente. El mejor momento para beberla es media hora antes de las comidas y dos horas después de las comidas. Sin embargo, si usted tiene enfermedades en los riñones o un corazón débil, necesitará limitar su consumo de agua. Usted debe estar bajo el cuidado de un médico.

Medicamentos para la hipertensión

La mejor manera de controlar su presión sanguínea es haciendo cambios en su dieta y estilo de vida, aumentar su consumo de agua, tomar suplementos nutricionales y minerales, reduciendo el estrés y bajando de peso. Pero si haciendo todo lo anterior usted encuentra que su presión es todavía elevada, usted puede necesitar medicinas. Tenga en cuenta, sin embargo, que todas las medicinas hipertensivas pueden causar efectos secundarios. Cerca de veinte millones de norteamericanos toman hoy medicinas para bajar su presión. Es sumamente importante trabajar con su doctor y encontrar una medicina que sea la correcta para usted.

Adicionalmente, si usted tiene alta la presión arterial, le recomiendo que visite a un médico nutricionista – sea doctor en medicina y nutricionista, doctor en osteopatía o un naturópata que pueda usar reducción de estrés, control del peso, terapia nutricional, ejercicio aeróbico y un consumo adecuado de agua como principales terapias para controlar la hipertensión.

Conclusión

Los suplementos, los nutrientes, el agua, la reducción de estrés, la dieta, el cambio de estilo de vida y la reducción de peso pueden fortalecer eficazmente su cuerpo contra los daños de la presión alta. Pero su fuente de fortaleza más grande es el propio Dios. La Biblia dice que aquellos que miran hacia Él en busca de fuerza no se arrepentirán. "Bienaventurado el hombre que tiene en ti sus fuerzas, en cuyo corazón están tus caminos…irán de poder en poder", (Salmo 84:5, 7).

¿Le gustaría sentirse como si recibiera poder tras poder, destruyendo cada obstáculo que encuentra, con el poder y fuerza de Dios? Si es así, busque siempre en Dios su fortaleza, su sabiduría y comprensión. Como el Creador de su muy especial cuerpo, Él le guiará hasta los suplementos, nutrientes y todo lo demás que su cuerpo necesite para bajar su presión sanguínea y vivir con fortaleza más allá de los años que nos han prometido a todos.

> No me deseches en el tiempo de la vejez; Cuando mi fuerza se acabare, no me desampares.
> —*Salmo 71:9*

Una oración de Cura Bíblica
para usted

Amado Dios, Te doy gracias por haberme creado para ser objeto de tu gran amor y afecto. Sé mi fuerza cada día de mi vida y déjame vivir para ir de fortaleza en fortaleza. Gracias por ser un escudo protector de mi vida y mi salud. Gracias por proveerme de fuerza y ayuda para mi cuerpo. Levanto mi oración en busca del poder de la disciplina para ser fiel a toda la sabiduría que Tú me estás enseñando a través de este librito. Amén.

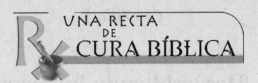

UNA RECTA
DE
CURA BÍBLICA

Describa los cambios que usted planea hacer después de leer este capítulo.

_____

_____

_____

La Biblia dice que Dios es su protector y su escudo. ¿Cómo aplica eso personalmente a su propia situación de presión sanguínea?

_____

_____

_____

¿Cree usted que Dios sana? ¿Por qué?

_____

_____

_____

_____

Capítulo 5

Desarrollando fuerza a través de una fe dinámica

Me gustaría compartir con usted uno de los versículos más poderosos de la Biblia. Dice: "Porque los ojos de Jehová contemplan toda la tierra, para mostrar su poder a favor de los que tienen corazón perfecto para con él", (2 Crónicas 16:9).

Lo que esto significa es: Cuando usted compromete su corazón a Dios, Él está siempre buscando maneras de hacerlo más fuerte – y Él tiene la tierra entera a su disposición. Esto es importante porque significa que usted puede confiar en que Dios fortalecerá su cuerpo y su vida, aún contra un asalto físico de presión sanguínea alta.

Dios se fija hasta en los pájaros. La Biblia dice: "¿No se venden cinco pajarillos por dos cuartos? Con todo, ni uno de ellos está olvidado delante de Dios…Pues aún los cabellos de vuestra cabeza están todos contados. No temáis pues; mas valéis vosotros que muchos pajarillos", (Lucas 12:6-7).

Ni siquiera un pequeño pajarillo vuela en el cielo que Dios no proteja. Si El los ve y cuida en cada una de sus necesidades, ¿cuánto mucho más cuidará El de usted? Él atiende cada una de sus necesidades – las de su cuerpo, las de su mente y las de su espíritu.

> Y por su llaga fuimos nosotros curados.
> —*Isaías 53:5*

Tener fe en el inquebrantable amor de Dios por usted es la cura bíblica final para liberarlo de la alta presión sanguínea. Antes que miremos más de cerca este punto, quiero tomar un momento para discutir lo que es la fe.

Mucha gente piensa que la fe es un poder misterioso que unos tienen y otros no. Eso no es cierto. La fe no es nada más que escoger creer en Dios y tomarle Su Palabra – la Biblia. La fe en acción es escoger el creer a Dios sin importar lo que digan las circunstancias, sin importar lo que sus sentimientos y emociones digan, sin importar lo que digan sus amigos. La fe mira más allá del entorno natural y toca lo sobrenatural cuando ella escoge creer. ¡Es simple en realidad!

Fe para todo lo que le concierne

Algunas personas piensan que pueden tener fe en su salvación, pero que fuera de eso, Dios los ha dejado solos. Pero si Dios atiende profundamente a un pequeño pájaro, y si ha numerado todos los cabellos de su cabeza, ¿cree realmente que Él no se preocupa por sus problemas de salud? Por supuesto que lo hace. ¡Él se preocupa grandemente por todos ellos – incluyendo su presión arterial alta!

Yo creo que por eso es que Dios me ha llevado a escribir este y otros libros de Cura bíblica. Porque

Dios verdaderamente cuida profundamente de usted y su salud. Es un maravilloso Creador que creó su cuerpo para que le funcione bien. También desea que tenga la sabiduría necesaria para mantenerlo funcionando bien por largo tiempo. Buena salud – ese es el plan de Dios para usted porque le ama. ¡Nunca olvide que usted es la niña (o) de Su ojo! El inclusive desea sobre todas las cosas que usted prospere y esté en salud, mientras su alma prospera (vea 3 Juan 2).

El amor de Dios y su salud

Entender el amor de Dios por usted puede tener un gran impacto sobre su salud. Cuando usted realmente comience a confiarle a Dios todos los detalles de su vida, usted comenzará a descubrir una paz en su vida que tiene muchos poderosos beneficios para su alma, su mente, y sí, para su salud. Cuando usted sabe cuanto lo quiere Dios, usted descansará de las angustias y preocupaciones de la vida. No sólo será más feliz, sino que estará mucho más saludable. Esto, porque el estrés tiene un profundo impacto negativo sobre usted, especialmente sobre su presión arterial. Echemos un vistazo.

El estrés y su salud

El estrés puede subir la presión. El Dr. Hans Selye argumenta que hay dos tipos de estrés – eustrés y distrés.[1] El eustrés es un estrés bueno, como el enamorarse, algo que motiva e inspira. El distrés es un estrés malo y puede ser de corta duración o crónico. El Dr. Selye observó que si una situación se percibe como muy buena o muy mala, se crean demandas sobre la mente y el cuerpo para que se adapten de acuerdo a la situación.

No todos los estrés son malos, y algún grado de estrés es actualmente necesario para mantenerse sano. Pero el estrés se vuelve crónico y es muy detrimental a nuestros cuerpos cuando creemos que hemos perdido el control y nos damos por vencidos. Algunos eventos de la vida que pueden causar estrés crónico son:

- Enfermedades inesperadas
- Accidentes
- Divorcio o separación
- Pérdida de trabajo
- Pleitos legales
- Problemas económicos

En realidad, cualquier tipo de estrés que produzca las siguientes emociones cualifican como estrés crónico:

- Sentimientos de pérdida
- Desajustes emocionales
- Hostilidad
- Dolor por luto
- Ansiedad crónica
- Desesperación
- Derrota

El estrés crónico ha sido relacionado directamente con una vasta variedad de enfermedades, incluyendo la presión alta, enfermedades del corazón, cáncer, disminución del sistema inmunológico, fatiga crónica, dolores de cabeza, insomnia, depresión y ansiedad.

La furia crónica y la depresión que frecuentemente acompañan al estrés crónico aumentan sus riesgos de ataques al corazón y derrames. El Dr. Selye experimentó con ratas usando diferentes estímulos estresantes como descargas eléctricas y temperatura fría. Al hacer esto descubrió que si el estrés se mantenía el tiempo suficiente, el cuerpo pasaba por tres etapas. Las etapas incluían la etapa de alarma, la etapa de resistencia y la etapa de extenuación.

Primera etapa: Alarma

A principios de los 1900s, el Dr. Walter Cannon de la Universidad de Harvard fue el primero en usar la frase "reacción de pelea-o-escape". Ella se conoce hoy como la reacción de estrés, que es una especie de complicado y elaborado sistema de alarma de emergencia que Dios ha creado en su cuerpo. Realmente es una reacción de supervivencia colocada en nosotros por Dios para nuestra protección.

La reacción de pelea-o-escape comienza en el hipotálamo, que es un área del cerebro responsable por la supervivencia. Cuando usted se encuentra en una situación peligrosa, como al ser atacado por un oso, su Hipotálamo ordena a su glándula pituitaria que segregue una hormona que a su vez activa las glándulas adrenales. Estas segregan adrenalina, que es epinefrina. Estoy seguro que usted ha oído alguna vez de alguien que estaba 'funcionando con adrenalina'. A esto se refería esa persona.

Esta reacción de pelea-o-escape causa cambios masivos. Su cuerpo entero se pone en alerta máxima.

- Sus músculos se contraen y tensan
- Sus latidos del corazón aumentan
- Sus conductos sanguíneos se contraen
- Su presión arterial sube
- Su respiración se hace más profunda y rápida
- Aumenta la sudoración
- La sangre se desvía fuera del estómago, así que la digestión se demora o detiene
- Se inyecta azúcar en el torrente sanguíneo para tener energía adicional
- Las grasas suben en la sangre
- Se estimula la glándula tiroides
- Se segrega menos saliva
- El cerebro se pone más alerta
- La percepción sensorial se agudiza

Esta reacción de alarma puede salvar su vida. Si usted encuentra una serpiente venenosa mientras camina en el campo, usted es capaz de correr a sitio seguro. Si usted está de campamento y es atacado por un oso, usted puede escapar y sobrevivir. Este increíble sistema de alarma le permite escapar del desastre al segregar esas potentes hormonas que le producen una tremenda fuerza y energía.

Todos hemos oído la historia de la abuela que pudo levantar el auto que había caído sobre su esposo al resbalar el gato hidráulico. Aunque parezcan fantásticas, esas historias son ciertas. Ellas revelan el poder de este increíble sistema de estrés que responde al peligro.

Yo personalmente tuve una paciente que fue asaltada dentro de su auto. Mientras era llevada a un sitio remoto, ella saltó del auto mientras éste corría, y escapó a sitio seguro. Esta reacción de supervivencia que Dios ha colocado en nosotros para protegernos trabaja igual que un engranaje de transmisión en un auto. Nos capacita con una explosión de poder y fuerza casi sobrehumana para que podamos sobreponernos a la adversidad, peleando o escapando.

El problema del estrés moderno

Este poderoso sistema de defensa nos sirvió bien una vez. Llevó a nuestros ancestros a cruzar las praderas, a sobrevivir ataques de enemigos, plagas, desastres naturales y los ayudó a forjar esta tierra en la nación civilizada que hoy disfrutamos.

Pero la vida moderna es muy diferente. Los ataques modernos no vienen de animales salvajes o tribus hostiles. Los ataques que amenazan nuestras vidas hoy vienen de enemigos psicológicos y del estrés emocional, que no son menos reales que los osos salvajes que atacaron a nuestros ancestros. Pero la naturaleza del estrés moderno impone un reto a nuestros cuerpos.

El estrés piscológico y emocional moderno es mucho más constante y continuo que el ataque ocasional de un oso. Las acciones de pelear o escapar hubieran ayudado a disipar la reacción de alarma al quemar los químicos del estrés y los azúcares y las grasas que se inyectaron en el torrente sanguíneo. Sin embargo, cuando la reacción de alarma ante el estrés psicológico o emocional ocurre continuamente durante todo el día, nuestro cuerpo es bombardeado con potentes químicos de estrés que no tienen válvula de escape.

Segunda etapa: Resistencia

Si la reacción de alarma del cuerpo se vuelve más y más frecuente, conduce a la segunda etapa del estrés, que se conoce como la etapa de resistencia. Ella es otra reacción de supervivencia colocada en nosotros por Dios para ayudarnos a sobrevivir sin una nutrición adecuada, como en momentos de hambruna, guerra o plagas.

En 2 Reyes 25:1-4, leemos sobre la captura de Babilonia a los Judíos, que duró un año y medio. Durante ese tiempo, el pueblo estuvo sin alimentos. Esos antiguos ciudadanos de Jerusalén experimentaron esta segunda etapa de reacción de supervivencia. La reacción comienza cuando el individuo percibe que él, o ella, ha perdido el control. En la vida moderna, se ve cuando una persona encuentra un estrés financiero considerable que no tiene salida, pierde un trabajo, se divorcia o separa, u algún otro evento traumático donde la persona percibe una pérdida de control a largo plazo.

Preparándose a sobrevivir

Recuerde que durante esta segunda etapa, su cuerpo cree que usted se enfrenta a una crisis larga, como guerra, hambruna o sequía. El cuerpo comienza ahora a enviar fuertes señales a todos sus sistemas para darle a usted una mejor oportunidad de sobrevivir, sin importar las circunstancias.

¿Qué pasa entonces en esta etapa?

- Su hipotálamo se estimula.
- Eso, a su vez, estimula la glándula pituitaria.
- Se dispara un prolongado aumento de producción de las hormonas cortisol y adrenalina.
- El cortisol baja la sensibilidad de los centros cerebrales a las inhibiciones de retroinformación.
- Eso conduce a una elevación más prolongada de los niveles de cortisol.
- Se eleva el nivel de azúcar.

Con el tiempo, según se eleva el nivel de azúcar, puede ocurrir una resistencia a la insulina, lo que causa diabetes Tipo 2. También conduce a niveles elevados de las grasas en la sangre, como los triglicéridos y el colesterol y a una mayor acumulación de grasa, especialmente en la cintura, lo que conduce a la obesidad con "forma-de-manzana".

La etapa de resistencia también lleva al aumento de proteínas que causan deterioro muscular, especialmente en los brazos, piernas y otros grupos de músculos grandes. En ese punto su sistema inmunológico puede comenzar a fallar al ir decayendo rápidamente los niveles de células inmunes.

Durante la etapa de resistencia, el prolongado aumento de adrenalina y cortisol causan una pérdida de magnesio, potasio y calcio. Estos minerales son extremadamente importantes para el control de la presión de la sangre. Sin ellos, la presión usualmente permanece elevada. Mientras los niveles de cortisol y adrenalina permanezcan elevados, pueden surgir la hipertensión y enfermedades del corazón.

Tercera etapa: Extenuación

Según el cuerpo activa el sistema nervioso simpático por un período de tiempo tan largo, sin darle descanso, eventualmente las glándulas adrenales se vacían. Las dos poderosas hormonas que empezaron y sostuvieron este proceso por tanto tiempo comienzan a quedarse vacías. Y los niveles de cortisol y adrenalina comienzan a bajar.

Cuando su cuerpo no puede más

Su cuerpo lanzó y sostuvo todos sus recursos por un largo tiempo. Ahora simplemente comienza a desgastarse – y a veces puede gastarse muy rápido. Mírelo de esta manera: Imagínese entrando a su auto y presionando el acelerador hasta el piso por horas, mientras el auto está parado con el motor andando. No hay dudas que esto le costaría caro al motor. Ahora piense que le pasaría al motor si usted mantuviese esto durante días o semanas. No pasaría mucho tiempo sin que el motor comience a romperse en formas significativas.

Cuando su cuerpo es forzado a enfrentarse por un tiempo largo sostenido a la tormenta bioquímica causada por el estrés, sucede lo mismo – su una vez robusto y poderoso cuerpo, que fue diseñado para durar por muchos, muchos años, comienza a fallar prematuramente.

Si usted es una persona con estrés en la tercera etapa de extenuación, esto es lo que puede esperar. Usted puede comenzar a sufrir hipoglicemia, que es un nivel bajo de azúcar. En adición, una absorción pobre de grasas y proteínas en su cuerpo conduce a la pérdida de masa muscular.

Con el tiempo, su sistema inmunológico se agotará, y usted comenzará a experimentar algunos de los síntomas siguientes:

- Alergias

- Inflamación y dolor en las coyunturas
- Menor resistencia a infecciones
- Fatiga severa
- Ansiedad
- Irritabilidad
- Problemas de memoria

Durante esta etapa usted puede ser muy susceptible a infecciones (bacteriales o virales, como la sinositis crónica y la bronquitis o faringitis recurrente), alergias (ambientales o a alimentos), enfermedades autoinmunes (como la artritis reumatoide, lupus, tiroiditis y esclerosis múltiple) y al cáncer. Sus sistemas de órganos pueden también comenzar a fallar durante esta etapa.

Tratando el estrés moderno desde las raíces

Como el estrés de hoy en día tiene generalmente un gran componente psicológico y emocional, ponerlo bajo control para que no llegue a recargar los sistemas de órganos del cuerpo, requiere atacarlo de raíz.

El estrés de largo tiempo nace de la percepción de que usted ha perdido el control. Por lo tanto, para manejar el estrés es bien importante que usted desarrolle una sensación de control sobre su vida. Hay estudios que han demostrado que individuos con excesivo estrés en sus trabajos tienen más hipertensión. [2]

Pero no es realmente por el estrés. Dos personas pueden enfrentarse a las mismas circunstancias, y uno puede ser abatido por el estrés, mientras el otro permanence completamente despreocupado. No es en realidad el estrés del trabajo, sino la percepción de haber perdido el control, lo que causa que la presión arterial suba.

El poder de la Palabra de Dios sobre el estrés

Usted es mucho más que un cuerpo – usted es cuerpo, mente, emociones y espíritu. Y yo he aprendido que para poderlo tratar con efectividad, debo poner atención a todas sus necesidades: físicas, mentales, emocionales y espirituales. Ya que el estrés se arraiga en la percepción de pérdida de control, renovar su mente con la Palabra de Dios arrancará el estrés desde las raíces. En otras palabras, el estrés comienza en la mente, y la Palabra de Dios tiene el poder de escudar, proteger y reforzar la mente contra el poder del estrés.

La Biblia es mucho más que una sabia historia. Contiene palabras vivas de verdad y poder dichas por un Dios viviente que lo

> Él sana a los quebrantados de corazón, Y venda sus heridas.
> —*Salmo 147:3*

ama a usted y añora verlo caminar en salud y total realización. Aquí encontrará algunos versículos de la Palabra viva de Dios para usted. Lo insto a que piense, medite y ore sobre ellos, los memorice, y ¡más importante aún, que escoja creer en ellos!

Cuando se sienta con estrés busque Gálatas 5:16-26

74

para ayudarlo a tomar control de sus pensamientos.

Y le aconsejo que viva según su nueva vida en el Espíritu Santo. Así no estará haciendo lo que su naturaleza pecadora desea. A la vieja naturaleza pecadora le encanta hacer el mal, que es lo opuesto de lo que desea el Espíritu Santo. Y el Espíritu nos da deseos que son opuestos a lo que la naturaleza pecadora desea. Estas dos fuerzas están constantemente peleando entre sí, y sus selecciones nunca están libres de este conflicto. Pero cuando usted está siendo dirigido por el Espíritu Santo, usted ya no está regido por esa ley.

Cuando se siguen los deseos de la naturaleza pecadora, las vidas producen estos malignos resultados: inmoralidad sexual, pensamientos impuros, deseo de placer lujurioso, idolatría, participación en actividades demoníacas, hostilidad, peleas, celos, explosiones de furia, ambición egoísta, divisiones, el sentimiento de que todos están equivocados excepto aquellos en su pequeño grupito, envidia, borracheras, fiestas descontroladas, y otras clases de pecado. Déjeme decirlo de nuevo, como ya hice, cualquiera viviendo este tipo de vida no heredará el Reino de Dios.

Pero cuando el Espíritu Santo controla nuestras vidas, él produce este tipo de fruto en nosotros: amor, felicidad, paz, paciencia, nobleza, bondad, fidelidad, ternura y auto-control. Aquí no hay conflicto con la ley.

Aquellos que pertenecen a Cristo Jesús, han clavado las pasiones y los deseos de sus naturalezas pecadoras en sus cruces y allí las han crucificado. Si estamos viviendo ahora en el Espíritu Santo, sigamos la dirección del Espíritu Santo en cada parte de nuestras vidas. No seamos presumidos, ni nos irrite-mos los unos a los otros, o seamos celosos los unos del otro.

Controlando cada pensamiento

La Biblia nos promete que podemos controlar cada pensamiento ansioso, preocupado o temeroso. No tenemos que dejar al estrés ganar el juego en nuestras mentes.

Aquí tiene un poderoso versículo para leer en alta voz cuando el estrés comience a asaltar sus pensamientos:

> Derribando argumentos y toda altivez que se levanta contra el conocimiento de Dios, y lle-vando cautivo todo pensamiento a la obe-diencia a Cristo.
>
> — 2 Corintios 10:5

Usted ha luchado contra los pensamientos de estrés con la Palabra de Dios. Ahora debe llenar su mente con los pensamientos de Dios para protegerla con el poder de la paz de Dios. Este es un importante verso para memorizar y obedecer.

Por lo demás, hermanos, todo lo que es verdadero, todo lo honesto, todo lo justo, todo lo puro, todo lo amable, todo lo que es de buen nombre; si hay virtud alguna, si algo digno de alabanza, en esto pensad.

—Filipenses 4:8

En adición a pensar sobre lo que es puro, bello y honesto, le insto también a que empiece a memorizar versículos.

Escriba los siguientes versos en tarjetas y llévelos con usted durante el día. Sáquelos y léalos a la hora de almuerzo, cuando hace una fila o cuando viaja en bus. Usted encontrará que ellos vienen a su memoria en momentos importantes y le ayudarán a proteger su mente del estrés.

Nunca se apartará de tu boca este libro de la ley, sino que de día y de noche meditarás en él, para que guardes y hagas conforme a todo lo que en él esta escrito; porque entonces harás prosperar tu camino, y todo te saldrá bien.

— Josué 1:8

Porque cual es su pensamiento en su corazón, tal es él.

— Proverbios 23:7

Haya, pues, en vosotros este sentir que hubo también en Cristo Jesús.

— Filipenses 2:5

Tu guardarás en completa paz a aquél cuyo pensamiento en ti persevera; porque en ti ha confiado.

— Isaías 26:3

No os conforméis a este siglo, sino transformaos por medio de la renovación de vuestro entendimiento, para que comprobéis cuál sea la buena voluntad de Dios, agradable y perfecta.

— Romanos 12:2

Domando el poder de la fuerza

Además de tomar control de su mente, usted debe también empezar a domar su lengua. Esto puede parecer imposible al principio, pero no lo es. La Palabra de Dios también tiene poder para ayudarle a que empiece a hablar sólo aquellas cosas que usted después no se arrepienta de haber dicho.

Los pensamientos y las palabras están conectadas muy de cerca. La Biblia dice que la lengua es como un fuego o un mundo de iniquidad. Igual que un fuego, las palabras pueden crear un estrés destructivo que consuma todo a su alrededor.

Para poder mantener su mente libre de estrés, usted debe cesar de permitir que sus palabras sean los vehículos en los que viajen los pensamientos causantes de estrés.

Aquí hay unos versículos poderosos para que usted memorice:

Porque de la abundancia del corazón habla la boca.

— Mateo 12:34

De toda palabra ociosa que hablen los hombres, de ella darán cuenta en el día del juicio.

— Mateo 12:36

Ninguna palabra corrompida salga de vuestra boca.

— Efesios 4:29

La muerte y la vida están en poder de la lengua.

— Proverbios 18:21

El poder del perdón

Yo he descubierto que el estrés puede anclarse en el alma de una persona a través de los resentimientos, rencores viejos y sentimientos heridos. Muchas personas guardan rencores escondidos, amarguras, miedo, odio, abandono, vergüenza, falta de perdón y otras emociones negativas de las que ni siquiera se dan cuenta.

Estas emociones ocultas pueden causar estrés en su mente y subir su presión arterial. Este tipo de estrés

> En tu presencia hay plenitud de gozo.
> —*Salmo 16:11*

es imposible de remover excepto a través del poder del perdón. Las Escrituras dicen, "...no se ponga el sol sobre vuestro enojo", (Efesios 4:26). En otras palabras, deje ir el enojo y perdone, porque si no lo hace, él eventualmente se convertirá en una emoción oculta, subirá su presión y creará caos en su cuerpo.

Le aliento a que revise dentro de su corazón ahora mismo. ¿Hay personas en su vida a las que no ha perdonado? ¿Flotan hacia la superficie de sus pensamientos recuerdos de viejas heridas cuando se tropieza con ciertos individuos? ¿Le han herido en el pasado algunas personas en maneras que usted ha enterrado, pero que realmente no ha analizado?

Tome una decisión ahora mismo, en este preciso momento, de soltar a todos y cada uno de ellos de la conexión que mantiene con ellos por la falta de perdón. Usted podrá decir, "Pero usted no tiene idea del mucho daño que esa persona me hizo. Esa persona destruyó mi vida".

Por eso exactamente es que usted debe perdonar a esa persona. La falta de perdón no castiga a quién le hizo daño; le castiga a usted a través del estrés y de todos sus destructivos ataques físicos y mentales. Usted puede liberarse del estrés causado por la falta de perdón, simplemente perdonando.

Cuando encuentro situaciones en mi propia vida en las que perdonar es necesario, pero difícil, yo simplemente reflexiono en como se sintió Cristo en la cruz. Él me perdonó y le perdonó a usted – pero Su perdón hacia nosotros fue de todo menos fácil. Pídale que lo ayude a perdonar. El nunca le fallará.

Es vital que usted aprenda a practicar el poder del perdón. Marcos 11:25-26 dice: "Cuando estéis orando, perdonad, si tenéis algo contra alguno, para que también vuestro Padre que está en los cielos os perdone a vosotros vuestras ofensas...porque si vosotros no perdonáis, tampoco vuestro Padre que está en los cielos os perdonará vuestras ofensas".

Hay estudios que demuestran que las personas que expresan su enojo tienden a tener la presión arterial más baja. Por esta razón, es muy importante que perdonemos y dejemos ir estas mortales emociones antes que ellas tengan una oportunidad de echar raíces y destruir su salud.

Caminando en el poder del amor

Uno de los más grandes poderes disponibles para usted es el poder del amor. Es verdaderamente sobrenatural y puede salvar aún la situación más amarga. La Biblia dice que el amor nunca falla (vea Corintios 13:8).

Cristo nos ha ordenado que caminemos en amor y disfrutemos el poder del amor en nuestras vidas: "Un mandamiento nuevo os doy: Que os améis unos a otros; como yo os he amado, que también os améis unos a otros...En esto conocerán todos que sois mis discípulos, si tuviereis amor los unos con los otros", (Juan 13:34-35).

El poder del amor puede liberarlo del miedo, donde muchas veces se arraiga el estrés.

> "En el amor no hay temor, sino que el perfecto amor echa fuera el temor."
>
> — 1 Juan 4:18

Dando amor

¿Se siente usted solo (a) y necesitando amor? Todos necesitamos amor. Usted puede que encuentre que una maravillosa manera de rodear su vida de amor es teniendo una mascota cariñosa. Cuando usted llegue del trabajo, siempre estará ahí, esperando, ansiosa de verle y siempre a su lado. Usted podrá encontrar que sosteniendo su cariñoso animal en su regazo se disolverá el estrés de su difícil día.

Cuando usted ama, no puede ser egoísta, porque el amor tiene que ser entregado. Y una de las mejores maneras de reducir su estrés es dar y recibir amor. Haga todos los esfuerzos posibles por entregar el puro amor de Dios. Abrace a su cónyuge o un amigo, agarre su niño de la mano, dele una palmadita de cariño a una persona mayor. Exprese frecuentemente el amor de Cristo, y pida a Dios por oportunidades para entregar Su amor a otros.

El regalo de la risa

Uno de los más grandes regalos que usted puede cultivar en su vida es el de la risa. Es imposible tener un corazón alegre mientras permanece lleno de resentimientos y enfado. Aprenda a practicar tener un corazón alegre. La Biblia dice que eso trabaja como una medicina: "El corazón alegre constituye buen remedio," (Proverbios 17:22).

La risa libera químicos en el cerebro que le pueden ayudar a aliviar el dolor y crear una sensación de bienestar. La risa también fortalece el corazón, pulmones y músculos. De hecho, Norman Cousins se refirió a la risa como "el trotar internamente". [3] Sólo veinte segundos de risa producen un intercambio de oxígeno equivalentes a unos veinte minutos de ejercicios aeróbicos.

Yo creo que la risa es la mejor medicina para aliviar el estrés y la hipertensión. Si usted está deprimido o con estrés, o si tiene la presión alta, aprenda a reír. Cultive la risa en su vida. Vea películas cómicas, mire programas de televisión que sean sanamente cómicos, haga chistes, consiga libros de chistes y lea la sección cómica del periódico. La risa es verdaderamente la mejor medicina para sobreponerse al estrés.

Conclusión

Confío en que para este momento usted haya comprendido que la hipertensión no es una sentencia de muerte. Yo creo que usted se sobrepondrá a la presión alta y pasará a desarrollar un nuevo estilo de vida, de muchas maneras.

Es muy importante seguir los principios de buena salud desarrollados por Dios. Pero es mucho más importante el conocer y seguir a Jesuscristo. Si toda esta discusión sobre el amor de Dios le parece algo vago y distante a usted, me gustaría invitarle a que conozca a Cristo de una manera más personal. Todo lo que tiene que hacer es orarle a Él, pedirle perdón por sus pecados e invitarlo a que entre en su corazón y en su vida. Él esta muy cerca de usted ahora mismo. Está solamente a una oración de distancia. Conocerlo es el mayor privilegio y bendición que usted podrá experimentar jamás. ¿Por qué no ora conmigo ahora mismo?

Una oración de Cura Bíblica
para usted

Amado Jesús, me gustaría conocerte mejor, conocer el poder de tu amor y el de tu presencia en mi vida. Te doy mi corazón y mi vida, y te pido que perdones todos mis pecados. Enséñame a caminar a tu manera, según tu maravillosa sabiduría y todopoderosa gracia. Te doy gracias por haber muerto para salvarme y curarme. En tu nombre, Amén.

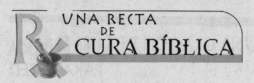

UNA RECTA
DE
CURA BÍBLICA

¿Cómo planea usted empezar a cultivar un corazón alegre? (circule una):

Leyendo libros cómicos

Haciendo chistes

Mirando películas cómicas

Todas las respuestas de arriba

Si usted dijo la oración pidiendo a Cristo en su corazón, escriba ahora su propia oración agradeciéndole haberlo salvado.

_____

_____

_____

_____

_____

_____

_____

_____

_____

_____

Conclusión

Usted tiene ahora un poderoso plan para combatir la presión alta que envuelve a toda su persona – cuerpo, mente y espíritu. La sabiduría que usted ha recibido a través de este librito no es mía. Viene de Dios, de Su Palabra y del conocimiento que Él ha suministrado para ayudarle a vivir bien y saludable. Ahora esta cura bíblica le pertenece a usted.

Según usted comience a hacer cambios en su estilo de vida, nunca olvide el poder de la oración para cambiar su vida. Dios está siempre tan cerca como una oración hecha en susurro. Ore a menudo durante su día, pidiéndole a Jesús que le ayude en cada circunstancia. Él no le defraudará. Saque fuerzas de Su maravillosa Palabra cada día. Por fe yo creo que usted caminará en divina salud a partir de hoy. ¡Sus mejores días le esperan!

— Don Colbert, M.D.

Notas

Capítulo 3
Desarrollando fuerza a través del ejercicio y cambios de estilo de vida

1. Colegio Americano de Medicina Deportiva, "Posición Hipertensión," Ejercicios Deportivos de Ciencia Médica 10 (1993): I-x

2. "La Actividad Física y la Salud: un Reporte del Cirujano General, Atlanta," Departamento de Salud y Servicios Humanos de Estados Unidos, Centros para Control y Prevención de Enfermedades, Centro Nacional para la Prevención de Enfermedades Crónicas y la Promoción de Salud (1996).

3. R. R. Pate et al., "Actividad Física y la Salud Pública", *Jornal de la Asociación Médica Americana* 273 (1995): 402-407

Capítulo 4
Desarrollando fuerza a través de suplementos nutricionales

1. M. J. Stampfer et al., "Consumo de Vitamina E y el Riesgo de Enfermedades Coronarias en la Mujer," *New England Journal of Medicine* 328 (1993) 1430.

2. O. S. de Santos et al., "Efectos de Preparaciones de Polvo de Ajo y Aceite de Ajo en los Lípidos de la Sangre, Presión Sanguínea y Bienestar," BR J Res 6 (1995): 91-100

3. F. C. Luft et al., "Consumo de Sodio e Hipertensión Esencial," Hipertensión 4(5) (1982): 14-19.

Capítulo 5
Desarrollando a través de una fe dinámica

1. Hans Selye, *El Estrés de la Vida* (New York: McGraw-Hill, 1956)

2. T. Pickering, "Tensión e Hipertensión", *Jornal de la Asociación Médica Americana* 370 (1993): 2494

3. Norman Cousins, *Anatomía de una Enfermedad según Percibida por el Paciente* (New York: Bantam, 1981).

El Dr. Don Colbert nació en Tupelo, estado de Mississippi. Estudió en la Escuela de Medicina Oral Roberts, de Tulsa, Oklahoma, donde recibió el título de Bachiller Universitario en Ciencias con especialidad en biología, además de su título de medicina. El Dr. Colbert realizó su interinato y residencia en el Florida Hospital de Orlando, estado de la Florida. Ha sido certificado para la práctica familiar, y ha recibido un extenso adiestramiento en medicina nutricional.

Si desea más información
acerca de la sanidad natural y divina,
o información acerca de
los *productos nutricionales Divine Health*®,
puede comunicarse con el Dr. Colbert
en la siguiente dirección:

Dr. Don Colbert
1908 Boothe Circle
Longwood, FL 32750
Teléfono 407-331-7007

La página del Dr. Colbert en la web es
www.drcolbert.com

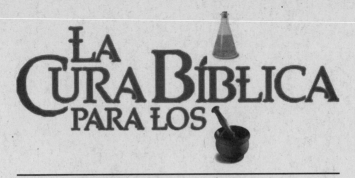

LA CURA BÍBLICA PARA LOS

DOLORES DE CABEZA

VERDADES ANTIGUAS,

REMEDIOS NATURALES Y LOS

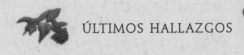

ÚLTIMOS HALLAZGOS

PARA SU SALUD

DON COLBERT, DR. EN MED.

LIBRO 8

¡Descubra la esperanza de sanarse!

Usted no ha pasado aún por ningún dolor ni problema que el poder de Dios no pueda sanar. La Biblia dice: "Y recorrió Jesús toda Galilea, enseñando en las sinagogas de ellos, y predicando el evangelio del reino, y sanando toda enfermedad y toda dolencia en el pueblo. Y se difundió su fama por toda Siria; y le trajeron todos los que tenían dolencias, los afligidos por diversas enfermedades y tormentos, los endemoniados, lunáticos y paralíticos; y los sanó" (Mateo 4:23-24).

Aunque toda su vida lo hayan estado molestando fuertes dolores de cabeza, le tengo una buena noticia. El poder de Jesucristo no ha cambiado. Él sigue estando tan vivo y siendo tan real como cuando caminaba por las orillas del mar de Galilea. Si eso no basta para abrumarlo, le tengo más aún. Dios lo ama más de lo que usted se pudiera imaginar jamás, y le preocupa todo lo que tiene que ver con usted. Ciertamente, eso sí que es una buena noticia.

El plan de Dios para su vida no tiene lugar para las penosas distracciones de los dolores de cabeza. En este librito descubrirá la cura bíblica para sus dolores de cabeza, de manera que pueda vivir en la perfecta voluntad de Dios: libre de esos dolores.

Tanto si sufre de dolores ligeros de cabeza de vez en cuando, y se pueden aliviar tomando medicamentos para el dolor de los que se compran sin receta, como si sufre de esos ataques de dolor que lo incapacitan, y que nada parece aliviar, usted no está solo. Son aproximadamente el setenta por ciento de los estadounidenses los que toman analgésicos por lo menos una vez al mes para sus dolores de cabeza.[1] Casi cincuenta millones de personas al año buscan ayuda médica para el alivio de sus dolores de cabeza.[2]

Toda sanidad procede de Dios. El médico vendará la herida, pero sólo el Gran Médico la puede sanar. En este libro voy a explicar los dolores de cabeza más corrientes y le voy a proporcionar ayuda tanto natural como espiritual para que sane de ellos.

Una nueva y atrevida estrategia

No se resigne a tener dolores de cabeza una y otra vez. Dios quiere que quede sanado de ellos y libre para llevar una vida abundante. Hay esperanza si sigue unos pasos sencillos y prácticos de cura bíblica para eliminar los dolores de cabeza por medio de una buena nutrición, ejercicio, vitaminas y suplementos, y da los pasos espirituales necesarios a través de las Escrituras y la oración para mantener una actitud sana y libre de tensiones.

En este librito sobre cura bíblica usted:

*Va a descubrir el plan divino de salud
para el cuerpo, el alma y el espíritu
por medio de la medicina moderna, una buena
nutrición y el poder medicinal
de las Escrituras y la oración.*

En cada capítulo va a descubrir los pasos prácticos que debe dar:

Cuando usted aprenda lo que son los dolores de cabeza, comprenda sus causas y dé los pasos prácticos y positivos que se detallan en este librito, no sólo los eliminará de su vida, sino que llevará una vida más valiosa y abundante, tal como la prometió Jesús cuando dijo: "Yo he venido para que tengan vida, y para que la tengan en abundancia" (Juan 10:10). Dios lo sanará de sus dolores de cabeza y lo liberará de sus ansiedades, tensiones y preocupaciones.

— Don Colbert, M. D.

UNA ORACIÓN DE CURA BÍBLICA PARA USTED

Le pido a Dios que lo llene de esperanza, ánimo y sabiduría a medida que vaya leyendo este libro. Que le dé la fuerza de voluntad necesaria para tomar decisiones saludables acerca de su nutrición, ejercicio y estilo de vida. Que fortalezca su decisión de dar todos los pasos necesarios para sanar de sus dolores de cabeza. Le pido al Dios que sana que lo ayude a vencer esos dolores de cabeza para que tenga una vida repleta de su paz y su tranquilidad. Amén.

Capítulo 1

Para comprender los dolores de cabeza

La sabiduría y la comprensión dan la sanidad. La Biblia dice: "La lengua de los sabios es medicina" (Proverbios 12:18). Oigamos también lo que dice el rey Salomón, el hombre más sabio de cuantos han vivido, acerca de la sabiduría: "Hijo mío, está atento a mis palabras; inclina tu oído a mis razones. No se aparten de tus ojos; guárdalas en medio de tu corazón; porque son vida a los que las hallan, y medicina a todo su cuerpo" (Proverbios 4:20-22).

El primer paso en la cura bíblica de los dolores de cabeza es adquirir sabiduría; o sea, comprenderlos por completo. Mientras camina por esta senda de sanidad, lo animo a seguir las recetas de cura bíblica que le doy al final de los capítulos. Esto lo ayudará a comprender mejor sus dolores de cabeza y hallar gran alivio de ellos. ¿Está listo para adquirir sabiduría y comprensión acerca de usted mismo, de sus dolores de cabeza y del poder sanador de Dios? Si así es, comencemos.

Comprenda los dolores de cabeza

Necesitamos comenzar descubriendo la fuente de sus dolores de cabeza. La mayoría de ellos caen bajo una de estas dos categorías primarias: migrañas y dolores causados por la tensión.

Si está pasando por unos dolores de cabeza que exigen analgésicos o algún otro tipo de atención médica, es probable que esté batallando contra dolores de cabeza por tensión, migrañas o una combinación de ambas cosas. Las migrañas pueden ser iniciadas por los dolores de cabeza por tensión, y pueden comenzar así hasta convertirse en migrañas.

Sin embargo, existen muchos otros tipos de dolores de cabeza. Los dolores de cabeza orgánicos son causados por un dolor de origen orgánico, o por otra fuente de su cuerpo que está usando el dolor de su cabeza para llamar su atención. Algunos pueden ser peligrosos, razón por la cual siempre debe acudir a su médico si tiene algún dolor serio en la cabeza.

Entre las fuentes orgánicas de los dolores de cabeza se incluyen:

- Alergias o sensibilidades
- TMJ u otros problemas dentales
- Dolores de cabeza debidos al alejamiento de la cafeína, medicamentos sin receta o medicamentos con receta
- Dolores de cabeza en grupo
- Dolores de cabeza debidos al estreñimiento

- Dolores de cabeza debidos a metales fuertemente tóxicos
- Hemorragia o aneurisma cerebral
- Meningitis
- Arteritis temporal (inflamación de la arteria temporal)
- Glaucoma
- Trauma grave (hematoma subdural)
- Tumores e infecciones en el cerebro
- Alta presión arterial

Hablaremos de todos estos dolores de cabeza en este librito, pero nos ocuparemos primordialmente de los dolores de cabeza por tensión y las migrañas.

¿Qué le está causando esos dolores de cabeza?

¿Sabe de dónde proceden esos dolores de cabeza? La mayoría de la gente no lo sabe. Muchos piensan que sus dolores de cabeza se originan en el propio cerebro. Pero el cerebro no puede sentir dolor, puesto que dentro de él no hay nervios sensitivos al dolor. Por tanto, los dolores de cabeza suelen comenzar en alguna fuente externa al cerebro. Con frecuencia, el dolor se origina en los nervios que van a los músculos y vasos sanguíneos situados alrededor del cuero cabelludo, el cuello y la cara. También puede proceder de los dientes, los senos nasales, los ojos, los oídos, las mandíbulas y los canales de las raíces dentales.

Nuestro cerebro recibe de los nervios estos estímulos dolorosos y nosotros los percibimos como dolor. Dios ha puesto en nuestro cuerpo una asombrosa red de fibras nerviosas que conectan todas sus partes a la espina dorsal. Ésta a su vez está conectada con el cerebro.

Comparto el asombro del salmista cuando escribe: "Porque tú formaste mis entrañas; tú me hiciste en el vientre de mi madre. Te alabaré; porque formidables, maravillosas son tus obras; estoy maravillado, y mi alma lo sabe muy bien" (Salmo 139:13-14).

Cada vez que usted recibe un estímulo doloroso, como el de que alguien le pise un dedo del pie, la información es llevada por los nervios a la espina dorsal, y de allí al cerebro. En el cerebro, es transmitida de una célula a la siguiente por medio de las sinapsis. Entonces, usted aparta con rapidez el pie del estímulo doloroso: la persona que le está pisando el dedo.

Las migrañas

Las migrañas son causadas por la dilatación de los vasos sanguíneos que hay en la cabeza. Lo típico es que afecten sólo un lado de la cabeza, y es frecuente que vengan acompañadas de náuseas o vómitos. Muchas personas que sufren de migrañas pueden ver su árbol genealógico y ver las ramas repletas de personas que han sufrido de migrañas. Alrededor del diez por ciento de los hombres y el veinte por ciento de las mujeres han tenido migraña en algún momento de la vida. Sin embargo, el setenta y cinco por ciento de los pacientes con migraña eran mujeres.[1] Las migrañas pueden comenzar desde la adolescencia.

Hay tres tipos de migrañas:

- La migraña común, que afecta al 80% de los que sufren de migraña
- La migraña clásica, que sólo afecta al 10%
- La migraña complicada, que afecta a otro 10%

La *migraña común* es muy parecida a la clásica, pero sin un aura visual asociada a ella. Suele durar más tiempo, y las nauseas y vómitos que la acompañan son peores.

La *migraña clásica* sigue a un aura, o breve episodio de síntomas como los mareos y las perturbaciones visuales. Las perturbaciones visuales más comunes son centelleos de luces y líneas onduladas.

La *migraña complicada* puede no tener dolor asociado a ella, pero puede tener en cambio señales neurológicas como visión doble, desequilibrios, mareos, problemas al hablar y otras señales y síntomas neurológicos, como la insensibilidad o la debilidad de una extremidad, o de un lado de la cara.

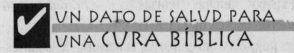

UN DATO DE SALUD PARA UNA CURA BÍBLICA

Las migrañas se pueden heredar

Si ambos padres sufren de migrañas suele haber un setenta y cinco por ciento de posibilidades de que el hijo también sufra de ellas. Si uno de los padres las tiene, el hijo tiene un cincuenta por ciento de posibilidades de desarrollar migrañas.[2]

Los síntomas de la migraña

Por lo general, los dolores de la migraña se sienten como unas palpitaciones, pulsaciones o golpes dolorosos detrás de un ojo. Las luces y los ruidos suelen agravar las migrañas. Movimientos como el de inclinarse también la agravan. La persona que está sufriendo de migraña se retira a un lugar silencioso y oscuro para acostarse.

La migraña puede pasar de un lado al otro de una migraña a la siguiente. También se puede presentar siempre detrás del mismo ojo. Las migrañas son dolores de cabeza vasculares, diferentes a las jaquecas por tensión que son resultado de las contracciones musculares.

> E invocó Jabes al Dios de Israel, diciendo: ¡Oh, si me dieras bendición, y ensancharas mi territorio, y si tu mano estuviera conmigo, y me libraras de mal, para que no me dañe! Y le otorgó Dios lo que pidió.
> – *1 Crónicas 4:10*

Existen muchas teorías diferentes acerca de la causa de las migrañas. Sin embargo, la mayoría de los investigadores piensan que son causadas por vasos sanguíneos que se contraen y después se dilatan. Estas contracciones y dilataciones son las que producen las palpitaciones, pulsaciones y golpes. El aura que acompaña a las migrañas también es consecuencia de la contracción de los vasos sanguíneos.

Otra teoría sugiere que los que padecen de migraña tienen deficiencia de la sustancia química llamada serotonina, sobre todo durante un episodio de migraña. Otra teoría sugiere que las migrañas se deben a la estimulación neurológica de los vasos sanguíneos, mediada por los neurotransmisores conocidos como epinefrina y serotonina.

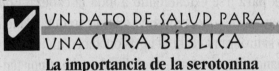

UN DATO DE SALUD PARA UNA CURA BÍBLICA

La importancia de la serotonina

El aumento en los niveles de serotonina puede llevar al alivio de las migrañas crónicas. La información se transmite en el cerebro de célula en célula por medio de sinapsis. No obstante, el mensaje cruza la sinapsis a través de unas sustancias químicas llamadas neurotransmisores. La serotonina es uno de ellos.

Puesto que las personas con migraña tienen bajo el nivel de serotonina del cerebro, al aumentar este nivel, es posible que obtengan alivio inmediato. Ésta es una de las razones por las cuales el medicamento popular para los dolores de cabeza llamado Imitrex alivia estas dolorosas jaquecas. El Imitrex se une con los receptores de serotonina e imita los efectos de la serotonina. La serotonina también puede producir un estado de relajamiento, aun en momentos de gran tensión.

13

Los dolores de cabeza por tensión

Casi todo el mundo ha experimentado un dolor de cabeza por tensión en algún momento. Con mucho, son los más corrientes, hasta llegar a ser el noventa por ciento del total.

Se puede describir el dolor de cabeza por tensión como un dolor continuo y sordo que suele comenzar en la parte posterior de la cabeza y el cuello o en la frente, para irse extendiendo a toda la cabeza. Con frecuencia, los que sufren de ella dicen que sienten como si tuvieran la cabeza aprisionada en un torno.

Cuando la persona tiene dolor de cabeza por tensión, también suele tener dolor de cuello. Hasta es posible que sienta unos nudos en la parte superior de la espalda, la parte inferior de la cabeza y la nuca, causados por unos músculos fuertemente contraídos. Con frecuencia, los dolores de cabeza por tensión son causados por las tensiones o las malas posturas. El hecho de permanecer sentado en la misma posición ante un escritorio o tras el timón de un auto durante un período prolongado los puede causar.

Es frecuente que los dolores de cabeza por tensión se produzcan durante los períodos más tensos en la vida de la persona. Hay otros tensores, como el sueño inadecuado, las alergias a alimentos, el estreñimiento, una dieta pobre, los cambios hormonales, y emociones reprimidas como la ira, la amargura, el resentimiento, el temor y la falta de perdón, que los pueden causar. El estrés y la tensión causan que los músculos, sobre todo en la parte superior de la espalda y en la nuca, se contraigan. Cuando los músculos se fatigan en exceso, comienzan los espasmos, que llevan a su vez a presiones en los nervios y dolores de cabeza.

Algunas personas son muy sensibles al dolor, mientras que otras pueden soportar bastante sin sentirse incómodas. Los que han estado sumamente enfermos durante largos períodos de tiempo suelen ser sensibles hasta a los dolores más pequeños.

La luz roja de su cuerpo

Es muy importante que su cuerpo interprete correctamente los mensajes de dolor. Si usted se quemara una mano con una estufa caliente y el cerebro no le enviara una señal de dolor, dejaría la mano en la estufa por demasiado tiempo, hasta tener quemaduras graves. ¿Y si quedara bloqueado el camino entre las fibras del dolor y los neurotransmisores que llevan el mensaje a través de las células cerebrales? La interpretación de su cerebro podría quedar obstaculizada, y la consecuencia sería un daño mayor para su cuerpo.

Por ejemplo, en el panel de su auto comienza a parpadear una luz roja de advertencia. Si usted responde buscando la caja de fusibles y desconectando la luz, pero no corrige el problema que tiene el motor, podría terminar destruyendo ese motor.

> La luz de los ojos alegra el corazón, y la buena nueva conforta los huesos.
> – *Proverbios 15:30*

Su cuerpo reacciona de la misma forma con respecto

15

al dolor. Si comienza a sentir dolor, pero todo lo que hace es apagar el estímulo doloroso parcial o totalmente, de tal manera que el cerebro no puede interpretar adecuadamente el mensaje, podría terminar haciéndole a su cuerpo más daño que bien.

Su dolor de cabeza es la forma en que su cuerpo le dice que hay algo que anda mal, de manera que usted pueda actuar como corresponde. Cuando le entra dolor de cabeza, ¿se toma un Tylenol, una aspirina, un Advil o un ibuprofeno y sigue adelante en lo que estaba haciendo? Si hace esto día tras día, podría estar desconectando la luz de advertencia que está parpadeando para hacerle ver que su cuerpo tiene un problema. ¿Qué le está diciendo esta señal de advertencia? ¿Necesita prestar más atención a lo que come, bebe o incluso piensa? ¿Le está costando demasiado caro el estrés? ¿Está rechinando los dientes por la noche? ¿Ha estado ignorando un problema de estreñimiento o de alergia? Y la mala postura o la falta de ejercicio; ¿qué le está tratando de decir su cuerpo?

¿Son las toxinas el problema?

Tal vez no lo haya pensado, pero es posible que el estreñimiento sea la causa de sus dolores de cabeza. El estreñimiento es una situación del cuerpo en la cual el excremento es muy duro y la eliminación de los intestinos es poco frecuente. Usted debe tener por lo menos un movimiento intestinal al día.

Cuando usted está estreñido, las toxinas permanecen en su cuerpo y son absorbidas de nuevo en el torrente sanguíneo, desatando dolores de cabeza y otros síntomas. Los productos de desecho, sobre todo las proteínas, se pueden corromper, descomponer y podrir en el intestino grueso. Cuando se pudren los desperdicios en el intestino grueso, también se producen venenos.

¿Se imagina que hay personas que no tienen movimientos intestinales en tres días, y hasta en siete? Con la pudrición de todo ese material de desperdicio, produciendo toxinas y reabsorbido de nuevo en el torrente sanguíneo, no es de extrañarse que muchas de estas personas tengan dolores de cabeza.

> Bendice, alma mía, a Jehová, y bendiga todo mi ser su santo nombre. Bendice, alma mía, a Jehová, y no olvides ninguno de sus beneficios. Él es quien perdona todas tus iniquidades, el que sana todas tus dolencias; el que rescata del hoyo tu vida, el que te corona de favores y misericordias; el que sacia de bien tu boca de modo que te rejuvenezcas como el águila.
> – *Salmo 103:1-5*

El hígado intenta destoxificar estos venenos y toxinas. El hígado es como un gran filtro, de manera que destoxifica y procesa las toxinas para eliminarlas por los riñones. Sin embargo, puede llegar a estar tan rebosado con estos venenos, que se convierta en tóxico él mismo.

El hígado destoxifica el cuerpo en dos fases, llamadas destoxificación fase uno y fase dos. En la destoxificación fase uno, se le añade oxígeno a la toxina. Estas moléculas tóxicas reciben el nombre de radicales libres. En la toxificación fase dos, la toxina es convertida en una forma soluble en agua, que se puede expulsar del cuerpo. Mientras ambas fases trabajen al unísono, se impide que las toxinas dañen otras zonas del cuerpo.

Pero cuando el cuerpo está sobrecargado de toxinas, como sucede en el estreñimiento crónico, la fase uno produce radicales libres con más rapidez de la que tiene la fase dos para destoxificarlos, convirtiéndolos en formas solubles en agua. Entonces, los radicales libres escapan a la sangre y crean un inmenso estrés oxidante en el cuerpo, que lleva a la fatiga, los dolores de cabeza y las enfermedades degenerativas.

Además, si el hígado llega a rebosar de materiales tóxicos, se vuelve incapaz de regular con eficacia la conversión de energía almacenada en azúcar para la sangre. Esto lleva a un bajo nivel de azúcar en la sangre, lo cual es una forma poderosa de desatar dolores de cabeza.

Una de las preguntas más importantes que se le pueden hacer a una persona con dolores de cabeza crónicos es: "¿Con cuánta frecuencia tiene usted movimientos intestinales?"

Si le responde: "Una vez a la semana", puede estar seguro de que el estreñimiento es un factor de importancia en la causa de sus dolores de cabeza.

Si usted no puede tener movimientos intestinales

todos los días, comience a tomar por lo menos dos litros de agua diarios. Tome un suplemento de fibra como semillas de psyllium (plantago o ispagula), semillas de linaza molidas o salvado de avena. También puede tomar una bebida de clorofila como el Superfood de Divine Health o un suplemento de magnesio, como el citrato de magnesio, para regular los movimientos intestinales.

¿Procede de los metales la intoxicación de su cuerpo?

Si su cuerpo está intoxicado a causa de una acumulación de metales pesados durante toda su vida, tal vez sea esto lo que cause sus dolores de cabeza. Es probable que estemos viviendo en los tiempos más tóxicos que la tierra haya conocido jamás. Tenemos toxinas en el agua, en la comida y en el aire. Muchas de estas toxinas contienen metales pesados como el cadmio, que se halla en el humo de cigarrillo. Los vapores de los tubos de escape que usted inhala a diario mientras va en auto al trabajo también contienen metales pesados. Su cuerpo se puede envenenar con el aluminio procedente de las cazuelas y sartenes de aluminio, los antiácidos, los antiperspirantes y las latas de aluminio. El plomo se halla en los escapes industriales, las pinturas y los tintes de pelo. Y el arsénico aparece en el humo de los cigarrillos y en los pesticidas.

El mercurio, el níquel, la plata y la lata son los metales que más suelen estar presentes en los empastes de plata. El mercurio, que constituye al menos el cincuenta por ciento de un empaste de plata, es uno de los elementos más tóxicos de la tierra. Es posible que sea el más tóxico de los metales, y sin embargo, se ha estado usando en empastes de plata durante cerca de ciento cincuenta años.

Cuando masticamos, o cuando bebemos líquidos calientes, los empastes de los dientes liberan vapores de mercurio. Con el tiempo, estos empastes de plata se pueden comenzar a descomponer gradualmente, y a liberar más mercurio aún en nuestro sistema. El mercurio y el plomo son neurotóxicos, lo cual significa que en realidad son tóxicos para los tejidos nerviosos. Esto puede causar dolores de cabeza, falta de concentración al pensar y otros síntomas neurológicos.

Los dolores de cabeza
que significan que hay problemas

Alrededor del uno por ciento de los dolores de cabeza son consecuencia de algún problema orgánico.[3] Existen más de trescientas enfermedades diferentes que pueden causar dolores de cabeza orgánicos. Entre las más serias están las hemorragias cerebrales, los tumores cerebrales, la meningitis, la arteritis temporal, el glaucoma, los traumas en la cabeza y las infecciones. Puesto que es crítica una rápida intervención médica en el tratamiento de todos estos tipos de dolores de cabeza, usted debe estar alerta a las señales de advertencia, y consultar de inmediato a su médico si las ve aparecer.

Las señales de advertencia de los dolores de cabeza orgánicos

- Los dolores de cabeza acompañados de fiebre, rigidez en el cuello, vómitos y náuseas pueden indicar la presencia de meningitis, y los debe evaluar un médico de inmediato.
- Un fuerte dolor de cabeza repentino, peor que cuantos haya tenido antes, y que puede estar asociado a algún exceso físico, se puede deber a la ruptura de un aneurisma o a una hemorragia cerebral. Vaya enseguida a la sala de urgencias.
- Los dolores de cabeza asociados con síntomas neurológicos como la confusión mental, la dificultad al hablar, la pérdida de la memoria, las convulsiones, la debilidad, el embotamiento, la visión doble o perturbación de la vista, la pérdida de sensación, la pérdida del control de una extremidad y los problemas de equilibrio pueden ser señal de un tumor cerebral o de un ataque de apoplejía.
- Los dolores fuertes de cabeza y las molestias en la cabeza que comienzan después de los cincuenta años o a edad muy temprana deben ser evaluados por un médico.
- Los dolores de cabeza asociados con un trauma en la cabeza deben ser examinados por su médico.
- Los dolores de cabezas que se van haciendo cada vez más fuertes, duran más y aumentan en frecuencia, necesitan que se los examine.

- Los dolores de cabeza que aparecen de repente en una persona sin historial previo de estos dolores, necesitan que los evalúe un médico.
- Los dolores de cabeza asociados con la confusión y la pérdida de memoria, una intensa presión en los ojos, ojos enrojecidos, un fuerte dolor pulsante detrás de los ojos y en la frente, y con efectos visuales como el de ver halos alrededor de las luces, son señales de glaucoma, y los debe evaluar inmediatamente un oftalmólogo.

Por fortuna, estos dolores de cabeza orgánicos son relativamente raros; en realidad sólo constituyen el uno por ciento del total. No obstante, usted necesita conocer estas señales de advertencia, y consultar a un médico enseguida si experimenta alguno de ellos.

Pídaselo a Dios

El aumento de endorfinas en el cerebro ayuda a disminuir los dolores de cabeza en su vida. El plan divino de cura bíblica consiste en disminuir su estrés y sus preocupaciones al mismo tiempo que aumentan su risa, su gozo y su amor. Cuando ore, pídale a Dios que lo llene de su amor y de su gozo. Reclame esta promesa para su vida: "Hasta ahora nada habéis pedido en mi nombre; pedid, y recibiréis, para que vuestro gozo sea cumplido" (Juan 16:24).

UNA ORACIÓN DE CURA BÍBLICA
PARA USTED

Señor, dame discernimiento para comprender las causas de mis dolores de cabeza. Ayúdame a comprender todas las maneras que tienes de sanar. Dame a conocer de verdad tu amor y tu interés por mí, y por todo lo que a mí se refiere. Ayúdame a tener el valor y la disciplina necesarios para hacer todo cuanto necesito hacer a fin de ser buen administrador del cuerpo saludable que tú me has dado. Amén.

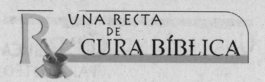
Describa los síntomas de sus dolores de cabeza.

_____

_____

Ahora que ha descubierto algunas de las causas posibles de sus dolores de cabeza, escriba las categorías en las que le parece que caben esos dolores de cabeza.

_____

_____

Escriba una oración en la que ponga sus dolores de cabeza en las manos de Dios y le pida su poder sanador para liberarlo de ellas.

_____

_____

Capítulo 2

Halle sanidad por medio del ejercicio y la relajación

En la Biblia aparecen muchas formas de sanidad. En ciertos pasajes de las Escrituras hay quienes reciben la sanidad sin esfuerzo alguno. En cambio hay otros en los que la persona necesita hacer un verdadero esfuerzo. Veamos la historia de una mujer muy tenaz:

> Pero una mujer que desde hacía doce años padecía de flujo de sangre... cuando oyó hablar de Jesús, vino por detrás entre la multitud, y tocó su manto. Porque decía: Si tocare tan solamente su manto, seré salva. Y en seguida la fuente de su sangre se secó; y sintió en el cuerpo que estaba sana de aquel azote.
> — Marcos 5:25, 27-29

Aquella valiente mujer se abrió paso entre la multitud que rodeaba a Jesús, usando su esfuerzo y su decisión para obtener la sanidad. Usted puede hacer lo mismo. Tal vez le cueste un poco más de trabajo, pero la salud y la sanidad bien lo valen.

Este plan de cura bíblica está pensado para ayudarle a superar los factores físicos que pudieran estar causando sus dolores de cabeza. Dios espera de usted que sea buen mayordomo (o administrador) del cuerpo que Él le dio, y busque en Él la fortaleza, la disciplina y la tenacidad que necesita. Y cuando, como esta mujer de la Biblia, haya hecho todo lo que puede, entonces espere de Dios el resto con fe. Aquella mujer que se abrió paso entre la multitud para tocar a Jesús no salió desilusionada; tampoco usted.

> Porque no nos ha dado Dios espíritu de cobardía, sino de poder, de amor y de dominio propio.
> *– 2 Timoteo 1:7*

El primer paso de la cura bíblica comprende ejercicio y relajamiento. Veamos.

Elimine sus tensiones con ejercicios

Imagínese que aprieta el puño muy fuerte durante uno o dos minutos, hasta que se le desarrolla un espasmo en la mano. Así es como funcionan los dolores de cabeza por tensión. El exceso de estrés durante bastante tiempo puede causar espasmos en los músculos llamados trapecios, que se hallan en la parte superior de la espalda. Cuando tenemos una mala postura, o permanecemos en una misma posición durante un período prolongado, nos podemos estar causando dolores de cabeza por tensión. La artritis en el cuello y la espalda también puede hacer que sus músculos se pongan tensos y comiencen a sufrir espasmos, lo cual da por consecuencia un fuerte dolor de cabeza. La mayoría de la gente toma Tylenol, aspirina, medicamentos antiinflamatorios u otros analgésicos cuando se les desarrollan dolores de cabeza por tensión. Sin embargo, estos dolores no son causados por una deficiencia de aspirina o de Tylenol. Generalmente, su causa primaria es el estrés.

Los ejercicios pueden reducir de forma drástica el efecto de estos espasmos musculares. Por tanto, el primer paso en la cura bíblica de los dolores de cabeza consiste en aprender a relacionarse con el estrés por medio del ejercicio.

El estrés es también el factor que contribuye más fuertemente a las migrañas. Aunque un dolor de cabeza por tensión puede desatar en realidad una migraña más dolorosa aún, el estrés también funciona de otras formas en el proceso de la migraña.

¿Está usted estresado?

Muchos expertos piensan que cerca del cincuenta por ciento de las migrañas son provocadas por sucesos y situaciones estresantes.[1] ¿Está usted estresado? Son muchas las situaciones que pueden provocar las migrañas. ¿Con qué situaciones estresantes se está enfrentando en el presente? Entre las tensiones que suelen provocar migraña se incluyen las matrimoniales, las económicas, las relacionadas con el trabajo, los exámenes y la obligación de hablar en público. La depresión, la frustración o el no poder estar a la altura de las expectaciones que nosotros mismos nos hemos impuesto también tienen gran poder para provocar las migrañas.

El estrés hace que se libere adrenalina en su torrente sanguíneo, lo cual prepara a su cuerpo para "luchar o huir". La adrenalina también hace que se contraigan los vasos sanguíneos. Al disminuir los niveles de adrenalina, lo más probable es que los vasos se dilaten, lo cual puede provocar una migraña.

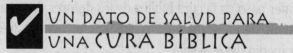

UN DATO DE SALUD PARA UNA CURA BÍBLICA

Los analgésicos que hay en su cuerpo

¿Ha oído hablar alguna vez de un jugador de fútbol o de baloncesto que ha llegado hasta el final del juego con una pierna rota? Esto sucede. Le voy a explicar cómo.

Su cerebro procesa unas sustancias químicas muy parecidas a la morfina, y éstas reducen drásticamente la cantidad de dolor que usted siente. Estas increíbles sustancias reciben el nombre de endorfinas. Las endorfinas pueden aliviar los estímulos de dolor, e incluso eliminarlos por completo.

Hay ciertas emociones y actividades que estimulan estas poderosas sustancias analgésicas. Una de las actividades más comunes es el ejercicio aeróbico regular, como correr, montar bicicleta o nadar. Por eso oímos hablar de un fenómeno llamado "punto alto del corredor". Muchos corredores experimentan un aumento de endorfina en el cual no sienten dolor, y en realidad se sienten eufóricos, gracias a las endorfinas liberadas en su cuerpo.

De la misma forma que ciertas condiciones del cuerpo hacen que aumente el nivel de endorfinas, también hay otras que reducen su producción. La más común es la depresión. Es interesante que las personas que tienen dolores de cabeza continuamente suelan también sufrir de depresiones.[2]

El poder de la aeróbica

La costumbre de hacer ejercicios aeróbicos puede ayudar a evitar las migrañas. Yo recomiendo entre veinte y treinta minutos de caminar con agilidad, montar bicicleta o nadar, tres o cuatro veces por semana. Si usted camina con agilidad o realiza algún tipo de ejercicio aeróbico con constancia, notará una gran mejora en sus dolores de cabeza por tensión. La costumbre de hacer ejercicios aeróbicos también reduce grandemente los ataques de ansiedad y de depresión y alivia el estrés.

Los ejercicios elevan los niveles de endorfinas en el cuerpo. Las endorfinas son analgésicos naturales que fabrica el propio cuerpo. El ejercicio mueve la sangre por todo el cuerpo, mejorando la circulación y proporcionándoles más oxígeno a los tejidos, al mismo tiempo que saca los desperdicios de los músculos.

Ejercicios para estirarse

Puede reducir notablemente la tensión en el cuello y la espalda haciendo unos sencillos ejercicios para estirarse a lo largo de su día de trabajo. Pruebe los siguientes mientras está sentado ante su escritorio trabajando. Es muy posible que observe una verdadera mejora en el número de dolores de cabeza por tensión que experimenta.

Ponga la barbilla sobre el pecho y manténgala allí durante unos segundos. Extienda la cabeza hacia atrás y deje que se le abra la boca. Gire y mueva hacia un lado la cabeza, de manera que su oreja derecha se acerque a su hombro derecho. Gire gradualmente la cabeza totalmente a la izquierda. Repita esta maniobra, girando la cabeza en el sentido opuesto. Después rote lentamente la cabeza hasta la extrema derecha. Respire lento y profundo mientras hace estos ejercicios. Hágalo al menos tres veces por cada lado.

Levante los hombros hacia las orejas. Mantenga la posición, y después relájese. Repita este movimiento dos o tres veces más. Respire hondo mientras levanta los hombros. Después exhale mientras los baja. Repita este movimiento por lo menos tres veces.

Terapias de relajamiento

En nuestra sociedad, tan totalmente estresada, son pocos los que saben realmente cómo relajarse. Encuentre algunas formas favoritas de relajarse, puesto que el relajamiento es una de las mejores terapias para enfrentarse a los dolores de cabeza por tensión, causados por espasmos y tensiones musculares. Los masajes en la nuca son muy útiles, y también la terapia quiropráctica. He aquí algunas sugerencias para que cree su propia rutina de terapia relajante:

La aplicación de calor

Cómprese una cabeza de ducha que dé masajes, y tome una ducha tibia cuando se sienta tenso, o trate de acostarse con una manta caliente o una botella de agua caliente contra la nuca y la parte superior de la espalda. Las compresas calientes pueden aliviar en gran manera los músculos tensos y tirantes. Tal vez prefiera meterse en una bañera con agua caliente y de dos a cuatro tazas de sales Epsom. Ponga un poco de música suave y lea uno de sus libros favoritos a la luz de una vela mientras está en el agua. Si termina un día especialmente estresante de esta forma, su tensión puede desaparecer.

> Si oyeres atentamente la voz de Jehová tu Dios, e hicieres lo recto delante de sus ojos, y dieres oído a sus mandamientos, y guardares todos sus estatutos, ninguna enfermedad de las que envié a los egipcios te enviaré a ti; porque yo soy Jehová tu sanador.
> – *Éxodo 15:26*

Bolsas calientes y frías. Durante un dolor de cabeza, las bolsas calientes o frías pueden dar gran alivio. El calor aumenta el movimiento de la sangre en los músculos del cuello y ayuda a relajarlos, aliviando así los dolores de cabeza por tensión o contracción muscular. Las bolsas frías o de hielo se suelen usar para las migrañas.

Las bolsas frías pueden ayudar a detener la migraña en sus comienzos. El frío contrae los vasos sanguíneos, lo cual ayuda a evitar que la migraña progrese en su doloroso curso.

Pruebe la biorretroalimentación

Si la principal causa de sus migrañas es la tensión, pruebe la biorretroalimentación. Muchas personas que sufren de migrañas usan con éxito este mecanismo para evitar las migrañas, y también reducir su intensidad y duración.

La biorretroalimentación lo puede ayudar a relajar los músculos y aumentar la temperatura de sus manos. Aunque esto parezca poco importante, no lo es. Indica que ha mejorado su circulación, lo cual significa que los vasos sanguíneos contraídos se han relajado; el alivio de la presión en los vasos sanguíneos de la cabeza lo ayuda a superar su dolor de cabeza. Puede llamar al hospital de su localidad o a su médico para que le informen sobre la manera de comenzar un programa de biorretroalimentación como parte del tratamiento de los dolores de cabeza.

Pruebe a respirar hondo

La práctica de la respiración profunda junto con la costumbre de hacer ejercicios ayuda a oxigenar el cuerpo, darles masaje a los órganos, aliviar la tensión de la nuca, los hombros y la espalda, y mejorar la postura.

Aprenda a hacer respiración abdominal. Acuéstese

boca arriba y póngase un libro sobre el abdomen. Respire hondo y saque el estómago, haciendo que se levante el libro. Éste es uno de los mejores métodos para aliviar el estrés, con lo que se evitan las migrañas.

La acupresión

La acupresión es un tratamiento eficaz para muchos pacientes con dolores de cabeza. El punto de acupresión más eficaz para aliviar la tensión y las migrañas se halla en la red que hay entre el pulgar y el índice en el reverso de la mano derecha. Ponga el pulgar y el índice en este punto y vaya presionando hasta que halle el punto suave. Apriete este punto entre veinte segundos y un minuto. Haga esto mismo también en la otra mano.

La mayoría de las personas se comienzan a relajar cuando hacen presión en este punto, lo cual a su vez las ayuda en el alivio de los dolores de cabeza. No obstante, si es usted una mujer embarazada, evite esta maniobra.

También puede hacer presión en los puntos inductores o los músculos endurecidos en la espalda y la nuca, para aliviar los dolores de cabeza debidos a la tensión. Un amigo o su cónyuge puede hacer presión sobre estos puntos inductores con el pulgar (aplicando una presión bien firme) durante uno o dos minutos, o hasta que desaparezca el dolor.

Mantenga una buena postura

Muchos dolores de cabeza por tensión son causados por las malas posturas, o por el hecho de permanecer de pie o sentados en la misma posición durante un período de tiempo prolongado. Esfuércese siempre por mantener una buena postura mientras está de pie o sentado.

Para mantener una buena postura, póngase de pie recto y al máximo de su estatura con la cabeza ligeramente hacia delante, y los hombros hacia abajo y un poco hacia atrás. Debe tener recogidos el abdomen y la pelvis, y las rodillas ligeramente dobladas. Permanezca relajado mientras mantiene esta buena postura.

Mantener una postura desgarbada de pie o sentado también es algo que puede causar espasmos musculares y tener como consecuencia dolores de cabeza por tensión.

Tómese momentos de descanso con frecuencia

No se siente ni permanezca de pie en la misma posición durante un período de tiempo prolongado. Si está sentado delante de una computadora todo el día, levántese a estirarse cada dos horas por lo menos uno o dos minutos. Su asiento debe tener un soporte lumbar. Si no, consiga un cojín de soporte lumbar y póngalo en el respaldo del asiento.

Lo mismo podemos decir acerca de conducir, leer, estudiar o tocar un instrumento musical. Si se da un descanso, cambiando de posición y relajando los músculos de la nuca, la espalda y los hombros, podrá evitar los dolores de cabeza por tensión o por contracción de músculos.

La buena postura es un factor de importancia en el control de los dolores de cabeza. Ahora bien, ¿se da cuenta de que el sueño descansado puede ser también uno de los factores? Vamos a investigar esto.

El ejercicio, el sueño y las migrañas

Muchos de los que sufren de migrañas se despiertan con la desfavorable señal de que están a punto de experimentar una migraña, o los despierta una palpitante migraña en toda su fuerza. Las migrañas están relacionadas con frecuencia al sueño REM, siglas que vienen del inglés "rapid eye movement sleep" (sueño con movimientos rápidos de ojos). La etapa REM del sueño se presenta cuando la persona está soñando. En el sueño REM, el corazón late más aprisa y respiramos con mayor rapidez, lo cual bombea mayor cantidad de sangre en el cerebro.

¿Es el sueño el que desata sus migrañas? El mantenimiento de un programa continuo de ejercicios aeróbicos lo puede ayudar a dormir más profundamente, y a regular sus esquemas de sueño.

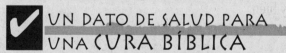
UN DATO DE SALUD PARA UNA CURA BÍBLICA

¡Felices sueños!

He aquí algunas sugerencias útiles si son sus esquemas de sueño los que desatan sus migrañas:

- Acuéstese todas las noches a la misma hora, y levántese a la misma hora todas las mañanas.
- Evita dormir en exceso, o demasiado poco, puesto que ambas cosas pueden desatar las migrañas.
- Planifique sus viajes para evitar el agotamiento por los cambios de hora.
- Si le es posible, no trabaje alternando turnos de noche con turnos de día, puesto que esto también puede desatar las migrañas.
- Evite las siestas.
- Descanse lo suficiente.

¡Comience hoy mismo!

El ejercicio y el relajamiento son instrumentos importantes para vender la molestia y las incomodidades de los dolores de cabeza; incluso la agonía de las migrañas crónicas. Va a necesitar un poco de fuerza de voluntad. Como la mujer que se abrió paso entre la multitud que rodeaba a Jesús, tal vez usted también tenga que abrirse paso entre una multitud de hábitos y actitudes de toda la vida, pero va a valer la pena. Comience con lentitud, pero persevere. Se va a sentir muy bien.

UNA ORACIÓN DE CURA BÍBLICA
PARA USTED

Padre, ayúdame a dar pasos prácticos y espirituales para vencer mis dolores de cabeza por tensión. Dame la fuerza de voluntad que necesito para ser fiel a los ejercicios aeróbicos y las técnicas de relajamiento. Dame la gracia necesaria para vencer todos los hábitos de mi vida que puedan tratar de bloquear mi camino a la sanidad. Amén.

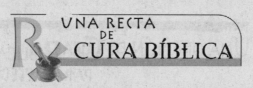
UNA RECTA
DE
CURA BÍBLICA

Haga una marca junto a los pasos que necesita dar para vencer los dolores de cabeza por tensión:

- ❏ Mantener una buena postura
- ❏ Tomar momentos de descanso con frecuencia
- ❏ Relajarme
- ❏ Hacer ejercicios sencillos para estirarme
- ❏ Usar bolsas calientes o frías
- ❏ Darme una ducha tibia
- ❏ Usar la biorretroalimentación
- ❏ Tomar la costumbre de hacer ejercicios
- ❏ Probar a respirar hondo

Escriba los ejercicios y las técnicas de relajamiento que piensa comenzar de inmediato:

_____

_____

_____

_____

_____

_____

_____

Capítulo 3

Halle sanidad por medio de la dieta y la nutrición

Usted no tiene por qué aprender a convivir con los dolores crónicos de cabeza. Dios es el sanador que promete sanar a quienes se lo pidan. Vea lo que escribió el salmista: "Jehová Dios mío, a ti clamé, y me sanaste" (Salmo 30:2).

También en Jeremías 30:17, les promete salud y sanidad a quienes lo busquen: "Mas yo haré venir sanidad para ti, y sanaré tus heridas, dice Jehová".

Las promesas que Dios le ha hecho son poderosas, y son suyas ya en este momento. La Biblia dice: "Porque todas las promesas de Dios son en él Sí, y en él Amén, por medio de nosotros, para la gloria de Dios" (2 Corintios 1:20). ¿Se ha preguntado cuál es la respuesta de Dios a su clamor por sanidad? Es sí y amén. ¿Verdad que es una gran noticia?

Mantenga un diario de lo que come

Si usted sufre de migrañas, lo primero que tiene que hacer es comenzar a mantener un diario de lo que come. Guárdelo en el bolso o en el maletín, o manténgalo en la mesa de la cocina. Cuando sienta dolor de cabeza, escriba todo lo que comió unas cuantas horas antes de que le comenzara el dolor. Es posible que comience enseguida a reconocer algunos esquemas que lo pueden ayudar a comprender con exactitud qué está causando sus dolores de cabeza.

He creado un formato de diario para que lo use cuando comience a investigar sus migrañas. Se halla al final de este librito, en el apéndice. Confío en que le será útil para localizar las cosas que desatan sus migrañas, así que cópielo y haga buen uso de él.

Muchas personas comienzan a ver que surgen unos claros esquemas mientras hacen una lista de sus hábitos en cuanto a las comidas después de una migraña. Con frecuencia, los alimentos que contienen aminas son los responsables de que se desaten las migrañas.

Las alergias o sensibilidades hacia las comidas también desatan las migrañas. Con frecuencia, le bastará con detectar y eliminar de su dieta estas comidas a las que es alérgico o sensible para que desaparezcan sus migrañas, o sean menos fuertes.

Entre las comidas que desatan las migrañas con mayor frecuencia se hallan:

- Los quesos curados, como el chedar y el roquefort
- Las carnes procesadas, como los embutidos, las salchichas, el salami, el peperoni y la boloña
- Las comidas encurtidas, fermentadas o en escabeche

- Los frutos secos, en especial el cacahuete
- El chocolate
- Las bebidas con cafeína, como el café, el té y las sodas
- Las bebidas alcohólicas como el vino tinto, el coñac y el jerez
- Los frutos cítricos
- Las bananas
- Los guisantes de invierno y las habas limas
- La pizza
- El pan de masa agria

Así que, cuando comience a anotar los alimentos, observe en especial los esquemas que se desarrollen con cualquiera de estos delincuentes comunes.

Evite las aminas alimenticias

Las aminas comestibles son el primer grupo de alimentos del que quiero hablar, entre los que desatan las migrañas. Entre estos alimentos se encuentran:

- El chocolate
- El vino tinto, el coñac, el jerez y la cerveza
- Las comidas fermentadas, como la salsa de soya, los encurtidos y el chucrut
- Los quesos curados, la crema agria y el yogurt
- Las carnes encurtidas
- Las frutas deshidratadas, como las pasas, los higos y los dátiles

La histamina, la tiramina y la feniletilamina son

tres aminas diferentes que pueden desatar migrañas.

La histamina se encuentra en la cerveza, el queso y otros alimentos parecidos. Puede hacer que se dilaten los vasos sanguíneos, lo cual también puede llevar a las migrañas. Entre las otras comidas que contienen altos niveles de histaminas se encuentran los embutidos, la col encurtida y el pescado.

Si nota que se desarrolla un esquema de migraña después de comer estos alimentos, evítelos.

Vigile la tiramina. La tiramina es otra amina que se encuentra en el vino tinto, el yogurt, la crema agria, los quesos curados, las carnes encurtidas, muchos pescados, alimentos fermentados como la salsa de soya, el chucrut, los encurtidos, los higos, las pasas, los dátiles y el pan recién horneado. También se halla en muchas carnes procesadas, como la boloña y el salami. Causa que se contraigan los vasos sanguíneos, lo cual puede llevar a la migraña.

Vigile la feniletilamina, que se encuentra en el queso y el chocolate, también desata las migrañas.

Hay otras formas de aminas en los frutos cítricos, como naranjas, limones y toronjas. Por tanto, si alguno de estos alimentos parece desatar sus migrañas, tal vez se deba a una de las aminas, como la histamina, la tiramina o la feniletilamina, que son todas potentes para desatar la migraña en muchas personas que sufren de ella.

Tenga cuidado con los nitratos

Los nitritos y los nitratos son también potentes en cuanto a desatar migrañas. El nitrato y el nitrito de sodio son conservantes que se usan en carnes procesadas como la boloña, las salchichas, el tocino, los embutidos, el peperoni y el Spam. Las carnes que contienen nitritos y nitratos tienen un color rojo artificial, como el que se observa en las salchichas.

Cuidado con los sulfitos

Los sulfitos son conservantes, y también desatan dolores de cabeza. Se encuentran en las ensaladas comerciales, los frutos secos, los vinos e incluso en las papas fritas. También se usan sulfitos para hacer que los vegetales sigan pareciendo frescos.

Estudie los colorantes

Los colorantes son otros ingredientes de las comidas que pueden desatar las migrañas, sobre todo el colorante amarillo #5, que se le suele añadir a la margarina.

Evite el glutamato monosódico

El glutamato monosódico es un producto que hace resaltar el sabor, y que se utiliza en muchos restaurantes chinos. También se encuentra presente en muchas comidas congeladas, aderezos de ensalada, comidas rápidas, sazones e incluso papas fritas en lascas. Aparece en la lista de ingredientes de los artículos que usted compra, así que tenga el cuidado de leerla detenidamente. El glutamato monosódico suele causar dolores de cabeza que también van acompañados de náuseas, mareos y dolores de pecho dentro de los treinta minutos siguientes. A esta reacción se le llama síndrome de restaurante chino.

Evite el NutraSweet

El NutraSweet, conocido también como asparmato, es utilizado en las sodas de dieta, muchas gomas de mascar, tartas, caramelos, comidas de dieta, galletas dulces y helados. Es corriente que desate migrañas, y se sabe que también causa otros tipos de dolores de cabeza. Si usted padece de dolores de cabeza, sobre todo migrañas, evite cuidadosamente las cosas que contengan NutraSweet o asparmato.

Tome mucha agua

Créalo o no, beber suficiente agua puede reducir drásticamente sus dolores de cabeza. Muchos son causados por una deshidratación total o parcial. Beba entre dos y tres litros de agua filtrada cada día. Beber suficiente agua a lo largo del día puede ayudar a evitar las migrañas, al mantener el cuerpo, incluyendo el cerebro, bien hidratado.

Vigile el nivel de azúcar de su sangre

El bajo nivel de azúcar, conocido también como hipoglicemia, es también poderoso para desatar migrañas en algunas personas. Con frecuencia, es resultado de comer alimentos o beber líquidos con un contenido de azúcar demasiado alto. Dentro de las dos o tres horas posteriores a haber comido demasiado azúcar, puede desarrollar este bajo nivel de azúcar en la sangre, que lo puede llevar a una migraña.

El consumo de una dieta baja en carbohidratos y azúcares es muy importante para evitar las migrañas, puesto que baja la insulina, que a su vez baja el nivel de ácido araquidónico. Este ácido es un ácido graso que puede llevar a la migraña.[1]

Evite el azúcar, los alimentos altos en azúcar, las comidas procesadas como el pan blanco, la harina blanca, el arroz blanco y la mayoría de los cereales que no sean integrales. Estos alimentos tienden a aumentar el nivel de azúcar en la sangre, lo cual eleva a su vez los niveles de insulina y puede hacer que descienda el nivel de azúcar en la sangre.

Coma una dieta alta en fibra

Puesto que el estreñimiento puede ser poderoso para desatar migrañas y otros tipos de dolores de cabeza, es importante comer una dieta rica en alimentos altos en fibra, como frutas, vegetales frescos crudos y cereales integrales. Las frutas y los vegetales frescos deben constituir por lo menos la mitad de lo que coma. Además de esto, evite los alimentos procesados. Escoja los panes y otros carbohidratos que estén hechos con cereales integrales y sin procesar.

La insensibilización a los alimentos

Si hay ciertos alimentos que le están causando dolores de cabeza, los puede eliminar de su dieta o puede someterse a un régimen de insensibilización a ellos, como el NAET, que es una forma de insensibilización a las alergias. Yo suelo usar la insensibilización del NAET una vez que identifico qué es lo que desata los dolores de cabeza. Sabrá que ha quedado insensibilizado por completo a un alimento determinado cuando lo pueda comer sin sentir dolor de cabeza.[2]

La terapia nutricional

La terapia nutricional es sumamente importante para evitar los dolores de cabeza. Comienza con una dieta adecuada. Yo recomiendo una dieta equilibrada con un cuarenta por ciento de carbohidratos, un treinta de proteínas y un treinta de grasas.[3]

Antes de comenzar esta dieta, le recomiendo que desintoxique su cuerpo. Yo pongo a mis pacientes en un programa de desintoxicación de tres a siete días, usando una proteína con base de arroz, como el Ultra InflamX. La proteína con base de arroz es hipoalergénica y se puede comprare en una tienda de alimentos para la salud, o en la clínica de un médico experto en nutrición. Si no puede encontrar esta proteína, consulte con un médico experto en nutrición para desintoxicarse.

Suelo recomendar una dosis de dos cucharadas tres veces al día, mezcladas con agua, con ácidos grasos esenciales y de tres a cinco cucharaditas de semillas de linaza recién molidas. Se completa esta dieta con ensaladas que lleven aceite de oliva extravirgen y jugo de limón recién exprimido, y otros vegetales que no tengan almidón. Si la persona no tiene problema con la levadura, también le añado arroz moreno.

Después del período de desintoxicación, es importante seguir comiendo una cantidad adecuada de alimentos altos en fibra o suplementos de fibra. También es críticamente importante beber por lo menos dos litros de agua filtrada o destilada. Como una cantidad adecuada de frutas y vegetales, y tome una o dos enzimas digestivas en cada comida. Puede comprar estas enzimas en una tienda de alimentos para la salud.

> Y sanando toda enfermedad y toda dolencia en el pueblo... y le trajeron todos los que tenían dolencias, los afligidos por diversas enfermedades y tormentos, los endemoniados, lunáticos y paralíticos; y los sanó.
> – *Mateo 4:23-24*

El tratamiento de dolores de cabeza por abstinencia

Si usted bebe demasiado café, es probable que haya tenido algún dolor de cabeza por abstinencia. Los dolores de cabeza por abstinencia o "resaca" suelen ser causados por la falta de cafeína, medicamentos sin receta y medicamentos con receta para los dolores de cabeza. Si usted sufre de migrañas, los medicamentos que toma para combatir sus dolores de cabeza pueden crear un ciclo de dolores por "resaca". Esto se puede convertir en una terrible trampa. Cuando no toma el medicamento cada cierto número de horas, el dolor de cabeza arremete como un tren de carga.

Muchos dolores de cabeza comienzan con una frecuencia de uno cada una o dos semanas, pero con el uso continuo de los analgésicos, se desarrolla una dependencia del medicamento y los dolores de cabeza se vuelven mucho más frecuentes, produciéndose cada uno o dos días. Después de cerca de un año de usar medicinas para el dolor, usted puede comenzar a experimentar unos dolores de cabeza casi constantes y diarios. Se halla atrapado en el círculo vicioso de las medicinas para los dolores de cabeza, en el cual, cuando se agota la medicina y vuelve el dolor con toda furia, usted debe tomarla de nuevo y continuar el ciclo.

Si usted es adicto a su medicamento —o a la cafeína que contiene—, el que no lo tome un día pone a su cuerpo en un estado de "resaca". Esta resaca causa otro dolor de cabeza por el intento del cuerpo por regresar a su estado cuando estaba medicado. Una vez que se desarrolla el círculo, depende de usted el romperlo.

Este tipo de dolor de cabeza se suele producir entre las doce y las veinticuatro horas siguientes a la última dosis de medicamento. Cuando usted se niega a tomarlo, el dolor de cabeza le puede durar entre un día y toda una semana.

La verdad acerca de la cafeína

Es probable que la cafeína sea una de las drogas más comunes en el mundo entero. Se halla en el café, el té, las sodas de cola, las medicinas para el catarro, los analgésicos, las medicinas para la alergia, las píldoras de dieta y las píldoras para dar energía. Cuando se toman estos productos durante un período de tiempo extenso, pueden llevar también a dolores de cabeza por carencia. Estos dolores de cabeza se suelen presentar en la mañana, unas veinticuatro horas después de la última dosis de cafeína.

No todos los que beben café tienen estos dolores de cabeza, pero son muy corrientes. Si usted se toma una o dos tazas de café al día, es posible que la cafeína sea la razón de sus dolores de cabeza. Los estudios señalan que alrededor de la mitad de los que no se toman su taza o dos tazas diarias de café desarrollan un dolor de cabeza por abstinencia.[4]

Durante años, los médicos le echaron la culpa a la anestesia por los dolores de cabeza posteriores a las operaciones quirúrgicas. Sin embargo, recientemente se ha determinado que la mayoría de estos dolores son causados en realidad por la abstinencia de cafeína, puesto que las restricciones en comidas y bebidas antes de la cirugía hacen que los pacientes no tomen su taza de café de la mañana.

La respuesta a los dolores de cabeza por abstinencia

El mejor tratamiento para los dolores de cabeza por abstinencia consiste sencillamente en dejar de tomar café o medicamentos que formen hábito. Sin embargo, si los elimina de repente, o los deja de usar de forma abrupta, es posible que se le desate un fortísimo dolor de cabeza. Es mucho mejor que vaya disminuyendo el uso de estas sustancias gradualmente durante varias semanas.

Vaya de una taza de café o un vaso de soda a media taza al día durante una o dos semanas. Después disminuya esa cantidad a un tercio de taza diario durante otra semana, un cuarto de taza más tarde, y así hasta haber quedado completamente libre de la cafeína.

> El sana a los quebrantados de corazón, y venda sus heridas.
> — *Salmo 147:3*

Los dolores de cabeza por abstinencia son muy corrientes. Y muchas personas que creen que sufren de migrañas, en realidad lo que tienen es un dolor de cabeza por abstinencia. No olvide que el chocolate contiene cafeína. También debe evitarlo para triunfar de estos dolores de cabeza por abstinencia.

Lo que le corresponde a usted en el proceso de curación

La curación es una parte importante del plan de

Dios para usted. Pero cuando se trata de muchas clases de dolores de cabeza, usted puede desempeñar un papel de importancia en el proceso sanador. Si sufre de dolores de cabeza causados por los alimentos que come, o por las bebidas con cafeína que bebe, tome ahora mismo la decisión de dejar de tomar sustancias que le pueden hacer daño a su cuerpo. Pídale ayuda a Dios. Descubrirá que Él siempre está pendiente, listo para fortalecerlo, apoyarlo, darle ánimo y ayudarlo. Él es su amoroso Padre celestial.

UNA ORACIÓN DE CURA BÍBLICA PARA USTED

Señor, lléname de decisión para que dé los pasos necesarios a fin de derrotar las migrañas y los dolores de cabeza por tensión en mi vida. Ayúdame a valorar tanto el don de un cuerpo saludable, que haga cuanto sea necesario para protegerlo. Fortaléceme, apóyame, dame alientos cuando me sienta débil y ayúdame a servirte con una salud y un gozo nuevos. Amén.

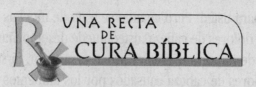

UNA RECTA
DE
CURA BÍBLICA

Haga una marca junto a los pasos que necesita dar para vencer las migrañas:

- ❏ Eliminar la cafeína
- ❏ Eliminar el chocolate
- ❏ Evitar el glutamato monosódico
- ❏ Evitar el NutraSweet
- ❏ Evitar las aminas en los alimentos
- ❏ Eliminar _____
- ❏ Poner en manos de Dios mi forma de comer

La Biblia nos dice que le entreguemos nuestros caminos al Señor, y Él nos dará el éxito: "Encomienda a Jehová tu camino, y confía en él; y él hará" (Salmo 37:5). Escriba su propia declaración, encomendando en ella a Dios lo que come y bebe, y pidiéndole que lo ayude.

_____

_____

_____

_____

_____

Capítulo 4

Halle sanidad por medio de vitaminas y suplementos

Dios es muy grande, y sus formas de sanar son tantas y tan variadas como las demás formas en que nos muestra su amor. Una de las demostraciones más especiales de sanidad en la Biblia se encuentra en el evangelio de Juan:

> Al pasar Jesús, vio a un hombre ciego de nacimiento... Dicho esto, escupió en tierra, e hizo lodo con la saliva, y untó con el lodo los ojos del ciego, y le dijo: Ve a lavarte en el estanque de Siloé (que traducido es, Enviado). Fue entonces, y se lavó, y regresó viendo.
>
> – Juan 9:1, 6-7

Hay quienes afirman que este hombre no tenía ojos, y que Jesús usó los materiales de la tierra para crearlos, de la misma forma que Dios había creado originalmente al hombre del polvo de la tierra. ¿No es asombroso?

Yo creo que Dios sigue sanando a base de proporcionarle de nuevo al cuerpo lo que le falta, aunque le falten minerales y nutrientes de importancia. Usted tendrá ojos, pero es posible que su cuerpo siga careciendo de las vitaminas y los minerales que nuestros alimentos ya no proporcionan. Sus dolores de cabeza podrían ser la forma en que su cuerpo le dice lo que necesita, de la misma forma que la ceguera de este hombre manifestaba su carencia. Jesús lo ama a usted tanto como amaba a aquel hombre, y quiere que esté totalmente sano.

Con frecuencia, los que sufren de migrañas y dolores de cabeza por tensión están significativamente desprovistos de ciertas vitaminas y minerales. Hay otras hierbas y suplementos que pueden reducir drásticamente los síntomas de los dolores de cabeza. Veamos más de cerca estas maravillas naturales, y la forma en que lo pueden ayudar a encontrar la cura de sus dolores de cabeza.

Derrote a las migrañas con suplementos

El magnesio es un mineral esencial que mantiene el tono en los vasos sanguíneos. Muchos de los que sufren de migrañas no tienen suficiente magnesio.

Puede averiguar si a su cuerpo le falta magnesio, pidiéndole a su médico que revise su nivel de magnesio en los eritrocitos. El nivel de

> Envió su palabra, y los sanó, y los libró de su ruina.
> – *Salmo 107:20*

magnesio en el suero no es tan digno de confianza como el de los eritrocitos, puesto que no siempre indica los niveles de magnesio en los tejidos, y por tanto, es menos útil.

El citrato y el aspartado de magnesio son formas queladas de magnesio que se absorben mejor que otras formas. Yo recomiendo unos doscientos cincuenta miligramos de ellos tres veces al día. No obstante, comience con una sola tableta diaria, puesto que el magnesio puede causar diarrea.

El aceite de pescado. Complemente su dieta con dos cápsulas de aceite de pescado por comida. El aceite de pescado proporciona los ácidos grasos esenciales que hacen disminuir el ácido araquidónico, una forma peligrosa de grasa que puede desatar las migrañas.

Una variedad de **crisantemo** llamada Chrysan-the-mum parthenium (**"feverfew"** en inglés) evita y alivia las migrañas en muchas personas. El "feverfew" inhíbe la liberación de sustancias vasodilatadoras en las plaquetas, con lo que ayuda a mantener el tono en los vasos sanguíneos. El ingrediente activo del "feverfew" es el partenolido (que aparece en la etiqueta). Tome "feverfew" con medio miligramo de partenolido al día.

> Reconócelo en todos tus caminos, y él enderezará tus veredas. No seas sabio en tu propia opinión; teme a Jehová, y apártate del mal; porque será medicina a tu cuerpo, y refrigerio para tus huesos.
> – *Proverbios 3:6-8*

El "feverfew" ha sido usado como remedio contra la migraña durante más de dos siglos. Un estudio hecho en Gran Bretaña en 1988 revela que bastaba tomar sólo ochenta y dos miligramos de "feverfew" durante cuatro meses para que disminuyeran los dolores de cabeza, y los que se producían tuvieran una intensidad mucho menor.[1]

El **5-HTP** es un aminoácido muy útil para evitar las migrañas. Las impide a base de aumentar los niveles de serotonina y endorfinas del cerebro. El 5-HTP también ayuda a aliviar la depresión y el estrés, que suelen desatar las migrañas. Yo recomiendo cien miligramos de 5-HTP tres veces al día, con cada comida. Si usted está tomando un antidepresivo o un medicamento para las migrañas como el Imitrex, consulte con su médico antes de tomar el 5-HTP. También puede tomar de ciento cincuenta a trescientos miligramos de 5-HTP al acostarse, para subir sus niveles de serotonina y evitar las migrañas inducidas por el sueño. No tome más de cuatrocientos cincuenta miligramos de 5-HTP al día, a menos que su médico experto en nutrición se lo recomiende.

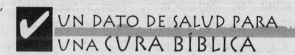
UN DATO DE SALUD PARA UNA CURA BÍBLICA

El 5-HTP lo puede ayudar

El 5-HTP ayuda a elevar los niveles de endorfinas. Las endorfinas son analgésicos naturales hechos por el cuerpo, que también ayudan a aliviar los dolores de cabeza por tensión o por contracción de músculos. Si está tomando Prozac, Zoloft, Paxil, cualquier otra medicación del tipo SSRI o inhibitor de MAO, o cualquier otro antidepresivo, no debe tomar el 5-HTP.

Hierbas y vitaminas que bloquean las histaminas. Hay varias hierbas y vitaminas que bloquean la producción de histaminas, lo cual ayuda a evitar las migrañas. Tome lo siguiente:

- 1.000 mg de vitamina C tres veces al día
- 25 mg de vitamina B6 tres veces al día
- 500 mg de quercetina unos veinte minutos antes de cada comida

Una buena multivitamina. Yo recomiendo una multivitamina amplia, como la Multivitamina de Divine Health, y un suplemento mineral.

Los suplementos y el ayuno

Para averiguar si usted tiene toxicidad debida a metales pesados, recomiendo un análisis de cabello o una prueba de orina de seis horas en busca de metales pesados tóxicos. Necesita consultar a un médico experto en nutrición para que le haga estas pruebas. Una vez decidido que sí tiene toxicidad por causa de metales pesados, su médico experto en nutrición puede comenzar un programa concreto de desintoxicación.

Si necesita superar los dolores de cabeza por abstinencia, causados por adicciones a la cafeína y a medicamentos previos, siga el programa de desintoxicación mencionado en el capítulo anterior.[2]

- Como ayuda en su programa de desintoxicación, tome lo siguiente:

- Cardo lechoso, 160 mg dos o tres veces al día
- Complejo B a lo largo del día, por lo menos con 25 mg de vitamina B_6 tres veces al día
- Ginseng, 250 mg dos o tres veces al día
- Citrato de magnesio, 250 mg tres veces al día
- "Feverfew", una tableta diaria (o con mayor frecuencia, si no están controlados los dolores de cabeza)
- Vitamina C, 1.000 mg tres veces al día
- Calcio en forma quelada, por lo menos 500 mg dos veces al día
- Una multivitamina amplia como la Multivitamina de Divine Health
- Quercetina, 500 mg tres veces al día, veinte minutos antes de cada comida

Dios ha atendido a su necesidad

Con frecuencia, los alimentos que comemos carecen de las vitaminas y los minerales que necesitamos para sostener nuestro cuerpo, así como sus diversos sistemas y funciones. Comience a tomar las vitaminas y los minerales que le pueden estar faltando a su cuerpo, y es posible que sienta una notable mejoría en muy poco tiempo. Dios nos ha proporcionado la tierra y todo lo que hay en ella –incluyendo las vitaminas, las hierbas y los minerales– para beneficio de la humanidad. Así que haga buen uso de estas maravillas naturales, y es posible que comience a sentir de inmediato la diferencia.

UNA ORACIÓN DE CURA BÍBLICA
PARA USTED

Señor, guíame y dirígeme a las vitaminas y los suplementos que le faltan a mi cuerpo para fortalecer mi sistema inmune y ayudar a eliminar mis dolores de cabeza. Tráeme a la memoria todo lo que he aprendido acerca de una buena nutrición y suplementación, de manera que pueda cuidar de mi cuerpo y vencer todos los ataques físicos contra él. Amén.

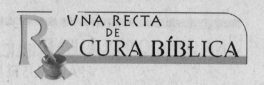

Las vitaminas y los suplementos que necesito tomar son:

_____

_____

_____

_____

_____

Describa la forma en que los suplementos le pueden ayudar a combatir los dolores de cabeza:

_____

_____

_____

_____

_____

Medite sobre este versículo:

Echando toda vuestra ansiedad sobre él, porque él tiene cuidado de vosotros.

— 1 Pedro 5:7

Capítulo 5

Halle sanidad con respecto a las causas orgánicas

Hay quienes piensan que Dios puede sanar el cáncer y otras enfermedades realmente grandes, pero poco más. Otros creen que sólo sana problemas pequeños, como los catarros. También hay quienes no creen que Dios sane enfermedad, dolencia o problema alguno. Sin embargo, las Escrituras nos dan las verdades eternas acerca de su poder sanador. La Biblia dice: "Él es quien perdona todas tus iniquidades, el que sana todas tus dolencias" (Salmo 103:3).

La capacidad de Dios para sanar sus dolores de cabeza no tiene limitación alguna, ni en cuanto a síntomas ni en cuanto a gravedad. Él le da a usted la capacidad necesaria para superar todos los ataques contra su cuerpo físico. Por medio de la buena nutrición, un conocimiento práctico, la eliminación de alergenos y toxinas, el cambio de estilo en su vida para eliminar los hábitos destructores, y con el poder sanador de Dios, usted puede tomar ventaja contra los dolores de cabeza.

Existen una multitud de problemas orgánicos más que pueden causar los dolores de cabeza, y a los cuales tal vez usted necesite hallarles cura. Veamos algunos factores orgánicos especiales que pueden desatar los dolores de cabeza, y lo que usted puede hacer acerca de ellos.

Dolores de cabeza por vista forzada

Muchas personas sufren de dolores de cabeza que se deben a que tienen que forzar la vista. Cuando los músculos que rodean a los ojos trabajan en exceso porque la persona tiene que forzar la vista, entrecerrar los ojos, leer en exceso, u otras imposiciones sobre los ojos, la consecuencia puede ser un fuerte dolor continuo y embotador detrás de los ojos.

> Y dondequiera que entraba, en aldeas, ciudades o campos, ponían en las calles a los que estaban enfermos, y le rogaban que les dejase tocar siquiera el borde de su manto; y todos los que le tocaban quedaban sanos.
> — *Marcos 6:56*

Cuando hay que entrecerrar los ojos, contemplar el monitor de una computadora durante horas, leer en lugares mal iluminados, se tiene mala visión o se trata de leer sin lentes o lentes de contacto, todo esto puede provocar dolores de cabeza por vista forzada.

Si lee con la cabeza inclinada durante períodos de tiempo prolongados, esto también va a crear espasmos musculares en su nuca y sus hombros, lo cual puede empeorar los dolores de cabeza por vista forzada.

Si tiene los síntomas de los dolores de cabeza por vista forzada, visite a su médico y haga que le examinen la vista. Tal vez todo lo que necesite sea unos lentes o lentes de contacto adecuados. Cuide su postura y deténgase con frecuencia para estirar los músculos.

Los hemicráneos

Sin duda alguna, los hemicráneos son el tipo más fuerte de dolores de cabeza que se puede experimentar. Aunque relativamente raros, porque afectan sólo al uno por ciento de la población, los hemicráneos son en realidad una forma de dolor de cabeza vascular. No obstante, suelen ser mucho peores que las migrañas.

Durante un hemicráneo, el dolor se centra en un lado de la cabeza. Una de las fosas nasales gotea, y el ojo de ese mismo lado se mantiene aguado. Se cree que estos dolores de cabeza están relacionados con alergias o sinusitis, pero son mucho peores que los dolores de cabeza por sinusitis.

> Confesaos vuestras ofensas unos a otros, y orad unos por otros, para que seáis sanados. La oración eficaz del justo puede mucho.
> – *Santiago 5:16*

Los hemicráneos son más corrientes en los hombres, y suelen durar entre treinta y noventa minutos. Es posible que la persona que lo sufre tenga rojo el ojo del mismo lado que el dolor, y con el párpado caído, y es frecuente que se describa el dolor de cabeza como un dolor agudo que le atraviesa el ojo.

Como las migrañas, los hemicráneos se suelen presentar durante el sueño REM. Durante períodos posteriores del sueño REM, la persona se despierta en las primeras horas de la mañana con dolor de cabeza. Es corriente que los hemicráneos se presenten una o dos veces al día, por lo general exactamente a la misma hora. Si se presentan dos veces al día, suele ser con doce horas de distancia. La causa exacta de los hemicráneos es desconocida.

Los estudios han hallado que la mayoría de las personas que sufren de hemicráneos, fuman y beben bebidas alcohólicas en cantidades mayores que las demás.[1] Los hemicráneos y las migrañas también pueden ser desatados por los mismos factores.

Trate sus hemicráneos como trataría una migraña, siguiendo los pasos de cura bíblica para las migrañas y desintoxicando su cuerpo. Elimine tanto el alcohol como los cigarrillos.

Dolores de cabeza por sinusitis

Los verdaderos dolores de cabeza por sinusitis son bastante extraños, y afectan sólo a un dos por ciento de la población.[2] Las cavidades de los senos nasales son bolsas de aire que hay dentro de los huesos de las mejillas, la frente y la nariz. Normalmente, los pasajes nasales están abiertos para que las mucosidades fluyan desde ellos hasta la nariz. Sin embargo, se pueden bloquear, permitiendo

> Oh Señor, por todas estas cosas los hombres vivirán, y en todas ellas está la vida de mi espíritu; pues tú me restablecerás, y harás que viva.
> – *Isaías 38:16*

que las mucosidades se infecten, con lo que se crean presiones y dolores.

Los senos nasales infectados causan dolor a lo ancho de las mejillas y de la frente. El dolor de cabeza por sinusitis suele ir acompañado de congestión nasal y de dolor sobre las cavidades de los senos nasales. Con frecuencia, este tipo de dolor de cabeza está asociado a fiebre y goteo nasal, con descargas nasales amarillas o verdes. Estos dolores de cabeza se aclaran con antibióticos, descongestionantes, rocíos nasales salinos y vapor de una ducha caliente. También es importante tomar la cantidad necesaria de agua.

Si se detecta temprano un dolor de cabeza por sinusitis, y no es muy doloroso, yo suelo recetar hierbas como éstas:

- Equinácea, 300-600 mg, tres veces al día
- *Hydrastis canadiensis* (en inglés, "goldenseal"), 250-500 mg, tres veces al día
- Extracto de hoja de olivo, 500 mg, tres veces al día
- Gotas nasales de agua de mar (sin receta), 1 gotero por cada fosa nasal dos veces al día

Los dolores de cabeza ATM

El síndrome ATM es una forma de dolor de cabeza causado por problemas con el maxilar inferior. ATM es la articulación temporal del maxilar. Es el lugar donde el maxilar inferior, o mandíbula, se articula con el hueso llamado temporal. Esta articulación se encuentra directamente delante de cada oreja. Muchas personas con dolores de oído, en realidad lo que tienen es el síndrome ATM.

Si tiene problemas ATM, tal vez note un chasquido cuando abre la mandíbula o mastica. Los dolores de cabeza ATM suelen ser fuertes y embotadores, y se sitúan inmediatamente delante del oído, o en las sienes. La persona que rechina los dientes, o los aprieta mientras duerme, agrava sus dolores de cabeza ATM. Cuando se mastica o habla en exceso, también se los agrava.

Los dolores de cabeza ATM pueden ser causados por un mal alineamiento de los dientes y la mandíbula, que causa que los músculos de la mandíbula hagan un esfuerzo excesivo. El estrés y las tensiones agravan más aún el síndrome ATM.

Hay traumas que también pueden causar dolores de cabeza ATM, en especial los procedentes de un accidente automovilístico. Un golpe fuerte en la mandíbula la saca de alineamiento, lo cual a su vez tensa los músculos que rodean a la articulación y crea el dolor.

Los dolores de cabeza ATM son muy parecidos a los dolores por tensión, así que trátelos con los mismos pasos de cura bíblica. Además, vea a un dentista biológico, que le pondrá una aplicación dental removible para evitar que rechine los dientes y apriete la mandíbula.

Dolores de cabeza por problemas dentales

Hay otros problemas dentales que pueden causar también dolores de cabeza orgánicos. Entre ellos se incluyen las infecciones dentales, las encías infectadas, los canales de las raíces infectados y las cavidades infectadas de las muelas del juicio que han sido extraídas.

Los dolores de cabeza dentales también pueden ser causados por los empastes de plata, que en realidad son de una amalgama de mercurio. Todos los empastes de plata tienen por lo menos un cincuenta por ciento de mercurio. El mercurio es sumamente tóxico, pero la mayoría de los dentistas lo siguen usando con regularidad. Si usted tiene empastes de amalgama, está liberando vapores de mercurio dentro de su cuerpo cada vez que mastica alimentos o bebe algo caliente.

Uno de los principales síntomas de la toxicidad por mercurio son los dolores de cabeza. Los empastes de plata también se pueden corroer con el tiempo. Como consecuencia, riegan las toxinas a otras partes del cuerpo, incluyendo el sistema nervioso central, con lo que se interrumpe el funcionamiento normal de los nervios.

Si usted tiene empastes de plata o amalgama, y sufre de dolores de cabeza, es posible que estén relacionados. Visite a un dentista biológico en su zona, y piense en que le reemplace sus empastes de plata con otra sustancia. También puede llamar al Colegio de

Medicina Clínica de los Grandes Lagos, al 800-286-6013. A pesar de todo, no recomiendo que se haga quitar de una sola vez todos los empastes de plata. Haga que se los reemplacen gradualmente, cuadrante por cuadrante.

También le recomiendo que vea a un médico experto en nutrición, que puede comenzar con usted unas medidas de desintoxicación. Comience por tomar al menos tres cápsulas de clorela, una forma de alga que ata el mercurio. Un dentista biológico también puede determinar si los canales de las raíces, los lugares donde le sacaron las muelas del juicio u otros trabajos dentales son los que le están causando sus dolores de cabeza.

Las mujeres y las migrañas

Cerca del sesenta por ciento de las mujeres con migrañas sufren de ellas inmediatamente antes de su ciclo mensual, durante el mismo, o después de él. Muchas de estas mujeres informan que tienen una notable mejora durante los dos trimestres finales del embarazo. Es posible que las endorfinas producidas durante el embarazo sean la razón.

Las píldoras para el control de la natalidad y las migrañas. Si usted está sufriendo de migrañas y toma píldoras para el control de la natalidad, le recomiendo que deje de tomarlas y use otra forma de anticoncepción. Si se halla en la menopausia y sigue teniendo migrañas, suelo recomendar una dosis muy baja de estrógeno natural. Si le siguen los dolores de cabeza, no lo siga tomando tampoco.

Todas las mujeres postmenopáusicas que sufren de migrañas deben tener un buen programa de nutrición para evitar la osteoporosis. Le recomiendo que lea mi libro *La cura bíblica para la osteoporosis*. Muchas mujeres descubren que sus migrañas cesan después de la menopausia.

Otras actividades y sustancias que usted necesita conocer

Vigile estos factores como posibles iniciadores de migrañas:

- El ejercicio excesivo o el hallarse comenzando un programa de ejercicios.
- Fumar cigarrillos o inhalar el humo de otros.
- Cambios repentinos en la presión barométrica, como antes de una tormenta eléctrica.
- La luz del sol, las luces fluorescentes o los monitores de computadora. Yo les recomiendo a todos mis pacientes de migraña que usen lentes de sol y tengan luz de espectro completo, en lugar de fluorescente. Cerca del treinta por ciento de los que sufren de migrañas, las obtienen de las luces fuertes. Además, las luces parpadeantes o centelleantes también pueden desatar migrañas. Le puede ayudar el uso de lentes de sol oscuros y de un sombrero en el exterior.

- Los viajes a grandes alturas. Esto se puede deber a una disminución en el oxígeno del aire. También los viajes en auto, ómnibus o tren pueden causar migrañas en ocasiones.
- Olores como perfumes, desodorantes, rocíos de pelo y colonias.
- La actividad sexual también puede causar migrañas.

Si nota que se presentan migrañas constantemente en relación con una de las actividades o sustancias anteriores, elimínela durante varias semanas, para ver si desaparecen las migrañas.

Una advertencia sobre serios problemas orgánicos

> Mas él herido fue por nuestras rebeliones, molido por nuestros pecados; el castigo de nuestra paz fue sobre él, y por su llaga fuimos nosotros curados.
> — *Isaías 53:5*

Las migrañas pueden ser una señal de advertencia sobre algo serio. Si usted está experimentando fuertes dolores de cabeza, acuda a su médico y haga que lo examine. Los dolores en la cabeza pueden ser señal de peligrosos problemas orgánicos, como hemorragia cerebral, meningitis, glaucoma o tumor cerebral. Aunque estas causas de los dolores de cabeza son una pequeña minoría, es importante que haga que su médico lo examine, para estar seguro.

Usted tiene esperanza

Si ha estado sufriendo de dolores de cabeza por largo tiempo, tal vez se sienta desalentado por esta situación. Sin embargo, Dios está a su lado para consolarlo y darle ánimo. Su poder sanador está obrando en su vida. Alábelo por el gran amor que le tiene, mientras lee en voz alta este Salmo:

Bendice, alma mía, a Jehová, y bendiga todo mi ser su santo nombre. Bendice, alma mía, a Jehová, y no olvides ninguno de sus beneficios. El es quien perdona todas tus iniquidades, el que sana todas tus dolencias.

— Salmo 103:1-3

Una oración de Cura Bíblica para usted

Señor, quita de mi vida por completo los dolores de cabeza. Dame conocimiento y sabiduría para tomar las acciones debidas a fin de eliminarlos. Ayúdame, Señor, a evitar las toxinas y los hábitos que haya en mi estilo de vida, que causen dolores de cabeza. Amén.

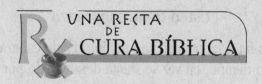

❒ Haga una marca junto a los dolores de cabeza que tiene con mayor frecuencia:

❒ Dolores de cabeza por abstención

❒ Dolores de cabeza por cansancio de la vista

❒ Hemicráneos

❒ Dolores de cabeza ATM

❒ Dolores de cabeza por sinusitis

❒ Dolores de cabeza por problemas dentales

Describa lo que va a hacer para superar cada uno
de ellos:

_____

_____

_____

_____

_____

_____

_____

El tratamiento de los dolores de cabeza ATM e igual al de los dolores de cabeza por tensión. Haga una marca junto a cada una de las siguientes cosas que usted esté haciendo:

- ❏ Mantener una buena postura
- ❏ Tomar momentos de descanso con frecuencia
- ❏ Relajarme
- ❏ Hacer ejercicios sencillos para estirarme
- ❏ Usar bolsas calientes o frías
- ❏ Darme una ducha tibia
- ❏ Usar la biorretroalimentación
- ❏ Tomar la costumbre de hacer ejercicios
- ❏ Probar a respirar hondo
- ❏ Meditar en la Palabra de Dios

Escriba una oración para darle gracias a Dios por darle el conocimiento y la fortaleza necesarios para vencer sus dolores de cabeza.

_____

_____

_____

_____

_____

_____

_____

_____

Capítulo 6

Halle sanidad por medio de la fe

Para hallar la sanidad, hay que hallar al Sanador: Jesucristo. Conocer a Dios es saber que Él es el sanador. Por eso algunos lo llaman el Gran Médico. La sanidad es parte de lo que Él es. Cuando se le reveló a Moisés, le dijo: "Yo soy Jehová tu sanador" (Éxodo 15:26). En realidad, esto viene del hebreo, y significa: "Yo soy Jehová Rafa, el Señor que te sana". Así que ya ve: su nombre mismo significa "sanador".

Vuelva los ojos hacia Dios, el Sanador, en busca de la sanidad que necesita. El salmista hace una oración que tal vez se parezca mucho a las nuestras: "Mis ojos están siempre hacia Jehová, porque él sacará mis pies de la red" (Salmo 25:15). Dios nunca está limitado. Descubrirá su poder sanador por muchos caminos diferentes. Veamos algunos.

El primer camino de la sanidad en Dios se halla en su maravillosa Palabra.

Medite en la maravillosa Palabra de Dios

Medite en la Palabra de Dios citando textos bíblicos en voz alta y pensando en ellos mientras conduce, durante su descanso en el trabajo o en el almuerzo. Pronto descubrirá que la Palabra de Dios tiene poder para traer paz a su tensa mente y a su corazón.

Busque un versículo bíblico en especial que parezca saltar desde la página donde está escrito cuando usted lo lee. Repítalo en voz baja a lo largo de todo el día, sobre todo mientras camina o monta bicicleta. Su tensión se desvanecerá, ayudando a evitar tanto las migrañas como los dolores de cabeza por tensión.

> Jehová me salvará; por tanto cantaremos nuestros cánticos en la casa de Jehová todos los días de nuestra vida.
> — *Isaías 38:20*

La Palabra de Dios es una poderosa arma contra los efectos del estrés. Le recomiendo seriamente que tome los textos bíblicos citados en este librito y medite en ellos a lo largo del día. Cómprese una grabadora de bolsillo y grabe en ella varios textos bíblicos sobre la sanidad, para irlos oyendo durante el día. También puede escribir textos bíblicos en tarjetas de índice de 7,5 por 12,5 centímetros y llévelas en el bolso o el bolsillo.

Libere el poder de la Palabra de Dios

A medida que medite en la Palabra de Dios, ésta va a ir entrando en su espíritu para liberar el poder de la fe en su corazón. La Palabra de Dios no se va a limitar a ser conocimiento intelectual, sino que se convertirá en conocimiento del corazón también. Diga en voz alta: "Echando toda vuestra ansiedad sobre él, porque él tiene cuidado de vosotros" (1 Pedro 5:7). "Venid a mí todos los que estáis trabajados y cargados, y yo os haré descansar" (Mateo 11:28). "Tú guardarás en completa paz a aquel cuyo pensamiento en ti persevera; porque en ti ha confiado" (Isaías 26:3). Cuando lo haga, la paz de Dios va a llenarle la mente, de manera que el estrés y las tensiones se van a desvanecer.

Además de esto, la Palabra de Dios cuando se halle en su espíritu va a hacer nacer la fe en su corazón. Y por fe, usted puede recibir el toque sanador de Dios, porque su Palabra dice: "Si puedes creer, al que cree todo le es posible" (Marcos 9:23).

Aquello en lo que meditemos, nos afecta de forma negativa o positiva. Si usted tiene continuamente pensamientos de condenación y tristeza, terminará hundiéndose en un pozo de depresión. Pero si adiestra su mente para que piense en la Palabra de Dios, el gozo va a brotar de usted como de un pozo.

Así que tómese por lo menos cinco minutos al día durante esta semana para meditar en estos versículos:

> Pero los que esperan a Jehová tendrán nuevas fuerzas; levantarán alas como las águilas; correrán, y no se cansarán; caminarán, y no se fatigarán.
>
> — Isaías 40:31

> Por lo demás, hermanos, todo lo que es verdadero, todo lo honesto, todo lo justo, todo lo puro, todo lo amable, todo lo que es de buen nombre; si hay virtud alguna, si algo

digno de alabanza, en esto pensad.

Cuando medite en la maravillosa Palabra de Dios, Él lo bendecirá con su gozo.

El don de la risa

Créalo o no, la risa es buena para la salud física. Cuando nos reímos, se liberan endorfinas en nuestro torrente sanguíneo. Recordará que las endorfinas con el medicamento contra el dolor que fabrica su propio cuerpo. La risa hace que su cuerpo se sienta más sano, y alivia las tensiones que causan los dolores de cabeza. Por eso la Biblia dice: "El corazón alegre constituye buen remedio; mas el espíritu triste seca los huesos" (Proverbios 17:22). A base de estimular las endorfinas con la risa, se pueden evitar o aliviar muchos dolores de cabeza.

El amor también cambia las cosas.

¡El amor disminuye el dolor!

¿Está enamorado? Estar enamorado y caminar en un espíritu de amor hacia los demás son probablemente los estímulos más importantes para la producción de endorfinas. Cuando un hombre y una mujer están enamorados, dejan de centrar su atención en ellos mismos para enfocarla en la otra persona. El hecho de centrarse en los demás aumenta realmente sus niveles de endorfina y ayuda a evitar o aliviar los dolores. También lo ayuda a dejar de centrarse en sus dolores.

Así que, mientras más se ría, más ame, y más busque a Dios y piense en su Palabra, más sano va a ser espiritual, mental y físicamente.

Desate el poder de la oración

Dos de las fuerzas más poderosas que hay en la tierra se hallan a su disposición en este mismo instante. Son el poder de la fe y el poder de la oración, puesto que por la fe y la oración, cualquier ser humano puede tocar al Dios sobrenatural.

La Biblia les promete sanidad a los que oren para pedirla. La Palabra de Dios dice: "¿Está alguno enfermo entre vosotros? Llame a los ancianos de la iglesia, y oren por él, ungiéndole con aceite en el nombre del Señor. Y la oración de fe salvará al enfermo, y el Señor lo levantará" (Santiago 5:14-15).

¿Ha pensado en pedirle a alguien que ore por su salud? Tal vez no conozca a nadie que lo pueda guiar en la oración de fe para pedir sanidad. Eso no importa. Puede inclinar su rostro ahora mismo y orar conmigo en este instante.

UNA ORACIÓN DE CURA BÍBLICA PARA USTED

Amado Padre celestial, te ruego que me sanes de mi dolor de cabeza. Te lo entrego en este mismo instante, sabiendo que me amas y que te interesa todo lo relacionado conmigo. Te pido que me llenes ahora mismo con el poder

de la fe y me des un hambre nueva por tu
Palabra y por las cosas de tu Espíritu.
Ayúdame a seguir este camino de cura bíblica
hacia la sanidad. Amén.

Dios tiene unos planes
excelentes para usted

Los planes de Dios para usted son buenos, no
malos. Eso significa que los dolores de cabeza continuos que lo distraen de los propósitos de Dios no forman parte de su plan para la vida de usted. Reclame
para su vida la promesa de Jeremías 29: "Porque yo
sé los pensamientos que tengo acerca de vosotros,
dice Jehová, pensamientos de paz, y no de mal, para
daros el fin que esperáis. Entonces me invocaréis, y
vendréis y oraréis a mí, y yo os oiré; y me buscaréis y
me hallaréis, porque me buscaréis de todo vuestro
corazón" (Jeremías 29:11-13).

Los buenos planes de Dios para usted incluyen el
conocerle cada vez mejor. Si usted nunca le ha pedido
a Jesucristo que venga a su corazón, ¿por qué no inclina el rostro ahora mismo y lo invita a entrar en su
vida? El conocimiento de Jesucristo no sólo nos proporciona la promesa de sanidad. Así usted puede
conocer a Dios como un Padre celestial que lo ama
más de cuanto usted es capaz de imaginarse. Los ricos
gozos del conocimiento de Dios son imposibles de

explicar. Y mejor aún es saber que, cualquiera que haya sido su estilo de vida, o los delitos que haya cometido, Él está listo para perdonar y olvidar; todo lo que necesita hacer es pedírselo. Él ha hecho todo esto muy fácil.

Busque a Dios en fe para todas sus necesidades, ore, lea las Escrituras y siga la senda de cura bíblica para la sanidad. Cuando lo haga, yo tengo la fe de que comenzará a experimentar la sanidad divina total en cuerpo, mente y espíritu.

UNA ORACIÓN DE CURA BÍBLICA PARA USTED

Señor, he tomado la decisión de comenzar a buscar en ti la fuente de sanidad en mi vida, y la fuente de mi gozo, sabiduría y fe. Bendice mi vida con el poder de la risa y el amor. Dame la firmeza y la disciplina que necesito para seguir los principios de cura bíblica que he aprendido. Dame el poder necesario para usar la comprensión que he desarrollado, de manera que tu amor, tu gozo y tu poder sanador puedan fluir en mi vida de una forma totalmente nueva. Amén.

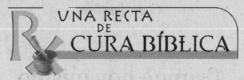

La risa es una buena medicina para disminuir los dolores de cabeza. Describa los momentos de la semana pasada en que se ha reído:

_____

_____

_____

_____

_____

También el amor disminuye los dolores de cabeza. Haga una maraca en sus puntos fuertes con respecto al amor, y un círculo alrededor de aquellos aspectos del amor que necesita:

❏ El amor es sufrido y benigno.
❏ El amor no tiene envidia, no es jactancioso, no se envanece.
❏ El amor no busca lo suyo.
❏ El amor no se irrita, y no guarda rencor.
❏ El amor no se goza de la injusticia, sino que se goza de la verdad.
❏ El amor todo lo sufre, todo lo cree, todo lo espera y todo lo soporta.

Pídale a Dios que llene su vida de amor y de risa.

Camine hoy mismo en el poder sanador

En mis viajes por el mundo entero, Dios me ha bendecido permitiéndome ver su poder sanador de formas maravillosas. En un momento sobrenatural, Él puede sanar con un maravilloso toque procedente del mismo cielo. En cambio, en otros momentos, descubrimos el poder sanador de Dios de otras formas mucho más corrientes: por medio de una sencilla obediencia diaria a sus principios y a su Palabra. Tengo la esperanza de que, leyendo este librito, usted haya descubierto que a Dios no hay quien le ponga límites. Él lo ama con un amor poderoso, y ansía que usted lo conozca mejor. Siga buscando en fe todas sus respuestas en Él. La esperanza puesta en Dios nunca desilusiona.

— Dr. Don Colbert, M. D.

Un diario de comidas para las migrañas

Si son los alimentos los que desatan sus migrañas, usted va a comenzar a experimentar los síntomas unas pocas horas después de comer. A base de mantener un diario sobre lo que come, usted puede ir vigilando un alimento en particular, que tal vez sea el que esté desatando sus dolores de cabeza.

He aquí una página modelo para el diario. La puede copiar para usarla a diario. Escriba lo que come en cada comida y merienda todos los días. Cuando desarrolle una migraña, vuelva al diario para ver la comida o merienda más reciente y anotar cualquier alimento causante que haya comido. Cuando halle ese alimento causante, elimínelo de su dieta.

LA CURA BÍBLICA

DIARIO DE ALIMENTOS

DESAYUNO

_____

_____

_____

MEDIA MAÑANA

ALMUERZO

_____

_____

MERIENDA DE LA TARDE

_____

CENA

_____

_____

_____

Tan pronto como se le desarrolle una migraña, vea lo que ha comido más recientemente. Haga una marca en la lista que aparece a continuación, en busca de los alimentos que haya ingerido, y que le puedan estar causando la migraña:

☐ Chocolate
☐ Vino tinto
☐ Cerveza
☐ Queso
☐ Embutidos
☐ Col encurtida
☐ Pescado
☐ Salsa de soya
☐ Chucrut
☐ Pepinos encurtidos
☐ Higos
☐ Pasas
☐ Dátiles
☐ Pan recién horneado
☐ Carnes procesadas como la boloña, el salami, las salchichas, el Spam y el peperoni
☐ Frutos cítricos como naranjas, limones y toronjas
☐ Comidas que contengan sulfitos o glutamato monosódico

Notas

PREFACIO

¡DESCUBRA LA ESPERANZA DE SANARSE!

1. Mark Mayell, "Headache Relief", *East West Journal* (mayo de 1982) p. 28.

2. "National Headache Foundation Fact Sheet", National Headache Foundation (octubre de 1994).

CAPÍTULO 1

PARA COMPRENDER LOS DOLORES DE CABEZA

1. A. M. Rapoort y otros, *Headache Relief* (Nueva York: Simon and Schuster, 1990).

2. Rapoport, *Headache Relief.*

3. R. Milne y otros, *Definitive Guide to Headaches* (Tiburón, CA: Future Medicine Publishing, 1997).

CAPÍTULO 2

HALLE SANIDAD POR MEDIO DEL EJERCICIO Y LA RELAJACIÓN

1. J. Kandel y otros, *Migraine: What Works* (Rocklin, CA: Prima Publishing, 1996).

2. Rapoport, *Headache Relief.*

Capítulo 3
Halle sanidad por medio de la dieta y la nutrición

1. Puede hallar una dieta baja en carbohidratos y azúcares en mi libro titulado *La cura bíblica para perder peso y ganar músculo.*

2. El NAET combina la acupuntura y la quinesiología para probar y tratar las alergias. Los puntos de acupuntura de la espalda son estimulados por medio de un activador mientras el paciente sostiene el alergeno. Entonces se estimulan otros puntos de acupuntura y el paciente sostiene el alergeno durante veinte minutos. Después el paciente se lava las manos y evita el alergeno durante veinticinco horas.

3. Para más información sobre esto, recomiendo *La cura bíblica para perder peso y ganar músculo.*

4. Milne, *Definitive Guide for Headaches.*

Capítulo 4
Halle sanidad por medio de vitaminas y suplementos

1. D. Frances, N. D., "Feverfew for Acute Headaches: Does It Work?" *Medical Herbalism: A Clinical Newsletter for the Clinical Practitioner* 7:4 (invierno 1995-1996), pp. 1-2.

2. Durante la desintoxicación, también uso suplementos para reparar el tubo gastrointestinal, desintoxicar el hígado y la vesícula, limpiar del crecimiento excesivo

de levaduras, sostener las suprarrenales y volver a introducir bacterias favorables. Uso productos nutritivos de grado farmacéutico que sólo puede recetar un médico. Las diferentes líneas de las que obtengo estos productos son Biotics, Nutri-West, Standard Process y Metagenics, y también mi propia línea, que es la de los productos nutritivos Divine Health. Después de desintoxicar al paciente y ponerlo en una dieta equilibrada, comienzo a insensibilizarlo con respecto a las alergias a alimentos, usando el método NAET de insensibilización. Es especialmente importante insensibilizar a los que sufren de migrañas con respecto a los alimentos y las sustancias químicas que desatan los dolores de cabeza.

CAPÍTULO 5

HALLE SANIDAD CON RESPECTO A LAS CAUSAS ORGÁNICAS

1. Rapoport, *Headache Relief.*

2. Milne, *Definitive Guide to Headaches.*

El Dr. Don Colbert nació en Tupelo, estado de Mississippi. Estudió en la Escuela de Medicina Oral Roberts, de Tulsa, Oklahoma, donde recibió el título de Bachiller Universitario en Ciencias con especialidad en biología, además de su título de medicina. El Dr. Colbert realizó su interinato y residencia en el Florida Hospital de Orlando, estado de la Florida. Ha sido certificado para la práctica familiar, y ha recibido un extenso adiestramiento en medicina nutricional.

Si desea más información
acerca de la sanidad natural y divina,
o información acerca de
los *productos nutricionales Divine Health*®,
puede comunicarse con el Dr. Colbert
en la siguiente dirección:

Dr. Don Colbert
1908 Boothe Circle
Longwood, FL 32750
Teléfono 407-331-7007

La página del Dr. Colbert en la web es
www.drcolbert.com

**La serie *La cura bíblica*
incluye otros libros:**

La cura biblia para el síndrome premenstrual

La cura bíblica para las alergias

La cura bíblica para el DDA y la hiperactividad

La cura bíblica para la depresión y la ansiedad

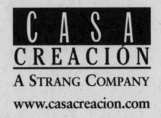

**C A S A
CREACIÓN**
A STRANG COMPANY
www.casacreacion.com

www.casacreacion.com
407.333.7117
800.987.8432

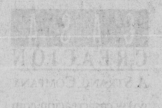